Carl-Auer

Systemische Therapie und Beratung

In den Büchern der Reihe zur systemischen Therapie und Beratung präsentiert der Carl-Auer Verlag grundlegende Texte, die seit seiner Gründung einen zentralen Stellenwert im Verlag einnehmen. Im breiten Spektrum dieser Reihe finden sich Bücher über neuere Entwicklungen der systemischen Arbeit mit Einzelnen, Paaren, Familien und Kindern ebenso wie Klassiker der Familien- und Paartherapie aus dem In- und Ausland, umfassende Lehr- und Handbücher ebenso wie aktuelle Forschungsergebnisse. Mit den roten Bänden steht eine Bibliothek des systemischen Wissens der letzten Jahrzehnte zur Verfügung, die theoretische Reflexion mit praktischer Relevanz verbindet und als Basis für zukünftige nachhaltige Entwicklungen unverzichtbar ist. Nahezu alle bedeutenden Autoren aus dem Feld der systemischen Therapie und Beratung sind hier vertreten, nicht zu vergessen viele Pioniere der familientherapeutischen Bewegung. Neue Akzente werden von jungen und kreativen Autoren gesetzt. Wer systemische Therapie und Beratung in ihrer Vielfalt und ihren transdisziplinären und multiprofessionellen Zusammenhängen verstehen will, kommt um diese Reihe nicht herum.

Tom Levold
Herausgeber der Reihe *Systemische Therapie und Beratung*

Bruno Hildenbrand

Genogrammarbeit für Fortgeschrittene

Vom Vorgegebenen zum Aufgegebenen

2018

Themenreihe »Systemische Therapie und Beratung«
hrsg. von Tom Levold
Reihengestaltung: Uwe Göbel
Umschlagmotiv: Daniela Indenbirken
Satz: Drißner-Design u. DTP, Meßstetten
Printed in Germany
Druck und Bindung: CPI books GmbH, Leck

MIX
Papier aus verantwortungsvollen Quellen
FSC® C083411
www.fsc.org

CPI klimaneutral
Mehr Bäume. Weniger CO_2

Erste Auflage, 2018
ISBN 978-3-8497-0242-7 (Printausgabe)
ISBN 978-3-8497-8154-5 (ePUB)
ISBN 978-3-8497-8155-2 (PDF)

Bibliografische Information der Deutschen Nationalbibliothek:
Die Deutsche Nationalbibliothek verzeichnet diese Publikation in der Deutschen Nationalbibliografie; detaillierte bibliografische Daten sind im Internet über http://dnb.d-nb.de abrufbar.

Informationen zu unserem gesamten Programm, unseren Autoren und zum Verlag finden Sie unter: **www.carl-auer.de**.

Wenn Sie Interesse an unseren monatlichen Nachrichten haben, abonnieren Sie den Newsletter unter http://www.carl-auer.de/newsletter.

Carl-Auer Verlag GmbH
Vangerowstraße 14 • 69115 Heidelberg
Tel. +49 6221 6438-0 • Fax +49 6221 6438-22
info@carl-auer.de

Inhalt

Vorwort

Auf das Erscheinen dieses Buches habe ich mich schon gefreut, als ich die ersten Entwürfe und Manuskriptfassungen zu lesen bekam. In einem Satz: Es ist ein spannendes, geistreiches, immer wieder überraschendes und anregendes Buch über ein vermeintlich altbekanntes Thema geworden.

Die Arbeit mit Genogrammen ist aus der systemischen Therapie und Beratung nicht wegzudenken. Kein Wunder, dass es bereits eine Vielzahl an Artikeln und Büchern über dieses Thema gibt. In der klassischen Variante der Genogrammarbeit geht es – ausgehend von einer Indexperson – um die Visualisierung von Familienbeziehungen durch Symbolisierung der Familienmitglieder und ihrer horizontalen (Geschwister- und Paarebene) und vertikalen (mehrgenerationale Ebene) Verbindungen über mindestens drei Generationen. Mit Hilfe von Angaben zu wichtigen Daten und lebensgeschichtlichen Ereignissen wird es möglich, das komplexe Geflecht einer mehrgenerationalen Beziehungsstruktur simultan in einer Abbildung abzubilden (und sich so von einer linearen Darstellung – wie z. B. in einer Erzählung oder einer Behandlungsakte – zu lösen). Auf diese Weise bringt die Erstellung eines Genogramms einen Orientierungsgewinn und erleichtert die Hypothesenbildung (nicht nur) in der therapeutischen Arbeit. So weit, so traditionell.

Bruno Hildenbrand, emeritierter Professor für Sozialisationstheorie und Mikrosoziologie an der Universität Jena und langjähriger Dozent und Supervisor im Meilener Ausbildungsinstitut für systemische Therapie und Beratung, schlägt dagegen eine völlig andere Betrachtungsweise von Genogrammen vor. Die Grundzüge seines Konzepts hat er schon 2005 in seiner Einführung in die Genogrammarbeit ausgearbeitet, die ebenfalls in diesem Verlag erschienen ist. Mit dieser »Genogrammarbeit für Fortgeschrittene« entfaltet er nun die theoretischen, empirischen und anwendungsbezogenen Grundlagen seines Vorgehens auf lebendige und originelle Art und Weise.

Anstelle eines Gegenwartsproblems nimmt Hildenbrand die ältesten verfügbaren biografischen Daten einer Familie zum Ausgangspunkt für eine sequentielle Analyse der Familiengeschichte, die dann schrittweise von Generation zu Generation rekonstruiert wird. Die

Aufgabe jeder Generation sieht er – mit Bezug auf Konzepte der phänomenologischen Anthropologie – darin, sich mit dem bereits Vorgegebenen auseinanderzusetzen und sich die Gestaltung des eigenen Lebens zum Aufgegebenen zu machen. Vorgegeben sind dabei die Konstellationen, in die wir hineingeboren werden: historische, politische, soziale und kulturelle Kontexte, Eigentumsverhältnisse, Milieuzugehörigkeit, Bildungchancen usw. Sie stecken den Horizont der Möglichkeiten ab, die den Individuen offenstehen oder eher versperrt sind. Daraus aber eben keine Determinierung von Lebensläufen zu konstruieren, sondern das Vorgegebene als etwas zu betrachten, das den Menschen zur Veränderung und Gestaltung aufgegeben ist, eröffnet den Blick auf die individuellen Entscheidungen, aber auch auf Zufälle, die zu biografischen Wendepunkten, Krisen und Neuanfängen beitragen, welche wiederum zum Vorgegebenen für die nachfolgende Generation werden. Der methodische Anspruch ist daher, sequentiell aus der Rekonstruktion des Vorgegebenen Hypothesen über Handlungsmöglichkeiten zu entwickeln und dann zu überprüfen, welche dieser Möglichkeiten in der nächsten Generation realisiert oder verworfen wurden und welche lebensgeschichtlichen Gewinne und Verluste damit verbunden sind. Als Soziologe konzentriert sich Hildenbrand dabei strikt auf »objektive Daten«, z. B. Berufswahl, Partnerwahl, Wohnort etc. Beziehungsmerkmale (»distanziert«, »verstrickt«, »feindselig« usw.) bleiben außen vor, was Therapeuten zunächst irritieren mag. In einem faszinierenden Kapitel über die Bedeutung von Vornamen zeigt er aber, wie facettenreich sich solche Daten für die Genogrammarbeit nutzen lassen können. Der Witz, dass »Kevin« kein Name, sondern eine Diagnose sei, schiebt dem Namensträger die Verantwortung für den vorgegebenen Namen auf entwertende Weise in die Schuhe. Untersucht man die Rolle von Vornamen in der Generationenfolge, kann man aber erkennen, dass es hier nicht zuletzt um die Fortsetzung von oder gerade auch um den Bruch mit Traditionen geht oder dass z. B. ein Milieuwechsel durch die Vergabe von ungewöhnlichen Vornamen erkennbar wird.

Es liegt auf der Hand, dass eine solche Analyse hinreichendes Wissen über regionale und überregionale historische und soziale Konstellationen erfordert, die die Lebenswelten der Protagonisten in den jeweiligen Jahren geprägt haben – eine Zeitspanne von fünf oder zehn Jahren kann da schon einen bedeutsamen Unterschied ausmachen. Aus eigener Erfahrung mit der Erstellung zahlreicher Genogramme in Supervisions- und Ausbildungskontexten weiß ich, dass ein solches Kontextwissen nicht immer vorausgesetzt werden kann, leider aber auch, dass der Zusammenhang mit solchen »nichtklinischen« Rahmenbedingungen zu selten gesehen, gesucht oder hergestellt wird. Insofern lässt sich das Buch auch als ein Plädoyer lesen, sich ein solches Kontextwissen zuzulegen.

Für die hier beschriebene tiefgreifende Analyse von Genogrammen gibt es in der therapeutisch-beraterischen Alltagspraxis natürlich in der Regel zu wenig Zeit. Es kann daher nicht darum gehen, die unterschiedlichen Praktiken der Genogrammarbeit gegeneinander auszuspielen, wie Hildenbrand einräumt: »Die Disziplin der thematischen Eingrenzung ist für den Berater überlebensnotwendig, der Soziologe muss sie erst lernen«. Allerdings können sich gerade für Praktiker die beiden Perspektiven auf wunderbare Weise ergänzen. Bruno Hildenbrand beschreibt sich selbst als »Grenzgänger« zwischen den Disziplinen. Auch wenn er in seinen letzten Berufsjahren vorwiegend als Hochschullehrer mit Genogrammen in Forschung und Lehre beschäftigt war, hat er seine akademische Karriere erst spät begonnen und zunächst ganz praktische Erfahrungen in der Psychiatrie und später in der Beratung von landwirtschaftlichen Familienbetrieben gemacht, bei der seine Genogrammarbeit eine zentrale Stellung innehatte. Dies hat ihm eine weitreichende Unabhängigkeit vom akademischen Betrieb und seine Identität als »klinischer Soziologie« verschafft.

Wer sich unter diesem Blickwinkel an dieses Buch heranmacht, wird reich belohnt. Es bietet nicht nur einen detaillierten Einblick die Praxis der Genogrammarbeit, sondern ist darüber hinaus ein Füllhorn an Gedanken, Impulsen und Querverweisen, das sich auf jeder Seite über die Leser ergießt. Vor allem ist es auch ein Buch, das die einzigartige Persönlichkeit Bruno Hildenbrands zur Geltung bringt. Das hat auch mit den Bedingungen seiner Entstehung zu tun. Seit einem Schlaganfall 2012 hat er seine Textproduktion durch eine teilweise Lähmung auf die Arbeit mit digitaler Spracherkennung umstellen müssen, eine Einschränkung, die man angesichts des enormen Outputs an Arbeiten, die seitdem erschienen sind, gar nicht für möglich halten mag. Seine Lust am und seine Fähigkeit zum Erzählen erhält dadurch aber noch mehr Raum – und wer ihn schon persönlich erlebt hat, hat seinen unverwechselbaren »Sound« bei der Lektüre sofort »im Ohr«. Seinen anregenden, auch oft bissigen, ironischen und auch durchaus selbstkritischen Stil atmet das Buch auf jeder Seite. Das ist mutig, weil nicht jeder Gedanke in jede Richtung hin abgesichert wird und auch durchaus polemische Urteile und Bewertungen zu finden sind, mit denen man nicht einverstanden sein muss, die aber auf jeden Fall zum Nachdenken reizen und einladen.

Neben dem beeindruckenden Wissenshorizont und der originellen Behandlung von empirischem Material (neben der schon erwähnten Untersuchung von Vornamen z. B. spannende Reflexionen über Geschwisterbeziehungen und die Deutung von Familienfotos) ist es vor allem die subjektive Ausdruckskraft, die mich am meisten fasziniert hat – beim Lesen habe ich mich immer schon auf die nächste Seite gefreut. Was gibt es Schöneres über ein Fachbuch zu sagen?

Tom Levold, Köln

1 Von der Einführung in die Genogrammarbeit zur Genogrammarbeit für Fortgeschrittene

1.1 Anschluss an Vorhandenes

Es wäre albern, aber zeitgemäß, mit dem Anspruch aufzutreten, die Grundlagen der Genogrammarbeit seien etwas ganz Neues, Unerhörtes. Ein Blick in die Geschichte der Literatur und der Philosophie zeigt, dass es anders ist. In *Dichtung und Wahrheit* von Johann Wolfgang von Goethe (entstanden zwischen 1809 und 1831) heißt es im Vorwort (Goethe 1961, S. 8, *Hervorheb.* d. Autors):

> »Denn dieses scheint die Hauptaufgabe der Biografie zu sein, den Menschen in seinen Zeitverhältnissen darzustellen und zu zeigen, inwiefern ihm das Ganze widerstrebt, inwiefern es ihn begünstigt, wie er sich eine Welt- und Menschenansicht daraus gebildet hat und wie er sie, wenn er Künstler, Dichter, Schriftsteller ist, wieder nach außen abgespiegelt. Hierzu wird aber ein kaum Erreichbares gefordert, dass nämlich das Individuum sich und sein Jahrhundert kenne, sich, inwiefern es unter allen Umständen dasselbe geblieben, das Jahrhundert, als welches sowohl den Willigen als Unwilligen mit sich fortreißt, bestimmt und bildet, dergestalt, *dass man wohl sagen kann, ein jeder, nur zehn Jahre früher oder später geboren, dürfte, was seine eigene Bildung und die Wirkung nach außen betrifft, ein ganz anderer geworden sein.*«

Goethe stellt sich hier, ohne Propaganda drum herum zu machen, dem damals aufkommenden Zeitgeist entgegen. Dieser Zeitgeist setzt, angestiftet von dem französischen Philosophen René Descartes (1596–1650), dem Geist den Körper entgegen, dem Außen das Innen. Hier die *Res cogitans*, dort die *Res extensa*, die zudem den Vorteil hat, dass man sie, dem Naturwissenschaftler gleich, messen kann. Übersehen wird durch ein solches Konstrukt, das bis heute das europäische Denken bestimmt, dass man das Individuum auch anders beschreiben kann: Es ist *in der* Welt und *zur* Welt.

Der große Vorteil der Genogrammarbeit besteht darin, dass sie den Kartesianismus unterläuft. Wer, sich als der Welt gegenübergestellt begreifend, einigermaßen nüchtern auf seinen eigenen Lebenslauf zurückblickt, wird feststellen,

- dass er nicht unbedingt seines Glückes Schmied war,
- dass er die Welt, in die er hineingestellt wurde, nicht unbedingt beherrscht hat,
- dass einiges an Zufällen zusammenkommen musste, damit das herausgekommen ist, worauf er heute zurückblicken kann.

Diese Rückschau ist allerdings eine mitunter prekäre Angelegenheit: Zufälle werden als Resultat eigener Entscheidungen ausgegeben, Biografie wird geglättet und geschönt. Max Frisch sagte dazu: »›Jeder Mensch erfindet sich früher oder später eine Geschichte, die er für sein Leben hält‹, sage ich, ›oder eine ganze Reihe von Geschichten‹, sage ich.‹« So heißt es in *Mein Name sei Gantenbein* (Frisch 1964, S. 52). Dieses Thema hat ihn sein Arbeitsleben lang nicht verlassen, man denke nur an den Roman *Stiller* (ders. 1954).

Vor solchen Irrtümern, wie Frisch sie benennt, bewahrt eine regelgerecht durchgeführte Genogrammrekonstruktion.

Wer mit einer nichtkartesianischen Konzeption Berater und Therapeuten[1] interessieren will, hat einen dominanten Zeitgeist gegen sich. Das muss man aushalten, da hilft kein Jammern. Die Gedanken sind frei.

1.2 Vorgeschichte, Teil 1

2011 erschien die dritte, überarbeitete Auflage meiner *Einführung in die Genogrammarbeit* in der Buchreihe *Carl-Auer Compact*. Das ist eine Buchreihe, die sich im Hinblick auf Format und Umfang als Einführung in ein Sachgebiet eignet. Die Farbe, die ich damals für den Umschlag ausgesucht habe und die vom Verlag *Petrol* genannt wird, gefällt mir heute noch. Der Buchtitel ist unterlegt mit einen knapp

1 In individualisierten Gesellschaften ist eine »geschlechtergerechte« Sprache entbehrlich, es sei denn, man will seine Orientierung am *juste milieu* demonstrieren. Jeder Leser kann selbst entscheiden, unter welchem Geschlecht er angesprochen werden will. Hält man den Sachverhalt auf diese Weise offen, wird man auch Personen gerecht, die sich gerade in einem Transgender-Prozess befinden. Überdies erweist man auch der unter dem Begriff Xenofeminismus bekannten aktuellen Strömung des Feminismus die Ehre. Die LGBTQIA-Community wird mich verstehen. – Als neueste Entwicklung kommt hinzu, dass das Bundesverfassungsgericht im November 2017 die Existenz eines dritten Geschlechts anerkannt hat. Die »VertreterInnen« einer »geschlechtergerechten Sprache« werden sich etwas einfallen lassen müssen. Bis heute (27.12.2017) sind sie untätig geblieben, oder sie haben Vorschläge gemacht, die wenig überzeugend sind: »Politiker*innen«. Der Asterisk soll für Menschen stehen, die sich in einer Transgender-Situation befinden. Würde ich mich als Transgender definieren, wollte ich mich ungern auf ein Sternchen reduzieren lassen.

6 cm großen, roten Punkt. Das wird dann wohl heißen, dass in dieser Einführung die Dinge auf den Punkt gebracht werden sollen.

Bringt man die Dinge auf den Punkt, bleibt aber so manches auf der Strecke. Dazu gehören Begründungen für das, was man da als Vorgehen vorschlägt. Die eiligen Leser sind damit zufrieden.

Andere wollen es vielleicht genauer wissen. Für sie ist dieses Buch geschrieben.

Das vorliegende Buch wird die *Einführung in die Genogrammarbeit* nicht ersetzen, und es geht im Folgenden auch nicht (nur) um Begründungen der Genogrammarbeit. Seit 2011 haben andere und ich Erfahrungen mit der hier vorgeschlagenen Form der Genogrammarbeit gemacht, die es mitzuteilen gilt. Es ist deutlich geworden, in welchen Arbeitsfeldern Genogrammarbeit sich mit welchem Erfolg durchführen lässt. Diese Erfahrungen müssen bedacht werden. Zudem hat sich herausgestellt, dass sich der Zugang zur Genogrammarbeit je nach Berufsgruppe unterschiedlich gestaltet. Auch das ist ernst zu nehmen.

Auf Betreiben von Gunthard Weber, Mitbegründer und geschäftsführender Gesellschafter des Carl-Auer Verlags, erschien 2012 mein Buch *Einführung in die Genogrammarbeit* auch in russischer Übersetzung. Die Umschlaggestaltung dieser Ausgabe halte ich für bemerkenswert. Da hat sich jemand etwas gedacht (Abb. 1).

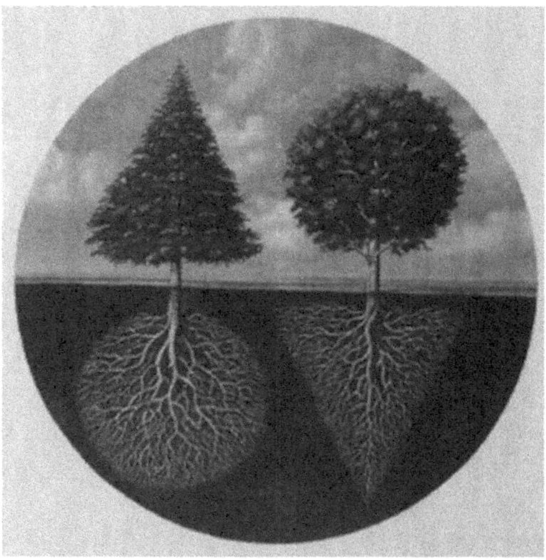

Abb. 1: Umschlagmotiv der russischen Ausgabe von »Einführung in die Genogrammarbeit«

Ich sehe zwei Bäume mit ihrem Wurzelwerk. Dieses Wurzelwerk erzeugt über dem Boden ganz andere Formen als die des Wurzelwerks selbst. Das bedeutet in meinem Verständnis: Die Gestalt der *Wurzeln* (diese stehen gemeinhin als Metapher für Herkunft) eines Menschen bildet sich nicht notwendig ab in dem, was sich oberhalb dieses Wurzelwerks zeigt. Durch die spiegelbildliche Darstellung beider Bäume wird dieser Eindruck noch verstärkt.

Dann sehe ich im Hintergrund einen von Wolken überzogenen Himmel. Es handelt sich um jene Sorte von Kumuluswolken, die der Laie mit schönem Wetter in Verbindung bringt. Genogrammarbeit ist also schönwettermäßig grundiert, Regenwolken wären unpassend.

Fazit: Die Wurzel bestimmt nicht notwendigerweise das, was sich oben zeigt, denn was da unten wurzelt, ist noch lange nicht identisch mit dem, was schließlich oben erscheint. Die Wurzeln bilden einen Rahmen von Möglichkeiten, und was oben zum Ausdruck kommt, zeigt, wie dieser Rahmen genutzt wird. Außerdem führt Genogrammarbeit nicht ins Unwetter, sondern allenfalls zur Schönwetterlage.

Mein Kompliment an den Grafiker, der dieses gestaltet hat[2] und den ich gerne einmal kennenlernen würde. Ich werde in Kapitel 2 zur Bedeutung von Vornamen auf eine Möglichkeit zurückkommen, das Wurzelwerk noch anders zu gestalten und ihm eine andere Bedeutung zu unterlegen.

1.2.1 Fallverstehen in der Begegnung im Rahmen von Genogrammarbeit

Konzepte

Im Zentrum des *Meilener Konzepts*[3] steht das *Fallverstehen in der Begegnung* (Welter-Enderlin u. Hildenbrand 2004, unter Mitarbeit von Reinhard Waeber und Robert Waeschle). In diesem Abschnitt werde ich mich mit dem Thema Fallverstehen auseinandersetzen und dabei mit einem Fallbeispiel beginnen. Danach werde ich das Fallverstehen im wissenschaftlichen Kontext verorten.

2 Vermutlich hat sich der Grafiker von René Magritte inspirieren lassen. Von Magritte ist mir kein solches Bild bekannt.

3 Seit 1988 bin ich Mitglied des Ausbildungsinstituts für systemische Therapie und Beratung Meilen/Zürich, gegründet und geleitet von Rosmarie Welter-Enderlin. 1996 sind wir mit einem eigenen Konzept der systemischen Therapie und Beratung an die Öffentlichkeit getreten.

Zuvor komme ich noch auf die *Begegnung* zu sprechen. Diesbezüglich haben sich inzwischen Erweiterungen gegenüber dem ursprünglichen Kontext ergeben, nachdem ich mich mit dem von Ralf Koerrenz (2004) vorgeschlagenen Konzept von Begegnung in der Pädagogik auseinandergesetzt habe. In Anlehnung an Martin Buber meint Begegnung gemäß dem ursprünglichen Konzept die Bildung eines *Wir* im Gespräch; in einer Situation, in der das Ich, das in Not ist, auf ein Du trifft, von dem das Ich erwartet, dass es ihm helfen kann. Im nun erweiterten Konzept ist dieses ursprüngliche Konzept nicht *aufgegeben*, sondern *aufgehoben*. Zusammengefasst heißt das:

- *Erstens* müssen die Erziehenden[4] überhaupt in der Lage sein, die Besonderheit von Klienten in bestimmten Augenblicken wahrzunehmen.
- *Zweitens* geht es darum, solche Phänomene wie die Krise, in der der Klient sich befindet, als positive Situation zu akzeptieren, die zum menschlichen Lebenslauf in all ihrer Unberechenbarkeit und Unstetigkeit dazugehören.
- Damit ist als *dritter* Aspekt die Einsicht in die Grenzen der Gestaltbarkeit dieser Situationen verbunden. Die Erziehenden sollen sich nicht anmaßen, solche Situationen planmäßig durchgestalten und in diesem Sinne beherrschen zu wollen. Es gilt, die eigenen Gestaltungsgrenzen zu akzeptieren. Das zugrunde liegende pädagogische Verhaltensmodell ist das der eher passiven Begleitung, des Zu- und Hinhörens und nicht das des aktiven Lenkens (Koerrenz 2004, S. 96).

Es ist aus meiner Sicht nicht allzu weit hergeholt, diese dem Pädagogen zugeschriebenen Haltungen auch dem Therapeuten ins Stammbuch zu schreiben, obgleich die Aufgabenstruktur und die Rahmenbedingungen therapeutischen Handelns sich von denen pädagogischen Handelns unterscheiden (Hildenbrand 2017b, S. 14). Was mir an diesem Konzept gefällt, ist

- die *Abkehr* von jeder *Technokratie* im pädagogischen (und eben auch im beraterischen und therapeutischen) Handeln,

4 Man lasse sich durch diesen begrifflichen Wechsel zur Pädagogik nicht irritieren. Die Erklärung folgt im Anschluss.

- die *Zuschreibung von Handlungskompetenzen* sowie
- die Betonung des Konzepts von *Widerständigkeit* in der Begegnung (das ist das Neue gegenüber dem von uns verwendeten Konzept von *Begegnung*).

Als Nächstes komme ich zum *Fallverstehen*. Unter einem *Fall* verstehe ich eine Einheit autonomer Lebenspraxis mit angebbaren Grenzen. Mit *Verstehen* ist gemeint, dass Fälle *Sinnzusammenhänge* aufweisen, die es zu erschließen bzw. zu rekonstruieren gilt.[5]

Für die Genogrammarbeit, wie ich sie verstehe, kommt als Besonderheit hinzu, dass je nach Arbeitsform eine Begegnung nicht möglich ist. Hat man nur das nackte Genogramm vor sich liegen, also eine Zusammensetzung von Kästchen, Kreisen, Linien und Jahreszahlen etc., kann man Zusammenhänge herstellen und sich einen Reim darauf machen (*Mustererkennen*), d. h. eine *Deutung* produzieren.[6]

Begegnung in der Genogrammarbeit ist v. a. dann möglich, wenn man das Genogramm zusammen mit Klienten erhebt. Dann kann man auch die Geschichten hören, die der Klient zu seinem Genogramm zu erzählen weiß.

Nun komme ich zu einem Fallbeispiel, mit dem ich beabsichtige, die soeben vorgetragenen Worterklärungen mit Leben zu füllen.

Ein Beispiel für das Mustererkennen

Beim Mustererkennen kommt es darauf an, einige wenige Daten in ihrem Zusammenhang zu erkennen und diesem Zusammenhang einen Namen zu geben.

> Die **Familie Dittrich** steht im Mittelpunkt meines Buchs *Fallrekonstruktive Familienforschung* (Hildenbrand 2005a). Als ich diese Familie in einem abgelegenen Tal des Rothaargebirges zum ersten Mal besuchte, stellte ich fest, dass

5 Wer das genauer erkunden will, sei auf Bühl (1972) verwiesen, der die zu seiner Zeit gängigen Konzepte des Verstehens in der Soziologie in elf Aufsätzen vorgestellt hat.

6 Das stimmt nicht ganz. Denn ich entwickle bei der Arbeit mit Genogrammen, bei der ich nicht in einen konkreten Bezug zu den Akteuren eintreten kann, fast regelmäßig einen affektiv geprägten Bezug zu dem im Genogramm auftauchenden Personen: Ich bewundere ihre Kreativität, lasse mich anrühren von dramatischen Entwicklungen, Schicksalsschlägen etc. Das gilt auch dann, wenn ich ein Genogramm zu wissenschaftlichen Zwecken bearbeite.

- das Wohnhaus dieser Familie am Ortsrand liegt, und zwar direkt am Weg zum Friedhof;
- das größte Fenster des Hauses vis-à-vis des am Haus vorbeiführenden Weges liegt;
- dieses Fenster gelb getönt und geriffelt ist, sodass man von innen und außen nicht hindurchblicken kann.

Zieht man diese vier Informationen zusammen, stößt man auf einen zentralen Widerspruch, allerdings nicht sofort, sondern erst nach einer Zeit, nachdem man sich mit dieser Familie gesprächsweise und beobachtend auseinandergesetzt und über den Fall nachgedacht hat: auf den Widerspruch von Nähe und Distanz. (Das ist ein *abduktiver Schluss,*[7] auf dessen Logik ich in Kapitel 1.11.3 eingehen werde.) Befördert wird dieser Schluss durch die oben erwähnten zusätzlichen Informationen:

Einerseits liegt das Haus am Ortsrand in ungünstiger Lage. Die Vorgeschichte ist, dass die Familie Dittrich ihr in der Ortsmitte gelegenes Fachwerkhaus an den Staat verkauft hat (zwecks Abriss und Bau eines Buswendeplatzes). Mit dem auf diese Weise eingenommenen Geld hätte sie andere Möglichkeiten realisieren, zum Beispiel andernorts, in einem Nachbarort, ein neues Haus errichten können. Es bestand keine Notwendigkeit, das Haus in diesem Ort am Weg zum Friedhof zu bauen, wo von November bis März die Sonne nicht scheint und der Grund durch die Lage im Schatten und an einem Bach sehr feucht ist.

Andererseits ermöglicht die Wahl dieses Bauplatzes der Familie, ihrem Heimatort treu zu bleiben. Und weiter: Wenn das Haus am Weg zum Friedhof liegt, kann man damit rechnen, dass hier regelmäßig Fußgänger anzutreffen sind, die die Gräber ihrer Angehörigen besuchen. Das erzeugt Nähe, man kann durch das offene Fenster zu ihnen Kontakt aufnehmen. Lässt man das Fenster aber geschlossen, ist ein Blickkontakt nicht möglich, besonders dann, wenn eine kaum durchsichtige Scheibe eingebaut ist.

Der Widerspruch, der das Zentrum des Musters bildet, welches ich auf diesen Fall bezogen formuliert habe, sollte inzwischen deutlich geworden sein. Die interpretative Kunst besteht darin, diese vier Daten zu erkennen und zusammenzuführen. Den zunächst beobachteten Widerspruch nenne ich *Widerspruch von Nähe und Distanz* (Helm Stierlin spricht vom *Widerspruch von Bezogenheit und Verbundenheit;* Stierlin 1980). Das von mir rekonstruierte Muster habe ich später umformuliert in: *Die Familie mit der widersprüchlichen Innen-Außen-Orientierung.*[8]

7 Pierre Bourdieu (1974, S. 133) spricht von »synthetischer Intuition«.

8 Damals ging es mir darum, im Rahmen eines Forschungsprojekts Strukturmerkmale von Familien Schizophrener herauszuarbeiten. Die Heidelberger Gruppe um Helm Stierlin und ich waren unterschiedlicher Meinung bezüglich dieser Strukturmerkmale.

Das Muster als Apparat, der die Handlungsorientierungen und -entscheidungen des Falls tagtäglich hervorbringt: Theoretische Grundlagen

Dieses Muster verstehe ich als den Apparat, der die Handlungsorientierungen und -entscheidungen des Falls tagtäglich hervorbringt. Pierre Bourdieu nennt das *Habitus,* damit meint er die *Vermittlung zwischen Struktur und Praxis* (Bourdieu 1974). In Anlehnung an Ulrich Oevermann spreche ich von der *Fallstrukturhypothese* (Oevermann, Allert u. Konau 1980).

Ein Beispiel: In dem Aufsatz Bourdieus, auf den ich mich hier beziehe, befasst sich der Autor mit der Verlagerung des Schwerpunkts des Wissens im 10. und 12. Jahrhundert. Im Sinne einer *synthetischen Intuition* führt Bourdieu drei Entwicklungen zusammen,

- die Entstehung von Curricula in den Schulen,
- die Veränderung des Maßwerks von Fenstern in gotischen Kirchen sowie schließlich
- die Veränderung der grafischen Gestalt von Druckwerken,

und beschreibt so einen *»eingefleischten Habitus«* (Bourdieu 1974, S. 149).

Jedoch verwendet Bourdieu keine Mühe darauf, diesem Muster einen Namen zu geben, denn darauf kommt es ihm nicht an. Ihm geht es um das methodische Prinzip; um die Konzepte *Strukturierung* und *Differenzierung.*

Bei der Ausarbeitung eines Musters der Familie Dittrich bin ich nicht anders vorgegangen als Bourdieu, habe dem Muster aber einen Namen gegeben. Auf diese Weise entsteht eine *generative Grammatik von Handlungsmustern* (Bourdieu1974, S. 150, in Anlehnung an Noam Chomsky), will heißen: Hat man erst einmal ein Muster entdeckt, kann man prognostizieren, wie die beobachtete Familie in bestimmten Situationen handeln wird. Geht es um Veränderungen im Rahmen

---

Während für die Heidelberger Familien Schizophrener nach innen zentriert waren, konnte ich solche vorweisen, die wie Familie Dittrich eine *widersprüchliche Innen-Außen-Orientierung* zeigen oder aber *veröffentlicht* sind (Hildenbrand 1991, S. 62 ff.). Zur empirischen Unterstützung unserer Debatte fuhr ich mit einer Klientenfamilie, die ich zuvor als *veröffentlichte Familie* rekonstruiert hatte, nach Heidelberg. Sie wurde von Gunther Schmidt empfangen. (Fritz B. Simon, der als Kotherapeut fungieren sollte, war an diesem Tag krank.) Heraus kam ein differenziertes Konzept: das einer *sekundär nach innen orientierten Familie* auf der Grundlage einer *veröffentlichten Familie.*

von Beratung und Therapie, kann man also primär an diesen Handlungsmustern ansetzen.

Von *Hypothese* spreche ich deshalb, weil man ein solches Muster ständig überprüfen muss, hat man es erst einmal gefunden. Konkret heißt das, dass man Möglichkeiten sucht, das Muster zu verwerfen. Hat man nur einen Beleg gefunden, der das Muster infrage stellt, ist es gemäß dem Falsifikationsprinzip Karl Poppers verworfen. Bei Familie Dittrich wäre ein Datum, das zeigt, dass sie sich auf eine Sache widerspruchsfrei festlegen kann, ein Anlass, das herausgearbeitete Handlungsmuster in Zweifel zu ziehen. Stattdessen habe ich in meiner Studie der Familie Dittrich zahlreiche Beispiele gefunden, die das im Lauf der Zeit verdichtete Handlungsmuster bestätigt haben.

Kürzlich (im November 2017) habe ich dem Haus der Familie Dittrich einen Besuch abgestattet. Dass ich dort niemanden mehr antreffen würde, war mir aufgrund des Alters der Eltern des Indexpatienten zum Zeitpunkt der Durchführung der Studie klar. Auf dem Friedhof habe ich dann das Grab der Eltern gefunden. Ihr Sohn Frank, der Indexpatient, scheint noch zu leben, denn weder hat er den für ihn vorgesehenen Platz auf dem Grabstein noch (mutmaßlich) im Grab selbst eingenommen. Dieses Grab ist so angelegt, dass es gepflegt aussieht, obwohl nur ein minimaler Aufwand betrieben wird. Jedoch ist es nicht, wie man in diesem feuchten Winkel hätte erwarten können, vermoost. Jemand scheint sich also um das Grab zu kümmern, vielleicht Frank selbst. Möglicherweise lebt er in einer Einrichtung für Patienten mit psychischen Erkrankungen in der Nähe.

Das Haus der Familie ist heruntergekommen, an den Klingelschildern sind niederländische Namen zu lesen. Ob es sich um Mieter oder neue Besitzer handelt, ist nicht auszumachen.

Mit dieser Beobachtung schließe ich das Fallbeispiel der Familie Dittrich ab und kehre zurück zu allgemeinen Überlegungen.

Andere Ansätze des Mustererkennens

Die Kunst des Mustererkennens, wie ich sie oben dargelegt habe, ist ein im Alltag bekanntes Phänomen,[9] jedoch keine soziologische

9 Wer am Morgen mit Kopfschmerzen aufwacht, wird sich fragen, ob er am Vorabend vielleicht zu viel oder zu wenig getrunken hat, ob der Wein schlecht war, ob er ihn vielleicht nach dem Bier hätte trinken sollen usw. Das Alltagswissen hat für solche Fälle eine Faustregel parat: »Bier auf Wein, das lass sein«.

Spezialität. Carlo Ginzburg, der italienische Historiker, ist der Frage nachgegangen, wo aus der Deutung von Spuren systematisch Erkenntnisse gewonnen werden und stieß dabei auf die Namen Morelli, Holmes und Freud: Das Anliegen des Kunsthistorikers *Morelli* war es, bei Kunstwerken Originale von Kopien zu unterscheiden. »Er entdeckt den Täter mittels Indizien, die dem Außenstehenden unsichtbar bleiben« (Ginzburg 2002, S. 109). Ebenso geht *Sherlock Holmes* vor, wenn er eine Tat aufklären will, und auch *Sigmund Freud* erkennt eine Nähe zwischen der Vorgehensweise *Morellis* und seiner eigenen.[10]

Eine wissenschaftliche Methode mit Verfahren zu begründen, die dazu taugen, Kunstfälschungen nachzuweisen, Täter zu fangen und psychische Störungen zu heilen, ist riskant. Es braucht nicht viel, und der Vorwurf des Irrationalismus wird erhoben, zumal noch von Intuition die Rede ist. Darum geraten Adepten solcher Verfahren unmittelbar in Erklärungsnot, wenn sie einen Nachweis von deren Seriosität erbringen sollen. Deshalb ist es taktisch klüger, über die Weisen des Schlussfolgerns (Abduktion statt Induktion/Deduktion) Stillschweigen zu bewahren.

Mich interessieren solche taktischen Spiele aus dem Bereich der Wissenschaftstheorie wenig, mir kommt es im Gegenteil darauf an, zu meiner Vorgehensweise zu stehen und nichts zu kaschieren.

1.3 Persönliche Geschichte

Im Jahr 2012 erlitt ich einen Schlaganfall, von dem eine Lähmung links zurückblieb. Damals war ich 63 Jahre alt. Die Friedrich-Schiller-Universität Jena war so freundlich, mir nach Abschluss der Rehabilitation ein letztes Semester mit der nötigen personellen Unterstützung zu ermöglichen.

Bei meiner letzten Vorlesung *Einführung in die Mikrosoziologie*, die als Pflichtveranstaltung von durchschnittlich ca. 400 Studierenden besucht wurde, fiel mir auf, dass ich nach dem Schlaganfall einen Hang zum Ausufern entwickelt hatte. Hinweise darauf erhielt ich von meiner Vorlesungsassistentin. Um diesem prekären Zustand abzuhelfen, besorgte ich eine Schaffnerkelle mit Stoppzeichen. Einem jeweils zufällig ausgewählten Studenten gab ich den Auftrag, immer

10 Freud, S. (1914): Der Moses des Michelangelo. In: Ders., Gesammelte Werke, Bd. X. Frankfurt a. M. (S. Fischer), S. 85; zit. nach Ginzburg 1985, S. 129 f.

dann, wenn er den Eindruck habe, ich ufere aus, das Stoppzeichen zu heben. Davon machte bereits der zuerst Gewählte regen Gebrauch, bis einige seiner Kommilitonen Einspruch erhoben: Er würde jeweils unterbrechen, wenn ich im Begriff sei, Geschichten zu erzählen, und wenn ich dann diese Geschichten abbräche, fiele das Interessanteste an der Vorlesung weg.

Didaktisch gesehen ist das ein interessanter Vorgang: Das Lernen mithilfe von Geschichten ist sehr voraussetzungsvoll. Man muss in der Lage sein, die Geschichte auf das verhandelte theoretische Thema zu beziehen. Demgegenüber ist das Lernen im Stil von *Beim Sterbeprozess unterscheiden wir x Phasen* einfacher. Diese Phasen kann man auswendig lernen. Den einzelnen Fall, dem man in der Praxis begegnet, kann man dann unter diese Phasen subsumieren, d. h. in die entsprechende Schublade stecken. Mit Zusammenhängen muss man sich nicht abgeben.

Das Risiko dabei besteht darin, dass die Schubladen dem Fall nicht gerecht werden. Hier lässt sich aus der griechischen Mythologie viel lernen, besonders am Beispiel des Herrn Prokrustes, der im heutigen kollektiven Gedächtnis, wenn überhaupt, vor allem durch das nach ihm benannte Bett bekannt ist. Der Sage nach soll Prokrustes, der in Attika als Bösewicht und Wegelagerer sein Unwesen trieb, Wanderern sein Bett angeboten haben. Nahmen sie sein Angebot an, und waren sie für das Bett zu lang, schnitt er die überhängenden Gliedmaßen ab, waren sie zu kurz, streckte er sie so lange, bis sie in das Bett passten.

Die Metapher *Prokrustes-Bett* eignet sich für alle Vorgänge, bei denen ein empirischer (empirisch heißt hier: der Erfahrung zugänglicher) Sachverhalt in ein vorgefasstes Konzept gezwungen werden soll. Und alle, die das tun, dürfen unter Berufung auf die griechische Mythologie als Bösewichte und Wegelagerer bezeichnet werden. Das kann sowohl bei unreflektierter Verwendung von Diagnosen als auch bei der Zuordnung von empirischen Vorgängen zu Phasen der Fall sein. Wenn also die Studierenden in meiner Vorlesung sich für das Erzählen von Geschichten entscheiden, so würde die miesepetrige Deutung lauten, dass das Anhören von Geschichten zur Regression einlädt. Demgegenüber fordert das Auswendiglernen von Phasen den Verstand viel weniger. (Nebenbei bemerkt: Ich habe soeben das Reizwort *Deutung* benutzt. Darauf werde ich gleich zurückkommen.)

Vorher aber will ich mich noch zum Thema Geschichtenerzählen äußern. Der ostfriesische Richter und Philosoph Wilhelm Schapp musste sich den ganzen Tag über Geschichten aus unterschiedlichen Perspektiven anhören. Als er dies philosophisch reflektierte, fand er heraus, dass das, was der Alltagsmensch von der Welt versteht, in Geschichten gehüllt ist: *Wirklichkeit ist Wirklichkeit in Geschichten*, und Schapp ergänzt: Wir sind *in Geschichten verstrickt* (Schapp 1976).

Eine dieser Geschichten enthält das beschriebene Fallbeispiel der Familie Dittrich, bei dem es darum geht, wie und weshalb deren Wohnhaus in die beschriebene Lage geraten ist.

Dass die Studierenden meine Vorgehensweise des Geschichtenerzählens bevorzugten, kam meinen theoretischen Vorstellungen sehr entgegen. Die von ihnen erhobenen Einwände bedeuteten nicht, dass ich mein Experiment in der erwähnten Vorlesung abbrach. Schon deshalb nicht, weil die Geschichten, die ich zu erzählen hatte, sich in der Regel auf die soziologischen Theoriebestände bezogen, die ich den Studierenden jeweils nahebringen wollte. Die Aufgabe der Studierenden bestand darin, mit meiner Unterstützung einen Bezug der Geschichten zu diesen Theoriebeständen herzustellen. Ich sorgte nach der Intervention des Plenums lediglich dafür, dass die Gelegenheiten, das Stoppschild zu heben, seltener wurden, aber nicht die Geschichten selbst.

So ähnlich werde ich es auch in diesem Buch halten.

Die vorliegenden Konzepte zur Genogrammarbeit, auf die ich in Kapitel 1.1 eingegangen bin, kommen durchweg ohne wissenschaftlichen Begründungsapparat aus. So kann man vorgehen, wenn man gar keine Grundlagen, sich seiner Grundlagen nicht vergewissert hat oder »leserfreundlich« schreiben will. Ich bin der Ansicht, dass die Leser Anspruch darauf haben, in die Quellen des Denkens eingeführt zu werden, aus denen der Autor schöpft. Enthält man ihnen diese Quellen vor, verkauft man sie für dumm.

Allerdings ist es ein schmaler Grat zwischen der Überforderung und der Unterforderung der Leser. In Kapitel 1.2 habe ich bereits Themen aus der Philosophie gestreift, und ob ich damit den Grat in der einen Richtung (der Überforderung) überschritten habe, kann diskutiert werden.

Man kann auch fragen, wozu die Streifzüge durch Philosophie und Wissenschaften gut sein sollen, die als Einführung in die Grundzüge bzw. Grundlagen verkauft werden.[11] Ich will ja auch nicht wissen,

11 Will da einer seine Bildung amortisieren? Das habe ich nicht nötig, das sieht man schon an meinen formalen Bildungsausweisen.

wie ein Transistor funktioniert, wenn ich Radio höre. Stimmt. Jedoch verweisen die Vertreter der in Beratung und Therapie tätigen Berufe wie Psychologie, Sozialarbeit und Medizin durchweg auf ihre akademischen Grundlagen. Ich bin so naiv, diesen Anspruch wörtlich zu nehmen, und lasse es mir nicht nehmen, Rechenschaft über meine Grundlagen (auf die ich, zugegebenermaßen, stolz bin) abzulegen.

Um aber jenen Lesern entgegenzukommen, die sich nicht mit Grundlagen belasten möchten, weil sie der Auffassung sind, es reiche zu wissen, wen sie fragen müssten, um mehr über diese Grundlagen zu erfahren, lagere ich deren Bekanntgabe in einen Exkurs am Ende dieses Kapitels aus (Kap. 1.11). Unverzichtbar ist dieser Exkurs deshalb, weil ich immer wieder die Erfahrung mache, dass die von mir für selbstverständlich gehaltenen Grundlagen an den Hochschulen nicht bekannt sind oder nicht mehr gelehrt werden, was mir schon den Vorwurf eingebracht hat, es handle sich dabei um meine Privatangelegenheiten oder gar meine privaten Obsessionen. Wer die Literatur allerdings kennt, wird feststellen, dass es sich um Altbekanntes handelt – vergleiche den ersten Satz dieses Kapitels –, es ist mir nicht in die Wiege gelegt, den Schnee von gestern als den neuesten Schrei zu verkaufen.

Jedoch bin ich unsicher, welche Themen in den Exkurs auszulagern sind, wo also die Grenze der Zumutbarkeit liegt. Ich bin aber geneigt, den Lesern mehr zuzumuten, als der Alltagsverstand glaubt, was sich in diesem Kapitel bereits gezeigt hat. Um in der Fußballersprache zu formulieren: Einer geht noch rein, und das sind zwei Kapitel über Deuten. Sie finden sie im Exkurs (Kap. 1.11.1 und 1.11.2).

1.4 Woher rühren die Schwierigkeiten beim Mustererkennen? Eine wissenschaftsgeschichtliche Perspektive

Im folgenden Zitat versucht der Autor, ein Psychiater, sich der Problematik des *Verstehens* in fachlichen Zusammenhängen zu nähern (Schmidt-Degenhardt 2017, S. 167):

> »Der Begriff ›Verstehen‹ oszilliert demnach zwischen den Ebenen lebensweltlicher Praxis und methodischer Reflexion, die sich in der konkreten Situation zwischen dem Psychiater und seinem Patienten untrennbar miteinander verschränken; diese schwierige Position mag aber sicherlich auch die beliebten Abwertungen des Verstehens als unwissenschaftlich begünstigen.«

Was für den Psychiater gilt, gilt für alle Angehörigen von Berufen, die mit Menschen in »biopsychosozialer« Not befasst sind. Dazu zähle ich, ohne mich auf eine professionssoziologische Debatte einzulassen, vorderhand die Medizin im Allgemeinen, die Psychologie und die Sozialarbeit bzw. die Sozialpädagogik.

Dass die Verknüpfung lebensweltlicher Praxis und methodischer Reflexion schwierig ist, sei unbestritten; immerhin wird diese Verknüpfung nicht vom Mann oder von der Frau[12] auf der Straße erwartet, sondern von Professionellen. Aristoteles sieht in dieser Verknüpfung ein Ergebnis und eine Leistung *praktischer Urteilskraft*. Dazu schreibt Hans-Georg Gadamer, dem wir eine außergewöhnlich erhellende Analyse dieser Thematik verdanken (Gadamer 1993, S. 31): »Es ist die Aufgabe der Urteilskraft (und nicht wieder eines Lehrens und Lernens), dass man in einer gegebenen Situation den Anwendungsfall einer allgemeinen Regel erkennt.«

Und diesen Prozess des Erkennens nennt man Deuten. Fazit bisher: Urteilskraft setzt Deuten voraus. Jedoch gilt im klassischen naturwissenschaftlichen »Diskurs« das Deuten als unseriös. Mit dieser Beobachtung habe ich eine zentrale Thematik der Genogrammarbeit angesprochen.

Die Aufgabe bei der Genogrammarbeit im Rahmen von Beratung und Therapie besteht darin, die Sinnstrukturen der sozialen Matrix (des sozialen Feldes) herauszuarbeiten, innerhalb derer sich dieser Fall gebildet hat.

Ich gehe davon aus, dass der Fall (der Klient bzw. die Familie) kein pawlowscher Hund ist, der immer nur *reagiert*, nicht *agiert* – das wäre ein Grenzfall menschlichen Handelns.

Stattdessen trenne ich zwischen dem **Vorgegebenen** und dem **Aufgegebenen** im menschlichen Handeln (Blankenburg 1985) und finde den Akteur im Abstand zwischen beiden: Dieser wird zum Akteur, indem er sich das *Vorgegebene* zum *Aufgegebenen* macht, also sein Leben gestaltet.[13]

Dazu ein kleines, auf Kapitel 3 über Geschwisterbeziehungen vorausgreifendes Beispiel: Der Erstgeborene auf einem Bauernhof wähnt sich als künftiger Hoferbe, aber nur so lange, bis seine Mutter

---

12 Einmal weiche ich hier von meiner Praxis der Verweigerung einer »geschlechtergerechten« Sprache ab, man muss auch mal locker sein können. Vergleiche Fußnote 1.

13 Dafür hat Goethe eine eindrucksvolle Formulierung gewählt (zitiert nach Karl Löwith (1958, S. 20): »Wo Objekt und Subjekt sich berühren, da ist Leben.«

im Kindbett stirbt, eine neue Frau auf den Hof kommt, aus dieser Ehe Kinder geboren werden, sodass es einen zweiten Ältesten (eine zweite Geschwisterreihe) gibt. Anstatt nun mit diesem um sein Erstgeborenenrecht zu kämpfen, beschließt der Älteste aus der ersten Geschwisterreihe weise, zur See zu fahren, sein eigenes Leben zu gestalten und den zu erwartenden Konflikten aus dem Weg zu gehen.

So sieht aber die zeitgenössische Medizin, Psychologie und unter Umständen auch die Pädagogik unter dem Eindruck des Kartesianismus den Menschen nicht (mehr). Ein Kollege und Freund, Psychologe, Psychoanalytiker und Supervisor, berichtete mir im Herbst 2017, ein Arzt habe seiner Patientin ihre klinisch diagnostizierte Depression mit einem unangemessenen Dopaminspiegel erklärt. Wie ich dem Internet[14] entnehme, versteht man »unter einem Dopaminmangel eine verminderte Konzentration von Dopamin im Blut«. Dopamin sei »einer der wichtigsten Transmitter des Gehirns«. Weiter heißt es, dieser Mangel könne für Depressionen verantwortlich sein. Folgt man dieser Argumentation, dann ist Depression eine Hirnstoffwechselstörung, bei der man mit Genogrammarbeit und *sprechender Medizin* wenig wird ausrichten können.

Im Winter 2017 sieht das allerdings schon wieder ganz anders aus: In einem Artikel über das »beliebte Antidepressivum« Prozac zitiert die *Süddeutsche Zeitung* (21.12.2017) Chris Turck vom Max-Planck-Institut für Psychiatrie in München mit den Worten:[15]

> »Ich vergleiche das gerne mit Dominosteinen – ein erhöhter Serotoninspiegel beeinflusst eine Reihe von molekularen Prozessen in den Gehirnzellen, die dann für den eigentlichen therapeutischen Effekt [von Prozac – B. H.] wichtig sind«;

weiter unten heißt es:

> »Wir sind noch ziemlich weit davon entfernt zu verstehen [!], wie das Gehirn funktioniert und was bei psychischen Krankheiten genau falsch läuft.«

---

14 https://www.netdoktor.de/laborwerte/dopamin/dopaminmangel/ [Zugriff: 30.04.2018].

15 Weigmann, K. (2017): Volksdroge Prozac. Medikamente gegen Depressionen. *Süddeutsche Zeitung* vom 21.12.2017. Verfügbar unter: http://www.sueddeutsche.de/gesundheit/psychiatrie-die-volksdroge-1.3800193 [Zugriff: 30.04.2018].

Man sieht: Aus ihrem rigiden naturwissenschaftlichen Rahmen kommen diese Psychiater nicht heraus, und der oben erwähnte Arzt hat seiner Patientin nur die Kurzfassung seiner naturwissenschaftlichen Erklärung zugemutet, die komplexeren Begründungsschleifen hat er ihr erspart.

Allerdings gibt es auch psychiatrische Ansätze, die auf soziologischen Grundlagen beruhen und manisch-depressive Erkrankung im Sozialverhalten lokalisieren (Kraus 1977).[16]

Alfred Kraus diskutiert die manisch-depressive Erkrankung auf der Grundlage der Identitätstheorie von G. H. Mead. Dieser beschreibt Identität als die kontinuierliche Balance des »Me«, das aus den gesellschaftlichen Erwartungen, mit denen ein Individuum konfrontiert ist, resultiert, und des »I«, das aus den individuellen Erwartungen besteht. Durch die Arbeit an dieser Balance entsteht das »Self«.[17] In kontinuierlichen Prozessen der Perspektivenübernahme richtet sich die gesellschaftliche Struktur im Individuum ein (vgl. Mead 1969). In diesem Aufsatz erteilt Mead gleich im ersten Satz dem Kartesianismus eine harsche Absage (ebd., S. 213):

> »Des Idealismus grandioser Versuch, die Gesamtheit der Realität in die Erfahrung zu verlegen, ist gescheitert. Er scheiterte, weil er an der Vorstellung festhielt, die Perspektive des endlichen Ich sei hoffnungslos in die Subjektivität verstrickt und damit unwirklich.«

Bricht man diese Idee herunter auf die manisch-depressive Erkrankung, dann heißt das für den Zustand der Manie, dass dort die individuellen Ansprüche des Patienten, das »I« also, überhandnehmen, während die aus den gesellschaftlichen Erwartungen resultierenden Ansprüche des »Me« auf ein Minimum heruntergeschraubt oder ganz ignoriert werden. Dabei kann es manchmal zu bizarren Auftritten des Patienten kommen, die Mitpatienten und Personal erheitern, aber nur

16 Der Begriff manisch-depressive Erkrankung ist nicht mehr gängig, es heißt jetzt »bipolare Störung«. An den ständigen Wechseln der Begrifflichkeit für Krankheiten kann man erkennen, dass die Psychiatrie in ihrem konstanten Bemühen, das, was sie für psychische Störungen hält, in ein solides Begriffsschema zu pressen, regelmäßig scheitert. Immerhin blickt die *Internationale Klassifikation von Erkrankungen* (ICD) auf zehn Versionen zurück, das *Diagnostic and Statistical Manual of Mental Disorders* (DSM) zur Klassifikation psychischer Erkrankungen ist auch schon bei fünf Versionen angelangt.

17 Vergleiche G. H. Mead (1972), Lothar Krappmann (1973), unbedingt aber auch Mead im Herausgeberband von Hansfried Kellner (1969). Ulrike Borst (2011) lenkt den Blick auf Interaktionen in Paarbeziehungen bei Depression.

so lange, bis die Manie in eine Depression umschlägt. Monopolare Manien sind selten, jedoch hört man von Patienten, dass sie für das Glücksgefühl einer manischen Phase, die anthropologische Psychiater auch als »unechte Depression« bezeichnen, eine Depression gerne in Kauf nehmen.

Beide Zustände, Manie wie Depression, können medikamentös behandelt werden, sollen allerdings nach etwa einem halben Jahr auch unbehandelt (wenn der Patient in dieser Phase nicht Suizid begeht) verschwinden.

Interessant ist bei manisch-depressiven Erkrankungen in diesem Zusammenhang die Beobachtung jahreszeitlicher Spitzen: Älteren, erfahrenen Psychiater zufolge treten die Symptome auf, »wenn das Laub kommt und wenn das Laub geht«, also im Herbst und im Frühjahr, was dafür spricht, dass diese Erkrankung tief in der Leiblichkeit des Menschen verankert ist. Speziell aus dieser Einsicht bezieht die Psychiatrie das Recht, die Behandlung der manisch-depressiven Erkrankung vor allem als eine Frage der Pharmakologie zu betrachten.

Andererseits hat die Betrachtung des Einzelfalls auch hier ihre Berechtigung. Es reicht nicht, in der depressiven Phase kreativ mit Medikamenten zu experimentieren und das psychiatrische Gespräch unerfahrenen Kräften wie zum Beispiel Praktikanten zu überlassen.

Jedoch stellt sich hier ein Dilemma: In der depressiven Phase ist der Patient in der Regel lebensgeschichtlichen Gesprächen wenig zugänglich – im Nachhinein hört man dann jedoch, dass ein tägliches Gesprächsangebot, bei dem nichts Wesentliches zur Sprache kommt, als hilfreich empfunden wurde. Aus Sicht einer anthropologischen Psychiatrie ist es in dieser Phase erforderlich, die Patienten über die Perspektive einer nicht am Einzelfall interessierten, sondern nomothetisch[18] verfahrenden Wissenschaft, der Pharmazie, zu informieren.

In der Zeit des »freien Intervalls«, wenn also weder Manie noch Depression präsent sind,[19] wäre Gelegenheit für Genogrammarbeit. Dann aber ist der Patient nicht mehr greifbar; denn er ist froh, dass er die Klinik verlassen konnte und der Schmach eines psychiatrischen Aufenthalts nicht mehr ausgesetzt ist.

---

18 Zur Erklärung siehe Fußnote 21 und Kapitel 1.11.

19 Das »freie Intervall« ist ein idealtypisches Konstrukt, das wie die Spontanremission im Alltag eher selten beobachtet werden kann; es bedeutet: Der Patient läuft wieder »in der Spur« und tut, was seine Umgebung von ihm erwartet.

Genogrammarbeit ist gerade bei diesem Krankheitsbild wichtig, weil man sich die Frage zu stellen hat, in welcher Art Familienmilieu ein Verhalten, welches der Patient zeigt, sinnvoll ist. Dazu ein Beispiel:

> Ich hatte über längere Zeit Gelegenheit, mit einem Mann in den Fünfzigern gemeindepsychiatrisch zu arbeiten. Während eines ausgedehnten Klinikaufenthalts hatte bei ihm keines der gängigen Medikamente angeschlagen, also schloss man, das sei ein Fall für den Soziologen, anders formuliert: Jetzt müsse man lebensgeschichtlichen Grundlagen dieses Zustands nachgehen. Ein freies Intervall gab es bei dem Patienten nicht, er bewegte sich gleichbleibend in einem niedergeschlagenen Zustand und wies die üblichen Symptome für eine »endogene Depression« (ein anderer Begriff für das hier verhandelte Krankheitsbild) auf, wozu eine ausgeprägte Tag-Nacht-Umkehr gehört. (Weitere Symptome aus dem leiblichen Bereich entziehen sich meiner Kenntnis, ich bin Soziologe und suche nur Zugang zu solchen Symptomen, die sich auf die Begegnung im Alltag auswirken.)
>
> Im Lauf der Zeit gewann ich einen Zugang zu dem Patienten und erfuhr: Als Sohn eines Metzgermeisters musste er das Handwerk seines Vaters erlernen und dessen Betrieb übernehmen, obwohl er sich vor dem Schlachten ekelte. Randaktivitäten wie die Eröffnung einer Schnellgaststätte an der von Touristen in der Saison stark befahrenen Bundesstraße brachten keine Erleichterung. Der Mann war in seinem familiengeschichtlich auferlegten Auftrag so festgefahren, dass er Änderungsvorschlägen gegenüber völlig immun war. Woraus sich vielleicht in Orientierung an Mead und Kraus verstehen lässt, dass er lediglich aus dem Zustand der gesellschaftlichen Erwartungen und nicht aus einem Respekt gegenüber seinen eigenen Erwartungen lebte.
>
> Jedoch war der Mann seiner Krankheit nicht vollständig ausgeliefert. Während andere nachts schliefen, geisterte er im Haus umher und ersann Möglichkeiten, die Kälte- und Wärmetechnik seines Unternehmens elektronisch zu optimieren, um Energie einzusparen. Dafür musste er sich neues, seinem Beruf fremdes Wissen aneignen. Mein Vorschlag, diese beachtlichen Qualitäten am Tag zur Geltung zu bringen, prallte an ihm ab, was auch absehbar war, denn das hätte seinem individuellen Handlungsmuster grundsätzlich widersprochen. Er hatte für sich ein Gleichgewicht gefunden, in dem er nicht gestört werden wollte. Das hatte ich zu respektieren und mich weiterer therapeutischer Attacken zu enthalten.
>
> Erst in der nächsten Generation zeichnete sich ein Wandel ab. Der Patient verzichtete darauf, bei seinem Sohn denselben Fehler zu

machen wie sein Vater ihm gegenüber. Infolgedessen stellte er ihm seine Berufswahl frei, obwohl die Nachfolge im Betrieb offen war, was für diese Gegend ungewöhnlich ist. Was das bedeutet, wird in Kapitel 2.7.2 noch deutlich werden. Dieser Sohn leitet jetzt in einem anderen Ort das Kühlhaus (!) einer landwirtschaftlichen Genossenschaft.

Zusammenfassende Einschätzung dieses Falls: Hier sind drei Generationen nötig, um einen Fehler in Generation eins zu korrigieren. In der Zwischenzeit hilft dem Patienten eine monopolar ausgestaltete Depression, die aus dem sozialen Umfeld herrührenden Erwartungen zu kompensieren.[20] Eine vorübergehende Krise tritt erst ein, als der behandelnde Arzt den Patienten in der Absicht, paradox zu intervenieren, gesundschreibt – ohne dabei zu bedenken, dass die Krankenversicherung dies zum Anlass nimmt, Leistungen einzustellen. Wäre der Patient ökonomisch nicht so gut gestellt gewesen, wäre diese Intervention danebengegangen.[21]

Abschließend will ich Wolfgang Blankenburg zum vermeintlichen Gegensatz von Nomothetik und Idiografik[22] (Erklären und Verstehen) zitieren, denn von ihm und seinen Mitarbeitern habe ich das meiste, was ich psychiatrisch weiß, gelernt (Blankenburg 1981, S. 16):

> »Die systematische, methodisch geleitete Versenkung in den einzelnen Fall, d. h. in die Person des Kranken (oder auch, wo wir die Beschränkung auf das einzelne Individuum aufgeben: Die Vertiefung in das individuelle Gefüge einer geschichtlich gewachsenen Familie oder Gruppe) mitsamt der Welt, in der sie lebt, wird umso wichtiger, je mehr der Spielraum unserer Einflussmöglichkeiten zunimmt. Andernfalls können die so notwendigen nomothetischen Methoden in der Psychiatrie »nomokratisch« pervertieren. – Anlass genug, der Ausarbeitung idiographischer Methoden größere Beachtung zu schenken.«

---

20 Ich behaupte nicht, dass dieser Patient die von mir unterstellte Kausalität bewusst ins Werk gesetzt hat. Dieser Sinnzusammenhang ergibt sich in der Rückschau, in Anlehnung an den dänischen Philosophen und Schriftsteller Sören Kierkegaard (1813–1854) (1923, S. 203): »Es ist ganz wahr, was die Philosophie sagt, dass das Leben rückwärts verstanden werden muss. Aber darüber vergisst man den andern Satz, dass vorwärts gelebt werden muss.« (vgl. auch http://pfarrerblatt.de/text_447.htm#_ftn2 [Zugriff: 04.08.2017]).

21 Für ein anderes Beispiel vergleiche von Weizsäcker (1987).

22 Zur Erklärung vergleiche Kapitel 1.11. Idiografische Herangehensweisen sind solche, bei denen Erkenntnisse aus dem Einzelfall gewonnen werden, nomothetische Erklärungen zielen auf Gesetze, die aus großen Fallzahlen gewonnen werden.

Fazit: Zwischen nomothetischen und idiografischen Herangehensweisen gibt es nicht notwendigerweise einen unüberbrückbaren Gegensatz, es gilt sich zu arrangieren. Psychisch Kranken Medikamente vorzuenthalten kann ebenso Körperverletzung sein wie sie allein mit diesen abzuspeisen.

Die Psychiatrie kann mit dem Konstrukt eines autonomen Subjekts wenig anfangen. Denn sie wird (mit Ausnahmen selbstverständlich, siehe oben) derzeit vollständig von einer reduktionistischen Betrachtung des Menschen dominiert, indem alles Menschliche auf das Gehirn reduziert wird. Das Heteronomie-Deutungsmuster, d. h. die Vorstellung vom Ausgeliefertsein des Menschen an die Natur, hat hier Vorrang. Psychologen – selbstverständlich nicht alle – nehmen dazu eher keine kritische Haltung ein, sondern übernehmen eilfertig neurologische Konstrukte und naturwissenschaftliche Methoden.[23] Ich werde in Kapitel 1.6 unter dem Stichwort *Menschenbild* auf dieses Thema zurückkommen.

Für die Sozial- und Humanwissenschaften gilt, dass ihre Gegenstände sinnstrukturiert sind und sich nicht selbst explizieren. Sie müssen daher gedeutet werden. Als zusätzliche Herausforderung kommt dazu, dass der Sozialwissenschaftler in dem Gegenstand lebt, den er zu deuten hat. Überwinden kann er diese Schwierigkeit durch eine reflexive Deutung seiner eigenen Position.

Um die Sache etwas anschaulicher und griffiger zu machen: Andreas Maier zitiert in seinem Buch *Der Ort* Charlie Chaplin wie folgt (Maier 2015, S. 7; Übers. A. u. B. Hildenbrand, *Betonung* von mir): »Es ist das, was eine Rose zur Rose macht, *und genau so will sie wachsen.* Und ein Fels möchte *in sich ruhen und so bleiben.*« Chaplin bringt hier die Unterschiede zwischen der physischen und der vitalen Ordnung auf den Punkt. Den Schritt zur menschlichen Ordnung macht er nicht: Während die Rose als Exempel der vitalen Ordnung ihrem genetischen Programm folgt und dieses einfach realisiert, während der Stein Stein bleibt, kommt beim Menschen das Entwurfshandeln und dessen Reflexion dazu. Letzteres nennt Helmuth Plessner die »exzentrische Positionalität« (Plessner 1970, S. 41).

Mit wesentlichen Fragen fachlichen Handelns im Bereich des Humanen hat sich bereits die antike Philosophie auseinandergesetzt.

---

23 Auch die Soziologie ist von derlei nicht verschont. Vergleiche Bronner, Lemieux u. de la Porte (2017). Vergleiche dazu aus psychiatriekritischer Sicht Kapitel III in Klaus Brücher (2010).

Neuere Entwürfe, die, wenn sie an Aristoteles und Nachfolgern wie Hans-Georg Gadamer geschult sind, setzen eine inzwischen 2400 Jahre alte Entwicklung fort. Damit lässt sich arbeiten, die Welt muss nicht immer neu erfunden werden. Es spart viel Zeit, wenn man Moden ignoriert und auch nicht mit *modernen Hirnforschern* der Wahnvorstellung anhängt, die Autonomie menschlichen Handels sei eine irrige Vorstellung. Selbst wenn dem so wäre, könnten wir uns immer noch im Sinne einer *Philosophie des Als-ob* (Vaihinger 1924) behelfen, die sich in den 1920er Jahren größter Popularität erfreute und zuletzt von Paul Watzlawick übernommen wurde (Watzlawick 1998).

Mit einem deutungsfreien naturwissenschaftlichen Reduktionismus kann man in der Genogrammarbeit nichts anfangen; die Annahme eines autonom handlungsfähigen Subjekts ist deren Kernbestand und Grundlage. Dieses Subjekt erzeugt in seinem Handeln *Sinn* und wird dabei von *sozialen Sinnstrukturen* geleitet.

In der Konsequenz heißt das, dass, wer immer im Bereich von Beratung und Therapie mit der Kategorie *Sinn* (Muster erkennen etc.) operiert, in Erklärungsnot gerät, wenn die Adressaten mit derlei Gedanken nicht vertraut sind. Eine natürliche Reaktion, wenn man mit Unvertrautem konfrontiert wird, ist Ärger und Abwehr, kurz: Widerstand. Das erlebe ich nicht selten, wenn ich meine Überlegungen zur Genogrammarbeit vortrage. Manche verwechseln sogar Deutungen mit Bewertungen.

1.5 Vorgeschichte, Teil 2, und Schluss

Es geht jetzt nicht mehr um Berufe bzw. Personen, sondern um institutionelle Orte der Anwendung der von mir praktizierten Form der Genogrammarbeit. Eine Zeit lang habe ich in der Schweiz landwirtschaftliche Betriebsberater unter dem Aspekt weitergebildet, dass bei Familienbetrieben die Familie ebenfalls Anspruch auf Aufmerksamkeit hat. In einem gemeinsamen Projekt mit Gunthard Weber, Fritz B. Simon und Torsten Groth nahm ich als Vertreter der Genogrammarbeit an der Rekonstruktion von außerlandwirtschaftlichen Familienbetrieben und ihren Konfliktlagen auf der Grundlage von Familienaufstellungen teil (Jäkel-Wurzer 2010). Auf einen Fall aus diesem Projekt werde ich in Kapitel 2.7.2 zu sprechen kommen. Andere Tätigkeitsfelder beziehen sich auf die Organisationsberatung, angestoßen von Gunter Neubauer und Barbara Göger (Tübingen). Dort rekonstruiere ich im

Jahresabstand Genogramme von Teilnehmern einer Weiterbildungsveranstaltung. Schließlich sei auf Martin Hertkorn und sein Institut INQUA in Berlin verwiesen, der auf der Grundlage meiner Vorschläge einen ganz eigenen Zugang zur Laufbahnberatung entwickelt hat, auf den ich in Kapitel 4.3 zurückkommen werde. Und schließlich: In der Rottal-Inn Klinik in Simbach am Inn, einer psychosomatischen Fachklinik (Ärztlicher Direktor Dr. J. Gosda), schätzt man meine regelmäßigen Impulse zur Genogrammarbeit.

In der letzten Zeit findet diese Form der Genogrammarbeit in den forensischen Abteilungen im südlichen Baden-Württemberg vermehrt Interesse. Insbesondere Roswita Hietel-Weniger[24], Ärztin und Anfang der 1980er Jahre Doktorandin von Wolfgang Blankenburg und mir an der Psychiatrischen Klinik der Philipps-Universität Marburg, hat als Oberärztin in der Abteilung Forensische Psychiatrie Weissenau des Zentrums für Psychiatrie (ZfP) Südwürttemberg eine Arbeitsgruppe gebildet, die regelmäßig bei ausgewählten Patienten Genogrammarbeit durchführt. Einen Gleichgesinnten hat sie am Zentrum für Psychiatrie (ZfP) Reichenau bei Konstanz in Gestalt von Peter Reutter gefunden, einem meiner früheren Studenten der Sozialarbeit. Unterstützung findet sie des Weiteren durch den Psychologen Michael Konrad.

Im Zusammenhang mit einem von der Deutschen Forschungsgemeinschaft geförderten Projekt zum Transfer sozialwissenschaftlichen Wissens in die sozialpädagogische Praxis beobachten wir, dass die Mitarbeiter des beteiligten Jugendamtes zwar gerne dabei zusehen, wenn wir einen ihrer Fälle vom Genogramm her erschließen. Wenn es aber ernst wird, wenn die entwickelte Fallstrukturhypothese formuliert und in Maßnahmen für die weitere Praxis der Arbeit mit diesem Klienten umgemünzt werden soll, machen sie sich aus dem Staub, um dann immer mehr solche Shows zu verlangen. Ich kann solchen Zirkusnummern nichts abgewinnen, dafür ist mir meine Zeit zu schade und die Angelegenheit zu ernst. Inzwischen ist die Sache erledigt, ich setze sie auf die Verlustliste.

In der Forensik, wo Mediziner gemeinsam mit Psychologen und Sozialpädagogen arbeiten, ist das anders. Dort kann es durchaus vor-

24 Es war Roswita Hietel-Weniger, die mich ermuntert hat, den Grundlagen des Deutens und Verstehens mehr Aufmerksamkeit zu widmen. Entsprechend fällt dieses Kapitel ausführlicher aus als gedacht. Sollte es die Leser aber nicht erreichen, bin ich selbst dafür verantwortlich.

kommen, dass das Ergebnis einer gemeinsamen Genogrammrekonstruktion in die Entscheidung einfließt, ob der fragliche Klient aus dem Maßregelvollzug entlassen werden kann oder nicht. Das setzt voraus, dass eine belastbare Fallstrukturhypothese entwickelt wurde, für die Verantwortung zu übernehmen ist. Inzwischen hat diese Arbeitsgruppe ein gewisses Maß an Selbstständigkeit erreicht. Bis zur ultimativen Selbstständigkeit der Gruppe besteht meine Aufgabe mitunter noch darin, ihre selbst gefundenen Fallstrukturhypothesen zu überprüfen. Dieses Engagement kann ich also, im Unterschied zum erwähnten Jugendamt, auf die Erfolgsliste setzen.

Vorgeschichte (Schluss): Bedingt durch die Lähmung musste ich alle meine sportlichen Aktivitäten aufgeben. Der Kopf allerdings war trotz Schlaganfall noch mit Einschränkung (siehe Kap. 1.3, Geschichtenerzählen) intakt, sodass ich die verbliebenen Fähigkeiten auf geistige Betätigung konzentrieren konnte. Mein mit Büchern und sonstigem Arbeitsmaterial zugestelltes Arbeitszimmer wurde zu meinem Hauptaufenthaltsort, an dem nach und nach größere Texte entstanden, darunter zwei Studienbriefe für die Fernuniversität in Hagen: Der eine, verfasst mit Dorett Funcke, heißt *Ursprünge und Kontinuität der Kernfamilie*; er ist Ende des Jahres 2017 im Verlag Springer VS (vormals VS Verlag für Sozialwissenschaften) erschienen, trägt aber die Jahreszahl 2018. Der andere heißt *Klinische Soziologie – ein Konzept für absurde Helden und Helden des Absurden*. Auch für ihn ist ein Erscheinen bei Springer VS, Ende des Jahres 2018, vorgesehen.

Daneben gab ich meinem immer schon vorhandenen Hang zur Polemik Raum in Form von Buchbesprechungen, die meist in der Zeitschrift *Familiendynamik* erschienen sind.

Dann habe ich das vorliegende Buch als mein möglicherweise letztes umfangreiches Werk in Angriff genommen.

Damit ich den Kontakt mit der Praxis nicht verliere, unternehme ich derweil regelmäßig Ausflüge an Orte, an denen ich meine Gedanken auf ihre Tauglichkeit für Praktiker überprüfen kann.

Eine letzte Bemerkung zum Thema Vorgeschichte: Unverzichtbar auf dem Weg zurück ins aktive Leben nach einem Schlaganfall ist die Unterstützung durch Familie, Freundes- und Kollegenkreis, die in meinem Fall uneingeschränkt gegeben war.

1.6 Menschenbild

1.6.1 Einführende Bemerkungen

Erwähne ich das Wort *Menschenbild,* dann erschallt der meist empört vorgetragene Vorwurf: *Das ist aber normativ!* Ja, was denn sonst? Vieles, wenn nicht alles im Leben ist Wertentscheidungen unterworfen: Der Tatsache, dass Sie in diesem Buch beim Lesen schon bis zu dieser Seite gelangt sind und es nicht zur Seite gelegt haben, liegt eine Wertentscheidung zugrunde. Sie haben sich dagegen entschieden, mit Freunden eine Kneipe aufzusuchen, eine Radtour zu machen, mit Ihren Kindern zu spielen, mit Ihren Eltern zu telefonieren. Kurz: Man kann der Normativität zu entgehen versuchen, ihr aber nicht entkommen, und besonders nützlich ist, wenn man sie reflektiert.

Mit folgendem Heidegger-Zitat kann man Öl auf die Wellen gießen,[25] damit sie sich glätten (Heidegger 1995, S. 17): »In der Hermeneutik wird erst der Stand ausgebildet, radikal, ohne überlieferten Leitfaden der Idee Mensch, zu fragen.« Das heißt: Wenn der Mensch ein autonom handlungsfähiges Subjekt ist, wird das in der hermeneutischen Zuwendung schon zum Vorschein kommen.

Ich thematisiere zunächst einmal alternative Bestimmungen einer Konzeption vom Menschen: Als ich bei Ulrich Oevermann in Frankfurt arbeitete, war das dort gängige Menschenbild (und ist es heute noch) *das autonom handlungsfähige, mit sich selbst identische Subjekt.* Konkurrenten wären gewesen: das am Faden von Strukturen und Funktionen einer Gesellschaft hängende Individuum. Diese aus einem rigiden Strukturfunktionalismus stammende Version beschreibt ein Menschenbild, welches Autonomie nur als Abweichung zulässt. Ein solches Menschenbild könnte nützlich sein, wenn man menschliches Handeln in Diktaturen zum Gegenstand hat. Oder das behavioristische Menschenbild, das den pawlowschen Hund zum Vorbild hat. Das alles sind einfältige Reduktionismen, für die es bessere Alternativen gibt, worauf man also keine Zeit verschwenden sollte.

25 Und möglicherweise neue Empörungen erzeugen, falls jemand im Publikum einmal davon gehört hat, dass der Heidegger ein Nazi gewesen sein soll, was ja auch – je nachdem, von welcher Seite man die Sache betrachtet – stimmt. Der Grundfehler des Einwands, dass Heidegger ein Nazi war, besteht in der Vermischung von Leben und Werk. Immerhin hat Hannah Arendt ihrem Lehrer »philosophisch die Treue gehalten« (zit. in Safranski 1994, S. 437).

Hier eine tragfähige Alternative, die ich bei Albert Camus[26] finde. Dieser schreibt in seinem Buch *Der glückliche Tod (Cahiers Albert Camus I)* folgende drei Sätze, die die wesentlichen Gesichtspunkte benennen, welche der Genogrammarbeit, so wie ich sie verstehe, zugrunde liegen (Camus 1972, S. 129):[27]

> »Man wird nicht stark, schwach oder eigenwillig geboren. Man wird stark, man erwirbt einen klaren Blick. Das Schicksal liegt nicht im Menschen, sondern es umgibt ihn.«

Sie sollen nun vorgestellt und nacheinander interpretiert werden.

- **Satz 1: »Man wird nicht stark, schwach oder eigenwillig geboren.«**

Die biografische Ausgangslage von Camus war die, dass er im ersten Lebensjahr seinen Vater verlor, der gleich zu Beginn des Ersten Weltkriegs fiel. Camus wuchs bei seiner Mutter, seiner Großmutter und

---

26 Albert Camus (1913–1960): in Algerien geborener französischer Schriftsteller und mein Idol von Jugend an. Hier hat die Schule mal etwas genutzt, denn in unserem Französischbuch (ich ging in Baden-Württemberg zur Schule, wo man ab der fünften Klasse Französischunterricht hatte, zudem gab es in meinem Heimatort eine französische Kaserne mit einem deutsch-französischen Club) fand sich eine kleine Erzählung von Camus, die von seinem Onkel, einem Fassmacher, handelt. Von den Salonkommunisten und Politclowns Jean-Paul Sartre und Simone de Beauvoir wurde Camus, in armen algerischen Verhältnissen geboren, Zeit seines Lebens diffamiert. 1957 erhielt er für seinen Roman »Die Pest« (Metapher für den Nationalsozialismus) den Nobelpreis für Literatur. Auch Herr Sartre sehnte sich nach diesem Preis, aber nur, um ihn ablehnen zu können. Das Nobelkomitee tat ihm diesen Gefallen nicht. Als Existenzialist ist Camus missverständlich etikettiert, als Schulbuchautor wird er notorisch unterschätzt. Claude Lévi-Strauss bezeichnet gar den Existenzialismus als »Abgleiten in eine Metaphysik für junge Mädchen« (Lévi-Strauss 1978). Wenn das auf Camus gemünzt gewesen sein sollte, lag Lévi-Strauss mit seiner Einschätzung voll daneben.

Das Konzept des Absurden entnehme ich Camus' Essay *Der Mythos des Sisyphos* (Camus 2003). Aus meiner Sicht und auf den vorliegenden Text bezogen: Absurdität entsteht, wenn man als Wissenschaftler immer noch – gegen den *Mainstream* – der Idee anhängt, die Welt sei eine interpretierte und als solche zu interpretieren, und wenn dem Klinischen Soziologen, was nicht selten vorkommt, von Sozialpädagogen die Soziologie erklärt wird, sodass er sich fragt, was er in diesem Kontext zu suchen hat, zumal entsprechende Inkompetenz in einem direkten Gegensatz zur Überzeugungsfestigkeit steht, in der die eigenen Ideen vorgetragen werden. Aber: Der Klinische Soziologe hat sich sein Schicksal selbst gewählt, das macht ihn zum Bruder des Sisyphos. Es gibt keinen Grund, über die Absurdität zu jammern. [Wer inzwischen den Eindruck gewonnen hat, die Sozialpädagogik zähle nicht unbedingt zu meinen Favoriten, liegt damit nicht falsch. Meine Skepsis ist allerdings empirisch begründet, die Beispiele sind nicht erfunden, und mein Affekt ist reflektiert. Aus der Masse stechen jedoch immer wieder erstaunliche Einzelfälle heraus (z. B. Peter Reutter, vgl. Kap. 1.5). Von »Generalverdacht« kann nicht die Rede sein.]

27 Ich danke Céline Papion für diesen Hinweis.

seinem Onkel auf. Angesichts des klassenspezifisch hermetisch geschlossenen französischen Bildungssystems ist es nahezu ein Wunder, dass Camus ein erheblicher Bildungsaufstieg gelang. Dafür waren Schlüsselpersonen verantwortlich, wie zum Beispiel sein Grundschullehrer, Monsieur Bernard, den Camus mit folgenden Worten zitiert, nachdem er von seinen Klassenkameraden gehänselt worden war: »Ja, ich ziehe Cormery [Anm. d. Autors: Pseudonym für Camus in seinem nachgelassenen Manuskript: *Der erste Mensch* (Camus 1995, S. 174)] vor, wie all jene von euch, die ihren Vater im Krieg verloren haben.« Zu dem Lehrer kommen noch Onkel Gustave, Metzgermeister und mit dem republikanisch gesonnenen Leiter eines Gymnasiums befreundet, der seinen Neffen, nachdem bei diesem im 17. Lebensjahr eine Tuberkulose diagnostiziert worden war, aufpäppeln sollte, sowie Jean Grenier, der Professor, der ihn an die Philosophie heranführte (Todd 1999).

Eine besonders charmante Anekdote aus dem Leben des Albert Camus ist, dass Onkel Gustave, nebenbei ein großer Liebhaber des Werkes von James Joyce, ihm angeboten haben soll, bei ihm innerhalb von drei Monaten das Metzgerhandwerk zu erlernen. Er könne am Vormittag arbeiten und sich am Nachmittag seiner schriftstellerischen Tätigkeit widmen.

Kein Wunder, dass so einer mit Gedanken darüber befasst ist, ob er als Opfer oder als aktiver Gestalter seiner Ausgangssituation durchs Leben gehen soll. Entgegen landläufigem Wunschdenken (Silverstein a. Rashbaum 1995) war Camus' Großmutter keine erwähnenswerte Ressource; sie soll mit dem Ochsenziemer schnell bei der Hand gewesen sein.

Zurück zum zitierten Satz 1: »Stark, schwach, eigenwillig« sind eindeutig Merkmale von Individuen. Daraus geht hervor, dass der Autor bei diesen Überlegungen die Person im Auge hat, also einen individualisierenden Ansatz verfolgt. Ansonsten könnte man den Satz als Kommentar zu der bekannten Debatte um Anlage oder Umwelt lesen. Camus verweist die Anlage (Begabung, genetische Ausstattung, Konstitution) in den Bereich der Irrelevanz; in der heutigen Zeit, in der alle Eltern ihr Kind für besonders begabt halten und die medizinische wie auch psychologische Forschung ihr Augenmerk vor allem auf die Genetik richtet, sind solche Überlegungen eher müßig. Camus ist jedoch der Auffassung, dass der Mensch als *Tabula rasa* geboren wird, die nach der Geburt von anderen Seiten (welchen, wird weiter unten erörtert) beeinflusst wird.

- **Satz 2: »Man wird stark, man erwirbt einen klaren Blick.«**

Konstitution ist also als *Vorgegebenes* zur Gestaltung *aufgegeben*. Entscheidend ist im zitierten Satz das Wort *werden*. An dieser Stelle wird Goethes *Stirb und werde* evoziert. In seinem Gedicht *Der Zweifler* schrieb Bertolt Brecht später in ähnlichem Duktus (Brecht 1993, S. 587 f.):

> »Seid ihr wirklich im Fluss des Geschehens? Einverstanden mit allem, was wird? Werdet ihr noch? Wer seid ihr?«

Angezielt ist hier *das sich bildende Subjekt*.

Dann kommt bei Camus schließlich der entscheidende Satz:

- **Satz 3: »Das Schicksal liegt nicht im Menschen, sondern es umgibt ihn.«**

> Hat der Autor in den Sätzen 1 und 2 noch eine individualistische Perspektive eingenommen, so ändert er diese nun radikal, Descartes hat hier nichts zu bestellen. Das Milieu dessen, der seine Vorgaben zur Gestaltung angenommen hat, wird nun zum Thema. (Ich ersetze das Wort *Schicksal* durch das Wort *Milieu.*) Soweit ich Camus' Werk kenne, hat er mit dem Wort Schicksal keine übernatürlichen Mächte, göttlichen Heilspläne etc. im Sinn, sondern die Situation, *die der Handelnde durch seine Entscheidungen selbst erzeugt hat, die sich allerdings im weiteren Zeitverlauf verselbstständigt und dem Handelnden als Vorgegebenes gegenübersteht.* Weiter unten in diesem Buch heißt es (Camus 1972, S. 132):»Diese Wahl, die im Menschen das Schicksal schafft, hat er bewusst und beherzt getroffen. Darin lag sein ganzes Glück im Leben und dem Tode.«

Fazit 1: Mithilfe der Genogrammarbeit wird der Kontext erschlossen, der die Entwicklung des jeweiligen Falls (Individuum, Paar, Familie) bestimmt, um den Rahmen (Muster) zu erarbeiten, der die jeweiligen Entwicklungsspielräume beschreibt.

Fazit 2: So betrachtet, häuft die Abfolge individueller Wahlen ein Schicksal auf, das dem Handelnden bei seinen weiteren Wahlen als selbst Erzeugtes vorgegeben ist. Diese Wahlen werden in der Genogrammarbeit rekonstruiert, Schritt für Schritt, mithin sequenziell. Das heißt, dass das der hier vertretenen Form der Genogrammarbeit gemäße *Menschenbild* die Annahme zur Voraussetzung hat, dass der

Mensch sich in seine Zukunft hinein entwirft. Er ist kein pawlowscher Hund, der auf Vorgegebenes reagiert, sondern er macht das Vorgegebene zum Aufgegebenen und handelt aktiv.

Man sieht also, dass alle, für die Handelnde Getriebene sind, und zwar der Umstände, in die sie hineingeboren werden, die den Menschen also eher als Opfer seiner Umstände sehen, mit diesem Buch wenig anfangen können werden. Die Sache ist deutlich komplizierter:

Akteurskonzepte dieser Art provozieren in der Regel den Vorwurf des *Neoliberalismus*. Abgesehen davon, dass dies ein analytisch wenig belastbarer Kampfbegriff ist (keiner, der ihn im vorliegenden Zusammenhang verwendet, wäre erfreut, würde man ihn als Opfer bezeichnen), meine ich etwas anderes. Verdorben wird das Konzept des sich in seine Zukunft hinein entwerfenden Menschen nur dann, wenn man davon ausgeht, ein jeder handle unabhängig von den ihm vorgegebenen Rahmenbedingungen im Stil der von Tom Wolfe beschriebenen *Masters of the Universe* (Wolfe 1987) und setze sich über das Vorgegebene hinweg. Das extreme Gegenbeispiel ist der völlig determinierte, nur auf das Vorgegebene bezogene Mensch. Einen solchen kann es nur gedankenexperimentell, nicht aber im Alltag geben, denn ständig wird man zu Entscheidungen herausgefordert, kurzum: Exemplare der Gattung Mensch sind zur Individualität verdammt, Unterschiede ergeben sich nur in deren Ausprägung.

Es gilt also, in Bezug auf das zugrunde liegende Menschenbild eine Mittellage zu finden zwischen Selbstherrlichkeit und Determinismus, zwischen dem Vorgegebenem und dem Aufgegebenen. Für diesen komplexen Bezug hat Karl Marx vor langer Zeit eine vergleichsweise gute Formulierung gefunden: Gleich zu Beginn seiner Studie über den *18. Brumaire des Louis Bonaparte* schreibt er (Marx 1964, S. 226):

> »Die Menschen machen ihre eigene Geschichte, aber sie machen sie nicht aus freien Stücken, nicht unter selbst gewählten, sondern unter unmittelbar vorgefundenen, gegebenen und überlieferten Umständen. Die Tradition aller toten Geschlechter lastet wie ein Alp auf dem Gehirne der Lebenden.«

Dass die Vorfahren gespensterhaft in der Geschichte von jemandem herumgeistern, kann sein, muss aber nicht. Anders als Marx würde ich nicht kategorisch ausschließen, dass in der Vergangenheit einer Person jenseits des Alps auch Ressourcen und Resilienzpotenziale liegen können, also Leistungen der Vorfahren, die für die Entwicklung ihrer Nachfahren rahmengebend gewesen sein können.

Wenn Marx demgegenüber nur vom Alp spricht, bedient er die heutzutage sehr beliebte Opfertheorie, und seine verbliebenen Anhänger springen gerne auf diesen Zug auf.

Komplexer fasst Maurice Merleau-Ponty den von Marx intendierten Gedanken wie folgt, bezogen auf die griechische Mythologie: »Sofern die Welt meinem Leib anhaftet wie das Nessos-Hemd, besteht sie nicht nur für mich, sondern für alles, was in ihr ist und *in ihr ein Zeichen gibt*« (Merleau-Ponty[28] 1984a, S. 152, *Hervorheb.* d. Autors).

Nessos kennt nicht jeder, also muss die Sache erläutert werden. Die Kurzfassung lautet: In der griechischen Mythologie ist Nessos ein Kentaur, der die Frau des Herakles begehrt. Zur Strafe muss er das blutgetränkte Kleid der Begehrten tragen und wird es nicht mehr los, weil es sich fest mit seiner Haut verbunden hat.[29] Dies ist ein anschauliches, jeden Kartesianismus abweisendes Bild zum Verhältnis von Individuum und Gesellschaft: Als Individuum wird man die Gesellschaft einfach nicht los, da kann man tun, was man will. Nicht einmal Auswandern hilft, seine Gesellschaft nimmt man, wie sich selbst, immer mit. Dieses Bild von Nessos kann ergänzt werden durch eine Formulierung des französischen Schriftstellers, Philosophen und Politikers André Malraux (1901–1976). Dieser schreibt in seinem Buch *L'espoir* über den spanischen Bürgerkrieg (Malraux 1937, S. 290, Übers. u. *Hervorheb.* d. Autors):

> »Der richtige Kampf beginnt, sagt Ximénès, wenn man beginnt, einen Teil in sich selbst zu bekämpfen ... Bis dahin ist es zu leicht. Aber nur durch solche Kämpfe wird man ein Mensch. *Man muss immer der Welt in sich selbst begegnen, ob man es will oder nicht.*«

Um diesen Gedanken, der dem Kartesianismus ebenfalls keinen Raum lässt, im vorliegenden Zusammenhang vollständig zu erfassen, muss ich daran erinnern, dass sich Identität aus soziologisch-pragmatistischer Sicht in sozialen Spiegelungsprozessen (Perspektivenübernahmen, siehe oben) entwickelt. Erinnert sei auch an die oben

---

28 Maurice Merleau-Ponty (1908–1961): an der Phänomenologie orientierter französischer Philosoph.

29 https://de.wikipedia.org/wiki/Nessos_(Kentaur) [Zugriff: 13.06.2017].

zitierten Ausführungen von Albert Camus: »Das Schicksal ist nicht im Menschen, sondern um ihn herum«.[30]

> Ein solches der Genogrammarbeit zugrunde liegendes Menschenbild hat *methodische Konsequenzen:*
>
> - *Erstens* muss man sich einen Überblick verschaffen über die *soziale Matrix*, in die jemand hineingeboren wurde. Diese soziale Matrix wird mit dem Genogramm beschrieben. Dann aber und zugleich:
> - *Zweitens* gilt es, die Entscheidungsschritte im *Entwurfshandeln* zu rekonstruieren. Dabei helfen, wiederum zugleich: *drittens* das Konzept der *Möglichkeiten* und
> - *viertens* das Vorgehen der Sequenzanalyse.

In dem Kasten habe ich zwei Begriffe neu eingeführt, die es nun zu erläutern gilt.

Entwurfshandeln

Im Unterschied zum einfachen Sich-Verhalten liegt dem Handeln ein Entwurf zugrunde, der in der Regel sorgfältig erwogen wird, weshalb Handlungsentwürfe gerne auch als rational eingeschätzt werden. Tatsächlich aber kann der seine Handlung in die Zukunft hinein Entwerfende zum Zeitpunkt des Handlungsentwurfs nicht wissen, was alles in der Welt sich zwischen dem Zeitpunkt des Entwurfs und dessen Umsetzung ereignen wird. *Fazit:* Die Rationalität eines Handlungsentwurfs erschließt sich erst aus dessen Vollzug (Schütz 1971, S. 77 ff.). *Beispiel:* Jemand kauft in den Bergen Vermonts um 1930 einen Bauernhof, zu dessen Gelände ein See gehört, der dafür bekannt ist, dass er weitgehend keimfrei ist. Daher eignet er sich gut dafür, dort im Winter Eis zu schneiden, das im Sommer für die Kühlung von Lebensmitteln geeignet ist. Dann aber wird der Kühlschrank erfunden (in den 1930er Jahren wurde der Kühlschrank in den USA ein Standardhaushaltsgerät, Quelle: Wikipedia), und das rational durchgerechnete Projekt löst sich in Luft (bzw. Wasser) auf.

---

30 Solche Gedanken waren es, die mich zum Soziologiestudium anstifteten. Bei Luckmann konnte ich allerdings mit meiner Vorliebe für damals noch so etikettierte existenzialistische Gedankengänge nicht landen. Er hatte etwas gegen Ismen aller Art.

Möglichkeiten

Alfred Schütz unterscheidet in Anlehnung an Edmund Husserl zwischen *offenen* und *problematischen* Möglichkeiten (ebd., S. 91 ff.). Erstere sind solche, *für* die im gegebenen Fall *etwas spricht*, letztere solche, *für die* im gegebenen Fall *nichts spricht. Beispiel:* Der Sohn eines Schmieds soll die Werkstatt seines Vaters übernehmen. Da die Traktoren zu diesem Zeitpunkt allmählich die Zugpferde abgelöst haben, sinnt er auf ein neues Geschäftsfeld. Erste Option, und das ist eine Möglichkeit, für die *nichts spricht*, schon gar nicht in einem abgelegenen Schwarzwaldtal: Er entscheidet sich für den Raketenbau. Eine andere Option wäre, dass er seinen Betrieb umrüstet auf Fahrzeugbau. Dafür *spricht einiges*, und es dauert nicht lange, bis sein Betrieb zum Weltmarktführer für Langholztransport- und andere Spezialfahrzeuge wird.

Zum Thema der Möglichkeiten steuert Camus noch einen weiteren wertvollen Gedanken bei, den er bei Simone Weil[31] gefunden hat. Um 1950 notiert er in seinem Tagebuch (Camus 1997, S. 475): »S. Weil hat recht, nicht die menschliche Person bedarf des Schutzes, sondern die Möglichkeiten, die sie in sich birgt.«

Der Logik folgend, sollte ich nun fortfahren mit einer Erläuterung des Konzepts der Sequenzanalyse. Dem will ich allerdings eine Erläuterung des dieser Form der Genogrammarbeit zugrunde gelegten Gesellschaftsbilds vorschalten. Das Thema Sequenzanalyse wird unmittelbar im Anschluss danach abgehandelt (Kap. 1.7).

1.6.2 Gesellschaftsbild

Ich beginne mit einem Fallbeispiel:

> Der französische Unternehmer Mohed Altrad wurde 2015 zum weltbesten Unternehmer gewählt, was ihm eine weitere Ehrung durch den damals noch amtierenden Präsidenten François Hollande einbrachte: Dieser ernannte ihn zum Präsidenten der Agentur französischer Unternehmer. Wie Altrad in einem Interview[32] mitteilt, wurde er um 1950 in Syrien als Ergebnis der Vergewaltigung seiner Mutter durch einen beduinischen Clan-Chef geboren; die Mutter starb bald nach der Geburt. Danach kümmert sich die Großmutter väterlicherseits um Mohed. Im weiteren Verlauf seiner Biografie hat er nach seinen

31 Simone Weil: 1909–1943, jüdischer Herkunft, gestorben in Großbritannien; mystisch orientierte, radikale Sozialphilosophin und Mitglied der Résistance (Brockhaus 19. Aufl.)

32 Ich beziehe mich auf das Interview im *Journal de la Région Occitanie/Pyrénées Méditerranée* Mai/Juin 2017.

Worten die Wahl, mit dem Vergewaltiger seiner Mutter und dessen Söhnen zu leben oder zu verschwinden. In der Schule schlägt er sich bis zum Abitur durch und erhält ein Hochbegabtenstipendium, um in Frankreich zu studieren. Als 20-Jähriger trifft er in Frankreich ein. Als sein Lebensmotto damals beschreibt er sein dominantes Ziel: *Er will sein eigener Chef sein.*

Heute ist Mohed Altrad im Baugewerbe tätig, bei Betonmischern ist er Weltmarktführer, bei Gerüsten in Europa führend, insgesamt beschäftigt er 17.000 Mitarbeiter. Daneben arbeitet er als Schriftsteller; in einem seiner Bücher hat er seine Biografie romanhaft verarbeitet. In einem Artikel der *Süddeutschen Zeitung* vom 08.01.2016 ist zu lesen: »Das Wichtigste für seinen Erfolg hat Mohed Altrad als Kind gelernt, als er in der syrischen Steppe die Tiere seines Beduinen-Clans hütete. ›Wer jeden Tag weiterziehen muss, um zu überleben, belastet sich nicht mit Dingen‹, sagt Altrad. ›Deshalb achte ich heute in meinem Unternehmen darauf, dass es leichte Strukturen behält.‹ In BWL-Handbüchern heißt das Lean Management. Bei Mohed Altrad ist es eine Grundregel des Nomadenlebens.«

Als der Rugby-Club in Montpellier in finanzielle Schwierigkeiten gerät, springt Altrad, ohne an dieser Sportart interessiert zu sein, mit seinen privaten Mitteln ein, woraufhin das Stadion nach ihm benannt wird. Damit ist er endgültig in Frankreich angekommen. Rugby ist dort ein Nationalsport, wichtiger noch als Fußball. Zudem ist er Vater von fünf Kindern.

Bei diesem Mann kann man wohl sagen, dass der Alp der vergangenen Geschlechter (im Speziellen: des Vaters) auf ihm lastet. Aber er bricht darunter nicht zusammen, er dient sich auch nicht dem Sozialsystem als Traumatisierter und mithin als Opfer an, schließt sich auch nicht einer gewalttätigen radikalen religiösen Gruppe an, um eine Heimat zu finden. Sollte auf jemanden der psychologische Begriff der *human agency* zutreffen, dann ist er es. Was aber nicht heißt, dass es immer so gut laufen muss wie bei Altrad. Jedoch liegt im Genogramm und dessen Rekonstruktion die Antwort auf die Frage, *was der Mensch aus dem macht, was die Verhältnisse aus ihm gemacht haben.*

Das Fallbeispiel Altrad wirft die Frage auf, in welcher Gesellschaftsformation solche Entwicklungsmöglichkeiten ihren Platz haben. Sicher nicht in Clan-Gesellschaften (Kaser 1995), die zur Beharrung tendieren – worin einer der Gründe für Migrationsprozesse zu suchen ist. Es sind vor allem funktional differenzierte, demokratisch verfasste

Gesellschaften, die aber in ihrer funktionalen Differenzierung nicht erstarrt sind, sondern den Akteuren Freiräume lassen für Distanzierung gegenüber rigiden Normen in Sachen individueller Entwicklung. Erving Goffman hat dafür früh den Begriff der *Rollendistanz* (1961) entwickelt, der angeschlossen ist an das oben erwähnte Konzept der Perspektivenübernahme.

Ein Beispiel: Julien Sorel, der Protagonist des Romans *Rot und Schwarz* von Stendhal (2004), ist der Prototyp zum einen für die Auflösung ständisch reglementierter Gesellschaften nach der französischen Revolution (welche vorübergehend behindert war durch die Gegenreformation) und für den selbstbewussten Akteur zum anderen. Er endet auf dem Schafott.

Weil bei der Genogrammrekonstruktion in der Regel nicht mehr als drei Generationen rekonstruiert werden, trifft man meist Personen an, die familiengeschichtlich mit der Auflösung der Agrargesellschaft und der beginnenden Industriegesellschaft bzw. deren Nachwirkungen konfrontiert sind. Mit Feudalgesellschaften brauchen wir uns meist nicht abzugeben, denn die Leibeigenschaft wurde in Preußen formell 1794 aufgehoben, definitiv aber erst 1810. Dass der damit verbundene Geist (oder Ungeist) noch eine Zeit lang die Lebensverhältnisse der ostelbischen Landarbeiter bestimmt hat, zeigt eindrücklich der Spielfilm *Das weiße Band*, der auf einem Gutshof in Ostelbien (Brandenburg) spielt.[33]

1.7 Sequenzanalyse als methodische Konsequenz des Menschenbilds, das der hier beschriebenen Form von Genogrammarbeit zugrunde liegt[34]

Die folgenden Ausführungen kann man nur verstehen, wenn man das dieser Arbeit zugrunde liegende Menschenbild zur Kenntnis genommen hat (Kap. 1.6). Ich komme jetzt zu dem methodischen Vorgehen, das aus diesem Menschenbild resultiert:

33 *Das weiße Band – Eine deutsche Kindergeschichte*. Spielfilm (D, Ö, F, I 2009), Regie und Drehbuch: Michael Haneke.

34 Es war Ulrich Oevermann, der mir den Gedanken nahegebracht hat, bei der Rekonstruktion von Genogrammen die Logik der Sequenzanalyse im Stil der Objektiven Hermeneutik einzusetzen. Inzwischen verzichte ich aus methodologischen Gründen auf die Rigorosität des Ansatzes der Objektiven Hermeneutik (Hildenbrand 2018).

Die Sequenzanalyse ist die methodische Konsequenz der Annahme,

- dass das Individuum (in unterschiedlichen Ausmaßen) sich aktiv auseinandersetzt mit den Rahmenbedingungen, in die es hineingeboren ist, also mit dem Vorgegebenen, und
- dass sich die Lebenspraxis eines Falls in dem Maße individuiert, wie in Entscheidungssituationen aktiv gehandelt wird, das Individuum sich das Vorgegebene zum Aufgegebenen macht. Bei der Genogrammarbeit wird also vorausgesetzt, dass Akteure autonom handeln, indem sie unter gegebenen Möglichkeiten auswählen.
- *Erst, nachdem diese Optionen ausbuchstabiert sind,* kann man im Genogramm nachsehen, wie die entsprechende Person tatsächlich gehandelt hat. Die eigenen Vermutungen über Möglichkeiten des Handelns im konkreten Fall werden dann mit dem realen Ergebnis konfrontiert. Auf diese Weise getestet, und wenn man diesen Prozess über einige Stufen hinweg verfolgt hat, wird allmählich ein Muster sichtbar, mit dem man weiterarbeiten kann, indem man nach Informationen im Genogramm sucht, die dieses Muster verwerfen. (Das Verwerfen bzw. Falsifizieren von Hypothesen, die bei der Genogrammarbeit entwickelt werden, ist konstitutiver Bestandteil des Vorgehens.)

Anders formuliert: Ein Grundprinzip der Sequenzanalyse ist das kontextfreie Analysieren (Wernet 2000). Man interpretiert immer nur so viel, wie an Faktum vorhanden ist, und deckt die folgenden Sequenzen (= Fakten) ab, damit man mögliche Entwicklungen im Fall unbefangen gedanklich erschließen kann. Kennt man die bereits eingetretene Entwicklung, ist die Fantasie für Möglichkeiten blockiert. Bei der Genogrammrekonstruktion nach meiner Fasson hat man deshalb nie das ganze Genogramm im Blick.

Wenn ich mit einer Gruppe Genogramme analysiere, stelle ich mich an Tafel oder Flipchart und lasse mir das Genogramm Schritt für Schritt diktieren. Die wenigsten der Teilnehmenden bringen die Disziplin auf, den Rest abzudecken. Entwickelte Hypothesen zur Fallstruktur werden gesondert notiert.

1.7.1 Fallbeispiel: Familie Coppi im blockierten Rückkehrprozess

Bei der Wiedergabe dieses Fallbeispiels habe ich besonderen Wert auf die Explikation der Themen *Möglichkeiten* und *Sequenzanalyse* gelegt. Das Beispiel stammt aus meiner Tätigkeit als Supervisor am Ausbildungsinstitut für systemische Beratung und Therapie Meilen/Zürich.

Diskutiert wird in dieser Supervision ein Fallbeispiel von Brigitte Foggia-Nef (Pseudonym), einer in einem ambulanten psychiatrischen Dienst tätigen Sozialarbeiterin.

> Der 62-jährige süditalienische Arbeitsmigrant Emilio Coppi plant, nachdem er 30 Jahre in der Schweizer Großstadt X. gelebt hat, anlässlich seiner Frühberentung zusammen mit seiner Ehefrau in seinen Heimatort zurückzukehren. Während eines Aufenthalts dort, der der Vorbereitung der Umsiedlung dient, entwickelt er eine Lähmung eines Beins. Eingedenk der im Vergleich zur Schweiz mäßigen Krankenversorgung in Süditalien kehrt Herr Coppi vorzeitig in die Schweiz zurück, um sich behandeln zu lassen. Doch die Ärzte finden trotz der von ihrem Patienten beharrlich verlangten Untersuchungen nichts. Der Aufforderung, sein Bein zu belasten, kommt Herr Coppi nicht nach. Stattdessen entwickelt er Ängste davor, immer unbeweglicher zu werden, und nachdem er sich von den Medizinern zunehmend unverstanden fühlt, äußert er schließlich Suizidgedanken. Dies führt zu seiner Einweisung in eine lokale psychiatrische Universitätsklinik. Dort wird Herr Coppi in die geschlossene Akutstation aufgenommen, als Psychotiker etikettiert und mit hoch dosierten Neuroleptika behandelt. Weitere Behandlungen oder Gespräche erfolgen nicht. Brigitte Foggia-Nef wird im Rahmen einer probeweisen Entlassung von Herrn Coppi hinzugezogen, da sie (die selbst mit einem Italiener verheiratet ist) sich mit Migrationssituationen auskennt.

So weit die Fallpräsentation. Der Supervisor stellt nun die Frage: Was ist hier los? Diese Frage könnte man auch anders formulieren: Was ist hier der Fall? Zur Beantwortung dieser Frage ziehe ich das Genogramm von Herrn Coppis Familie heran (siehe Abb. 2).

Wie man sieht, ist dieses Genogramm unvollständig: Berufe und Wohnorte fehlen. Jedoch reichen die gemachten Angaben und die dazu erzählten Geschichten aus, um ein Familienmuster zu rekonstruieren. Das ist im Übrigen keine Einladung zur schludrigen Erhebung von Genogrammen.

Ich beginne nun mit der Interpretation des Genogramms und ignoriere in der Darstellung, dass diese in einer Supervisionsgruppe

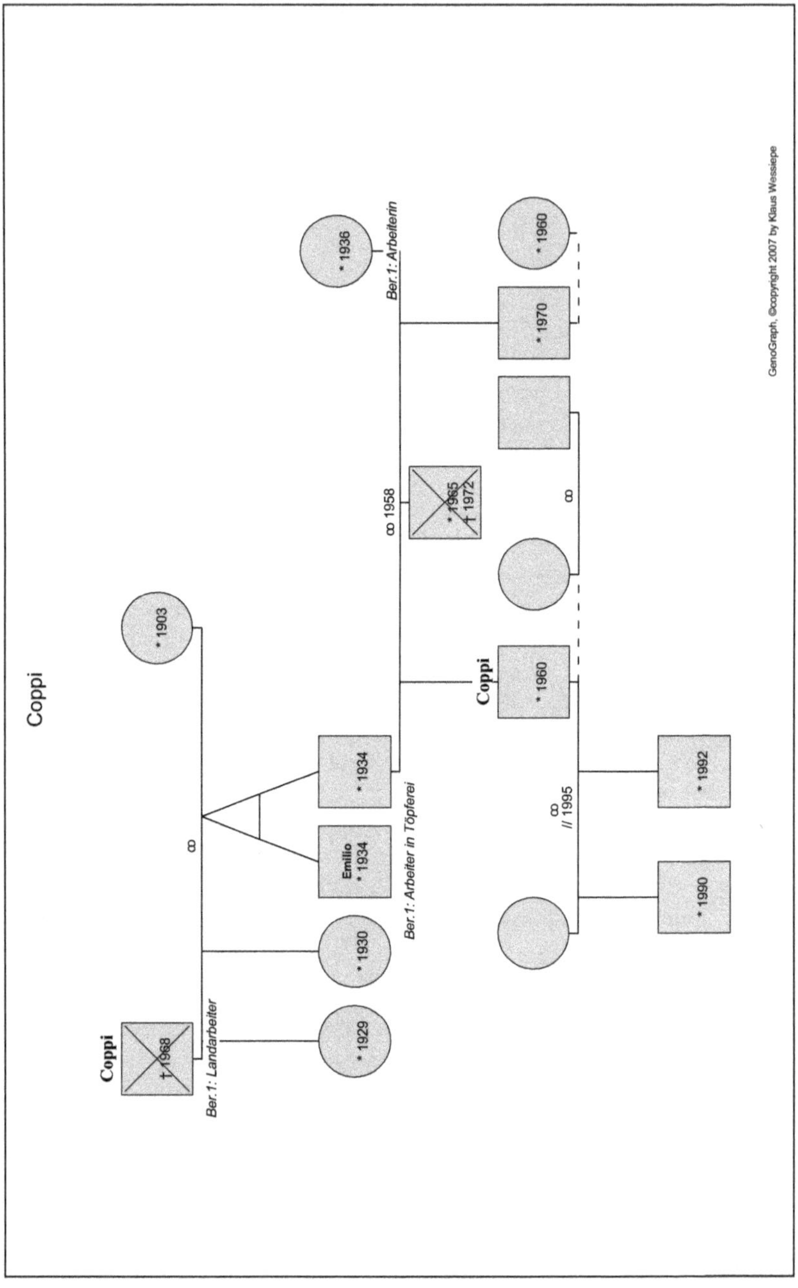

Abb. 2: Genogramm von Herrn Coppis Familie

stattgefunden hat. (Die vorgestellten Deutungen sind eine Gruppenleistung.) Zunächst stelle ich an das Genogramm Fragen nach den wesentlichen Verselbstständigungsprozessen von Emilio Coppi (Sicherung seines Lebensunterhalts, Eingehen einer Partnerschaft), des designierten Patienten. Beide Prozesse finden in den 1950er Jahren statt. (Herr Coppi ist 1934 geboren.) In dieser Zeit ist Süditalien in einer wirtschaftlich schwierigen Situation. Auswanderung ist für alle mobilen Bevölkerungsteile ein Schritt der Wahl. Herrn Coppi bieten sich folgende Optionen:

- Er wandert nach Norditalien aus (vgl. den Film *Rocco und seine Brüder*).
- Er geht ins Ausland, wenn nicht nach Argentinien, dann nach Belgien oder in die Schweiz. Diese Länder sind damals beliebte Auswanderungsziele von Süditalienern (vgl. die Filme *Padre Padrone* sowie *Christus kam nur bis Eboli*).

> Der Verweis auf die Filme zeigt, dass die Quellen, aus denen man bei der Genogrammrekonstruktion schöpfen kann, vielfältiger Natur sind: Romane, soweit es sich nicht um Schund oder Politkitsch handelt, und Filme mit künstlerischem Anspruch sind, bei aller notwendigen kritischen Distanz, gute Ressourcen.

Sehen wir im Genogramm nach: Herr Coppi geht ins Ausland. (Das hätten wir schon wissen können, denn der Fall wird von einer Schweizer Sozialarbeiterin vorgestellt. Wir haben dieses Vorwissen allerdings wegen der geforderten Kontextfreiheit der Genogrammrekonstruktion schon wieder vergessen.) Damit folgt Herr Coppi zwar einem für seine Generation typischen Pfad, doch er hat genügend Selbstvertrauen, um sich mit der Fremde (einer anderen Sprache und Kultur) zu konfrontieren. Den einfachen Weg geht er also nicht.

Stellt sich als Nächstes die Frage nach der Partnerschaft. Hier sehe ich folgende Optionen:

- Herr Coppi sucht eine Partnerschaft mit einer Schweizerin. Das wäre das Maximum der Distanz zu seiner Herkunft.
- Er sucht eine Partnerschaft mit einer Frau, die in derselben Lage ist wie er, aber aus einem anderen Land (zum Beispiel Spanien) stammt.
- Er heiratet eine Jugendfreundin aus seinem Dorf.

Bei der Explikation dieser Optionen gehe ich, wie erwähnt, nach dem Prinzip der *offenen* und *problematischen Möglichkeiten* vor. Zur Erinnerung: Offene Möglichkeiten sind solche, für die etwas spricht, problematische Möglichkeiten sind solche, die nicht auf der Hand liegen. Unter Berücksichtigung des mutmaßlichen Milieus, aus dem Herr Coppi stammt, schließe ich die Option einer gleichgeschlechtlichen Partnerschaft und die des Verzichts auf eine Partnerschaft aus. Wer darin Normativität am Werke sieht, soll sich davon, wie auch bei den nächsten Schritten, nicht abhalten lassen.

Mit Blick ins Genogramm stellen wir fest, dass Herr Coppi eine um zwei Jahre jüngere Frau aus seinem Dorf heiratet. Nun können wir ein erstes Muster formulieren: *Herr Coppi verfügt über Mut zur Veränderung (Auswanderung), federt diesen Mut jedoch ab durch traditionale Vertrautheit (Partnerwahl im Heimatdorf).*

Die nächste Frage lautet: Wie wird sich dieses Paar als Familie in der Fremde konstituieren?

- Es werden viele Kinder geboren, die die Eltern nacheinander nach Süditalien zu Verwandten (Großeltern) schicken.
- Die Berufstätigkeit der Partnerin verträgt sich nicht mit einem solchen traditionalen Familienbild; dies führt zu einer Kinderzahl von eins bis zwei , womit auch ein städtisches Reproduktionsmuster angezeigt ist.

Beide Vermutungen können mit Blick ins Genogramm verworfen werden: Frau Coppi ist berufstätig, und es werden zwei Kinder geboren. Ein drittes Kind verstirbt im Alter von sieben Jahren. Damit realisiert das Paar die Praxis einer städtischen Arbeiterfamilie. Das oben formulierte Familienmuster kann also dahingehend qualifiziert werden, dass *das Paar einen erheblichen Modernisierungsschub (im Vergleich zu seiner geografischen Herkunft) macht.*

Jetzt können wir einen großen Sprung machen und die Verselbstständigung der beiden Söhne thematisieren. Über ihre Berufe wissen wir leider nichts. (Die fallvorstellende Kollegin wird aufgefordert, diese Information zu beschaffen.) Wir erfahren aber, dass die Söhne bei dem Verselbstständigungsschritt der eigenen Partnerschaft gescheitert sind: Der ältere Sohn war verheiratet und hat aus dieser Ehe zwei Kinder, die bei der Mutter leben. Mit seiner derzeitigen Beziehung zu einer verheirateten Frau reduziert er das Risiko, dass diese Beziehung verbindlicher wird. Der jüngere Sohn ist mit einer deutlich älteren Frau zusammen; damit schwindet zunehmend die Aussicht, dass sich diese Paarbeziehung in einer Triade realisiert (zum familiensoziologischen Hintergrund dieser Annahme vgl. Funcke u. Hildenbrand 2018), denn die biologische Gebärfähigkeit der Partnerin sieht ihrem Ende entgegen.

Ich komme zunächst zurück auf den im Alter von sieben Jahren verstorbenen mittleren Sohn der Familie: Möglicherweise steht diese Familie noch unter dem Eindruck des frühen Todes dieses Kindes. Dies könnte einerseits in erschwerten Ablöseprozessen der inzwischen erwachsenen verbleibenden Kinder resultieren, andererseits in einem Unwillen der gesamten Familie oder von Teilen von ihr, den Ort zu verlassen, an welchem das Kind begraben ist, um sein Grab zu pflegen. Dem wäre in der weiteren Arbeit mit der Familie Coppi nachzugehen.

Zurück zum Familienmuster: Im problematischen Ablöseprozess der Söhne, die beide wieder bei den Eltern leben, erkenne ich einen ersten Hinweis auf ein Scheitern oder, schwächer ausgedrückt, die Blockade des Transformationsprozesses der Familie Coppi (vorbehaltlich der Klärung der Frage, wie die Familie den Tod ihres Kindes verarbeitet hat). Anders ausgedrückt: *Die auf Modernisierung angelegte Familienentwicklung stagniert.*[35]

1.8 Abgrenzung zu vorhandenen Konzepten der Genogrammarbeit, Spezifika meines Zugangs

In den nun vorzustellenden Konzepten der Genogrammarbeit wird deutlich weniger Wert auf deren Grundlagen gelegt als bei mir. Das hat für die Leser den Vorzug besserer Zugänglichkeit, es muss allerdings in Kauf genommen werden, dass bei diesem Verzicht die zu bohrenden Bretter ziemlich dünn sind.

Während heute vielfach noch die von Monica McGoldrick und Randy Gerson 1990 in Umlauf gebrachte Auffassung vertreten wird, das Genogramm ermögliche einen »raschen Überblick über komplexe Familienstrukturen und bilde eine reichhaltige Quelle zur Hypothe-

35 An dieser Stelle wird nicht selten eine Stimme laut mit dem Einwand, diese Deutung beruhe auf einer Defizithypothese und wo denn die Ressourcenorientierung bliebe. Dem halte ich entgegen: Seit einiger Zeit spricht man eher von Resilienz (Welter-Enderlin u. Hildenbrand 2006). Beide, Ressourcen- und Resilienzorientierung, laufen in der Genogrammanalyse unter der Hand mit, grundiert durch die Annahme, dass Menschen in der Regel ihre Geschicke selbst in die Hand nehmen (Menschenbild). Für einen maximalen Kontrastfall zu Coppi vergleiche Hildenbrand (2009, S. 143 ff).

senbildung« (McGoldrick u. Gerson 1990, S. 1), vertrete und praktiziere ich eine grundsätzlich andere Auffassung. Bevor ich jedoch darauf eingehe, will ich zunächst den Anschluss an die in den letzten Jahren entstandene Literatur zum Thema herstellen:

Vielfach ist jetzt von Familien*rekonstruktion* die Rede. Will man aber wissen, was das bekannte Begriffskompositum Re-Konstruktion bedeuten soll, erfährt man etwas von »Versöhnung und Befriedung«, also über Inhalte, nichts über die Bedeutung des Begriffs (von der Recke u. Wolter-Cornell 2017).

Monica McGoldrick sucht neuerdings Spuren in Familiengeschichten und meint immer noch (McGoldrick 2003, S. 39): »In einem Genogramm lassen sich viele vorhersagbare Muster in Bezug auf Familienkonflikte und Bündnisse in der Familie darstellen.« Andere raunen lieber von »unsichtbaren Bindungen« (Adamaszek 2003) oder vom »Genosoziogramm«. Die Autorin bezieht sich zwar auf Psychoanalytiker, erklärt aber nicht, warum sie weit über den Ansatz von drei Generationen hinausgeht (Schützenberger 2005).

In meinem soziologisch grundierten Zugriff geht es deutlich nüchterner zu. An die Stelle von »unsichtbaren Bindungen« treten »latente Sinnstrukturen« über die man nicht nur raunt, sondern die man mithilfe geeigneter Methoden und Vorgehensweisen (Sequenzanalyse) im Text manifest machen kann.

Zurück zu McGoldrick: *Erstens* kann von einem raschen Überblick über Familienstrukturen nicht die Rede sein, es braucht einen methodisch stringenten, sequenzanalytischen Durchgang durch die in einem Genogramm abgebildeten Personen und ein ruhiges Eintauchen in die objektiven Möglichkeiten der damals Handelnden. Von wegen »rascher Überblick«: In einem solchen zeigt sich überhaupt nichts, jedenfalls nicht mehr, als sich zeigt, wenn man eine Situation, ohne länger darüber zu reflektieren, mit seinen habitualisierten Wahrnehmungsmustern einschätzt. Rekonstruktion ist ein Prozess, der mit geeigneten Verfahren vorangetrieben werden kann. Die Rekonstruktion von Genogrammen ist eine zeitraubende, mitunter anstrengende, aber immer interessante und aufregende Tätigkeit, wie meist beim Bohren dicker Bretter. Erfahrene benötigen in der Regel weniger als zwei Stunden. Zu Übungszwecken kann man diese Zeit beliebig ausdehnen.

Gerne wird auch der Einwand erhoben, Genogrammarbeit benötige zu viel Zeit. Dazu fällt mir meist folgende Metapher ein: Angenommen, jemand will den Atlantik mit einem Boot überqueren und auf den Kanaren starten. Nimmt er sich die Zeit nicht, seinen Kompass zu justieren, kann es zu einer Fehlweisung kommen, sodass er am Ende nicht in der Karibik, wie gewünscht, sondern in Argentinien landet. Vor diesem Fehler bewahrt ihn auf den Kanaren eine Organisation, die alle Schiffe vor Abfahrt auf Navigationstüchtigkeit überprüft. Auch sollte er beim Navigieren, das täglich ebenfalls Zeit kostet, wenn man sich nicht gleich auf das GPS verlässt und darauf vertraut, dass die Satelliten zuverlässig Daten liefern und im Konfliktfall von den Militärs nicht abgeschaltet werden, einen Sextanten in Reserve halten und regelmäßig damit üben. Wie zu einem Navigationssystem im Auto eine Landkarte gehört, so gehört zum GPS auf See ein Sextant.

Jedoch sollte man die Drift[36] nicht vergessen. Die Drift ist eine Metapher, die sich in dem unten erwähnten Text auf den therapeutischen Prozess richtet, für den die Genogrammarbeit je nach Art und Weise, wie sie eingesetzt wird, ein Präludium darstellt. Da die Strömungen im Atlantik bekannt sind, kann die Drift vorberechnet werden. Die Zeit dafür muss man sich halt nehmen. Seekarten müssen studiert werden, will man am Ziel ankommen. Im übertragenen Sinn gelten diese Überlegungen nicht nur für Prozesse der Beratung und Therapie, die, spielt der Einzelfall eine Rolle, eben auch nicht planmäßig ablaufen, sondern jeweils Überraschungen bereithalten, sondern auch für die Genogrammarbeit. Ein Beispiel wäre, dass ein Klient bei der Erhebung seines Genogramms vorwiegend auf einen Familienzweig fokussiert ist, den man in der ganzen Welt kennt, während er den anderen, weniger berühmten Familienzweig weitgehend ausblendet. Die Aufgabe des Genogrammerhebenden besteht dann darin, auf einer umfangreichen Darstellung dieses vernachlässigten Familienzweigs zu bestehen. Das gilt auch für Personen im Genogramm, die mangels Erinnerung nur mit wenig Daten versehen sind. Üblicherweise fordere ich die Klienten in diesem Fall auf, speziell dem Lebensverlauf dieser Personen nachzugehen. Manchmal stößt man auch auf Personen, die in weit entlegenen Familienzweigen verortet sind. Lässt man sich durch diese Positionierung dazu verleiten, solche Personen nicht für wichtig zu halten, kann es unter Umständen geschehen, dass man

---

36 Das ist eine Anspielung auf den inzwischen zum Klassiker gewordenen Beitrag »Vom Navigieren beim Driften« von Gunthard Weber und Fritz B. Simon in der Zeitschrift *Familiendynamik* (Simon u. Weber 1987). (Unter demselben Titel ist im Carl-Auer Verlag inzwischen ein Buch erschienen.) Der Artikel wurde 2008 erneut im *Sonderheft 33 Jahre Familiendynamik* abgedruckt.

Wichtiges übersieht. So weit zum Thema Drift in der Genogrammarbeit. Die Drift bezieht sich an dieser Stelle darauf, wohin man seine Aufmerksamkeit richtet.

Zweitens (es geht jetzt um den zweiten Einwand gegen das Argument von Monica McGoldrick) ist das Genogramm keine *Quelle* der Hypothesenbildung. *Ziel* jeder Genogrammarbeit ist das Entdecken von Mustern (ein anderes Wort für Hypothesen) und deren systematische Überprüfung.[37]

1.9 Praktische Erwägungen

1.9.1 An welcher Stelle im Prozess von Beratung und Therapie erscheint die Genogrammarbeit?

Genogrammarbeit ist in jedem Fall unerlässlich, und sei es nur, damit man nichts übersieht. In seltenen Fällen drängt sich der Eindruck auf, *man habe sich die Mühe mit der Genogrammarbeit sparen können*. Und wenn, dann hat man immerhin geübt und neue Facetten der Welt kennengelernt, allerdings auch Lebenszeit der Klienten in Anspruch genommen und derweil hoffentlich an der therapeutischen Beziehung gearbeitet.

Bei Jugendlichen im Ablöseprozess ist zu bedenken, dass sie u. U. im Aufbruch aus der Familie sind und zu diesem Zeitpunkt wenig Interesse an Rückschau haben. In solchen Fällen muss für Genogrammarbeit geworben, die Vorgehensweise verstärkt ausgehandelt werden.

Dabei tauchen nicht selten *Familiengeheimnisse* auf – meistens dann, wenn man blinden Stellen im Genogramm nachgeht. In solchen Fällen sind Sorgfalt und Zurückhaltung bei der Aushandlung des Vorgehens mit den Klienten geboten. Aber nicht selten stellt sich dann heraus, dass solche Familiengeheimnisse die Entwicklung der Familie oder einzelner ihrer Angehörigen blockieren. Deshalb lohnt es sich, solchen Geheimnissen die nötige Aufmerksamkeit zu schenken. Manchmal muss die Familie ermuntert werden, sich ihrem Geheimnis zu stellen, was dann auch erfordert, dass der an dem Genogramm arbeitende Therapeut *die Genogrammrekonstruktion affektiv rahmt* (Imber-Black 2000; Welter-Enderlin u. Hildenbrand 2004).

---

37 Monica McGoldrick hat mir am Rand einer AFTA-Tagung in New Orleans (das Gespräch wurde von Pauline Boss vermittelt) vorgeschlagen, gemeinsam ein Genogramm zu rekonstruieren. Dazu kam es aufgrund der in Kapitel 1.3 erwähnten Ereignisse leider nicht.

Es ist auch schon vorgekommen, dass Personen, die befürchteten, in einem Genogramm am dafür vorgesehenen Ort erwähnt zu werden, dies mit Verweis auf den *Datenschutz* verweigerten. Wie geht man in einem solchen Fall vor? Unkommentiertes Eingehen auf solches Ansinnen kommt nicht in Betracht. Stattdessen kann man die fragliche Person ohne weitere Angaben im Genogramm aufführen und der Sache gesprächsweise nachgehen.

Der hessische Datenschutzbeauftragte, dem ich diese Frage vorgelegt habe, teilte am 23.11.2017 mit: »Der Datenschutz unterliegt den Grundsätzen der Verhältnismäßigkeit. Eingriffe in das Grundrecht der informationellen Selbstbestimmung müssen daher erforderlich, geeignet und angemessen sein.« Auf dieser Grundlage würde ich dafür plädieren, solche Vorbehalte zur Kenntnis zu nehmen und deren Hintergründe zu eruieren sowie zu interpretieren.

1.9.2 Praktische Durchführung der Genogrammarbeit

Im Erstgespräch mit Genogrammarbeit anzufangen ist nicht ratsam, aber man kann sich an sie heranschleichen, indem man in der ersten Sitzung die Frage stellt: »Woher kommen Sie?« (Black 1996). In ländlichen Kontexten ist das keine Anstoß erregende Frage, sondern etwas Selbstverständliches.

Ist genügend Vertrauen gefasst, kann man auf Basis der spontanen Erinnerungen des oder der Klienten ein erstes Genogramm erstellen. Interessant an einem solchen spontan erinnerten Genogramm ist, welche Personen dort anwesend sind und welche fehlen. Man kann dann den Klienten ermuntern, sein Genogramm zu vervollständigen, und das spontan erinnerte Genogramm mit dem recherchierten Genogramm vergleichen.

Je nach Fall kann die Genogrammerhebung auf mehrere Sitzungen verteilt werden, damit aufkommende Geschichten bei der Datenerhebung Raum haben. Wenn es den Klienten zumutbar ist, kann man das Genogramm auch gemeinsam mit ihnen erschließen und nach Mustern suchen. Thematisiert werden dann die Möglichkeiten, die die Vorfahren realisiert haben (oder auch nicht). Das kann einen mäeutischen[38] Prozess anstoßen, der wie von selbst den Blick auf die Möglichkeiten des oder der Klienten richtet.

38 »Sokratische Methode, insofern sie durch Fragen dem Gesprächspartner zu Wissen und klaren Begriffen verhilft« (Brockhaus, 19. Aufl. 1986).

1.9.3 Vom Gebrauch der Genogrammarbeit

Nun will ich noch einen Blick auf die Berufe werfen, welche sich diese Arbeit unterschiedlich zunutze machen. Ein in Kapitel 1.4 angesprochenes Thema wird also wieder, nun unter anderer Perspektive, aufgegriffen. Meine zentrale Erfahrungsquelle für diese Ausführungen ist das Ausbildungsinstitut für systemische Therapie und Beratung Meilen/Zürich, wo ich die Genogrammarbeit erstmals außerhalb von Forschungskontexten begann. Das Schlüsselkonzept in unserem Entwurf systemischer Therapie lautet, wie bekannt: *Fallverstehen in der Begegnung*. In Meilen begannen wir 1988 mit der Überlegung, Menschen auszubilden, die im Sozial- und Gesundheitswesen tätig sind und mindestens zwei Jahre Berufserfahrung vorweisen können. Entsprechend ließen wir Mediziner, Psychologen und Sozialarbeiter/Sozialpädagogen zu.[39] Geht man die Sache systematisch (systemisch) an, kommt man um ein solches Arrangement nicht herum.

Unsere Aufgabe im Ausbildungsinstitut bestand darin, bezogen auf die unterschiedlichen Voraussetzungen der Berufsgruppen (Medizin, Psychologie, Sozialarbeit), die vorhandenen Wissensbestände am konkreten Thema der Familientherapie zusammenzuführen, wobei die größte Herausforderung war, allen Berufsgruppen gerecht zu werden. Man hätte sich dieser Schwierigkeiten natürlich dadurch entledigen können, dass man die Berufsgruppen trennt. Aber das entspricht nicht der Wirklichkeit im Gesundheitswesen, deren Interdisziplinarität nicht übersehen oder geleugnet werden kann, sondern angefasst werden muss.

Zu erwähnen sind auch die regelmäßigen wechselseitigen Animositäten zwischen den Berufsgruppen, die sich an den Themen Hierarchie, Status, Wertschätzung in Form von Bezahlung etc. festmachten. Folgerichtig begannen und beendeten wir jeden Ausbildungskurs mit einer Gruppenarbeit, bei der es um die wechselseitigen Vorurteile zwischen den Berufsgruppen ging und diese zur Sprache gebracht wurden. Die im Kursverlauf erzielten Fortschritte in Bezug auf gegenseitiges Verständnis waren jeweils unübersehbar. Schließlich regiert auch in diesem Sektor von Interaktion die Perspektivenübernahme.

---

39 Ergänzend sei erwähnt, dass damals der Begriff der Sozialpädagogik in der Schweiz eine andere Bedeutung hatte als in Deutschland, die Abgrenzung zum Erzieherberuf war seinerzeit noch fließend, die Akademisierung der Sozialarbeit und der Sozialpädagogik in der Schweiz findet systematisch erst seit circa dem Jahr 2000 statt. Dem Vernehmen nach reflektieren derzeit Sozialpädagogen in Deutschland darüber, ob sie sich nicht wieder Sozialarbeiter nennen sollen.

Die drei Berufsgruppen näherten sich der von mir vorgeschlagenen Genogrammarbeit in unterschiedlicher Weise. Dem will ich mich im Folgenden zuwenden, wobei ich mich immer hart am Rande einer berufssoziologischen Betrachtung bewege.[40]

Ich beschränke mich auf das Nötigste. *Mediziner* lernen schon mit Beginn ihres Studiums, dass die Medizin keine einheitliche Wissenschaft ist, sondern sich anderer Wissenschaften bedient. Die medizinische *Kunst* besteht vor allem darin, allgemeines (wissenschaftliches) und konkretes (fallbezogenes) Wissen im Sinne einer *praktischen Urteilskraft* (Aristoteles) zusammenzubringen. Mediziner werden schon früh darauf eingespurt, über die Ränder ihres Fachs hinauszublicken und sich zu informieren, was die anderen zu bieten haben. Außerdem wird vom Mediziner erwartet, dass er der von ihm beobachteten Krankheit einen Namen gibt. Das nennt man dann Diagnostik. Zumindest ältere Mediziner profitierten überdies von mittlerweile versandeten oder von Versandung bedrohten geisteswissenschaftlichen Grundlagen der Medizin; sie sind weit davon entfernt, diese zu missachten oder zu disqualifizieren. Mein eigener Inspirationsraum in Sachen Medizin ist, wie ausgiebig oben erwähnt, die Anthropologische Medizin (Viktor von Weizsäcker) und die Psychiatrische Anthropologie (Wolfgang Blankenburg).

In Krisenfällen sind Mediziner zudem in der Regel die letzten, die zurate gezogen werden. Sie können ihren Fall nicht an andere weiterverweisen. Wenn alle anderen schon weg sind, sind die Mediziner noch da. (Darin gleicht der Mediziner dem Polizisten, wie Egon Bittner 1972 ausführt. Dort heißt es, dass die Polizisten noch da sind, wenn alle anderen, zum Beispiel die Sozialarbeiter, schon weg sind.) Das legt bei Medizinern ein Handlungsmuster nahe, welches dadurch geprägt ist, dass Mediziner in der Regel ohne Diskussion bereit sind, die Verantwortung für den Fall zu übernehmen. Diese Bereitschaft kristallisiert sich in einem Habitus, den ich *le roi règne par lui-même*

---

40 Im vorliegenden Zusammenhang liegt das überhaupt nicht in meinem Interesse – das sind Themen, die vorwiegend Soziologen etwas angehen, und kein Nicht-Soziologe soll damit belästigt werden. Die Literatur zur Soziologie der Professionen ist inzwischen sehr reichhaltig, um nicht zu sagen geschwätzig, und insgesamt – mit Ausnahmen – wenig ergiebig. Aus den Neuerscheinungen kann vor allem die Publikation von Jörg Bergmann und Kollegen (2014) herausgehoben werden, wenn dort auch der Bezug zur allgemeinen soziologischen Professionalisierungstheorie fehlt. Vergleiche dazu Welter-Enderlin u. Hildenbrand 2004, Kap. I.

(der König regiert aus sich heraus) nenne.[41] Wenn man sich als Nicht-Mediziner erst einmal an diesen Habitus gewöhnt hat, fällt es auch nicht schwer, mit Medizinern zusammenzuarbeiten. Vorausgesetzt ist allerdings die Bereitschaft, sich mit den strukturellen Gegebenheiten medizinischer sowie der eigenen Tätigkeit analytisch auseinanderzusetzen, genauer: die Perspektive des anderen einzunehmen.

Weil die Medizin über ein solides Konzept der Sozialisation des beruflichen Nachwuchses verfügt (das durch immer neue Hochschulexperimente verwässert bis zerstört wird), erleben Mediziner in der Praxis auch nicht jenen Praxisschock, der bei *Psychologen* unweigerlich eintritt, wenn sie die Universität verlassen und die Praxis betreten.

Mit solchen anerkennenden Worten, die auf die Medizin zielen, stoße ich mitunter auf Unverständnis. Gibt es doch auch genügend Kollegen, die schlechte Erfahrungen mit Medizinern gemacht haben. Manchmal resultieren solche schlechten Erfahrungen aus wechselseitig geteilten Ressentiments, haben aber auch eine Wurzel in zunehmender Deprofessionalisierung in Handlungsfeldern des Gesundheitswesens. Unterstützt wird dieser Eindruck dadurch, dass ich in meinem letzten Forschungsprojekt Gelegenheit hatte, die Medizin, was Zusammenarbeit betrifft, von ihrer negativen Seite her kennenzulernen.

Haben sie, die Psychologen, um zu diesen zurückzukommen, sich nicht selbst schon während des Studiums um Praxiserfahrung bemüht, stellen sie fest, dass sie in der Praxis mit den im akademischen Studium gelernten »Theorien« herzlich wenig anfangen können. Denn dort gilt der einzelne Fall gar nichts, das oberste Credo lautet »messen«. »Empirisch« heißt, zwischen sich und die Lebenswelt ein Instrument (einen Fragebogen zum Beispiel) zu schalten. Von $n = 1$, also vom Einzelfall, zu sprechen kommt einem beruflichen Selbstmord gleich. Seiner eigenen Wahrnehmung und Erfahrung zu trauen gilt als unprofessionell.[42] Schließlich werden die anzulegenden Messlatten ausgeliehen bei den Naturwissenschaften des 19. Jahrhunderts. Philosophische und erkenntnistheoretische Grundlagen, denen in anderen Wissenschaften großer Wert beigemessen wird, werden in

41 Obgleich, wenn es ans Sterben geht, Mediziner sich gerne aus dem Staub machen. Das ist aber ein anderes Thema und außerdem, wie alles, im Wandel begriffen.

42 Das ändert sich allerdings zügig, sobald die fraglichen Psychologen eine Psychotherapieausbildung beginnen.

der Regel ignoriert.[43] Auf diese Weise droht die Psychologie, wie auch die Medizin, sich in einem übergreifend naturwissenschaftlichen Feld aufzulösen.

Oder es kommt noch schlimmer. Zurzeit beobachte ich Tendenzen, die darauf hinauslaufen, das Paradigma des *Verstehens* in einen Topf zu werfen mit dem naturwissenschaftlich grundierten Paradigma des *Erklärens*. Philosophisch würde man das als *Kategorienfehler* bezeichnen, sichere Indikatoren für eine Verwahrlosung des Denkens. Zum Konzept der *Begegnung* werden dann *Wirkfaktoren* gesucht, ebenso *Kompetenzen* des Begegnens. Mit *Fallverstehen* hat das alles nichts zu tun.

Es mag allerdings sein, dass in einer Kultur des »anything goes« das alles nicht mehr so eng gesehen wird und nur noch notorische Grantler jenseits der Pensionsgrenze sich darüber aufregen. Sei's drum.

Zurück zu Meilen: Mediziner und Psychologen in der Ausbildungsgruppe habe ich bereits abgehandelt. Sozialarbeiter/Sozialpädagogen, zumal die älteren unter ihnen, brachten in die Gruppe ihre reichhaltige praktische Erfahrung ein, scheiterten aber nicht selten an dem Versuch, vorgetragene Sachverhalte aus einer analytisch abstrakten Perspektive zu betrachten oder ihre Erfahrungen auf einen entsprechenden Punkt zu bringen. Resultat dieses Scheiterns kann eine notorische Wissenschaftsfeindlichkeit oder mindestens Wissenschaftsskepsis ein, die ich eindrücklich kennenlernen durfte, als ich ein Angebot angenommen habe, in der Schweiz beim Akademisierungsprozess der Schulen für Sozialarbeit Qualifikationskurse anzubieten, die die Teilnehmer dazu qualifizieren sollten, in einer »Hochschule für angewandte Wissenschaften« die ihnen zugedachte Rolle einzunehmen. Dort ging es ähnlich aggressiv zu wie bei vergleichbaren Kursen mit Lehrern in der DDR kurz nach der Wende. In der Schweiz wird – im Unterschied zu Deutschland – diese Wissenschaftsskepsis meist aus höflicher Distanz vorgetragen. Das Handlungsmuster, das ich in langen Jahren der Zusammenarbeit mit Sozialpädagogen in der Psychiatrie und in der Kinder- und Jugendhilfe beobachtet und

43 Solange wir in Zürich noch mit Studierenden der Psychologen Detlev von Uslar oder Norbert Bischof arbeiten konnten, war das anders. Da war es noch einfach, mit den Psychologen in der Ausbildungsgruppe eine gemeinsame Sprache zu finden.

rekonstruiert habe, bringe ich wie folgt auf den Punkt: *I'm not there.*[44] Im Vergleich zu Medizinern ist es bei Sozialpädagogen sehr schwierig, die Bereitschaft zu wecken, Handlungsmuster präzise zu formulieren. Es ist hier nicht der Ort, den Unterschieden zwischen Medizinern und Sozialpädagogen im Detail nachzugehen (vgl. dazu Franzheld 2015).

Ich fasse zusammen: Alle Berufsgruppen scheitern regelmäßig, wenn auch in unterschiedlichem Ausmaß, am Erkennen und Formulieren von Mustern (siehe oben: Fallverstehen; Kap. 1.2.1 und 1.4), also daran, worauf jede Genogrammarbeit hinausläuft. Am wenigsten gilt, wie erwähnt und mit den erforderlichen Einschränkungen versehen, diese Einschätzung noch in Bezug auf Mediziner, die durch Übung im Bereich der Diagnostik und Differenzialdiagnostik bereits über eine angemessene Vorbildung, wenigstens der Logik nach, verfügen, während sich die Sozialpädagogen immer lautstärker über den Sinn von Diagnostik streiten und auch keine Hemmungen haben, diese als »üble Nachrede« zu bezeichnen (Kunstreich 2003, S. 7[45] einen gewissen Hekele zitierend).

Nebenbei gesagt: Soziologen sind auch keine Freunde von Diagnosen. Jedoch haben sie dafür bereits in den 1970er Jahren eine tragfähige Theorie entwickelt, die Labelling-Theorie. Das Hauptproblem bei Diagnosen, wie sie heute in Manualen zusammengefasst sind, besteht in ihrer Individualisierung. Sozialzusammenhänge wie Familien als Orte problematischer Entwicklungen können so nicht erfasst werden. Machen wir die Probe aufs Exempel: Welche Diagnose würden Sie für den in Kapitel 1.7.1 erwähnten Fall der Familie Coppi in Erwägung ziehen? Sie müsste etwas mit dem herausgearbeiteten Familienmuster zu tun haben. Also schlage ich vor: »Gehstörung im Rahmen der Rückwanderung nach Arbeitsmigration und bei Renteneintritt auf der Grundlage nicht erfolgter Entscheidungsprozesse in der Familie«. Das dürfte auch den Erwartungen von Levold, Lieb und Britten (2017) entgegenkommen, die ein anspruchsvolles Werk zur

44 Übernommen von Martin Scorsese, der seinen Film über Bob Dylan so betitelt hat. Wer Dylan kennt, wird wissen, dass seine Fangemeinde nicht auf ihn zählen kann, dass er einer ist wie Bertolt Brecht: »In mir habt ihr einen, auf den könnt ihr nicht bauen«, so heißt es in dessen »Gedicht über den armen B. B.«. Besonders hart wurden die Anhänger des Robert Zimmermann auf die Probe gestellt, als dieser seine evangelikale Phase hatte. Die jüngst publizierten Bootlegs aus dieser Zeit zeigen, dass er es damit ernst gemeint hat, wie es eben bei Künstlern der Fall ist, die sich nicht am Mainstream, sondern an ihrer eigenen Kunst orientieren.

45 Kunstreich bezieht sich ohne weitere Angaben auf einen Text von Kurt Hekele in sozial extra, (Heft 6/1988)

Problematik der Diagnostik vorgelegt haben. Nur sollte man in der Praxis auch nicht im Ansatz versuchen wollen, eine Krankenkasse mit einem solchen Monstrum, wie oben aufgeführt, zu behelligen. Dort zieht man Diagnosen, die in Zahlen formuliert sind, vor. Als ich noch in der psychiatrischen Klinik tätig war und die Aufgabe hatte, »Arzt«briefe zu schreiben, überließ ich die Diagnostik den medizinischen Fachleuten (schloss aber während der Fallbesprechungen mit mir selbst Wetten über die schließlich gefundene Diagnose ab) und formulierte meine soziologische Einschätzung des Falls im Arztbrief.

Die gegebenen Grenzen beim Mustererkennen sollen mich nicht davon abhalten, sondern im Gegenteil dazu anspornen, darauf in diesem Buch in besonderer Weise zu achten. Dieser Frage weiter nachzugehen stellt die entscheidende Herausforderung dar, die hier zu bewältigen ist. Fallbeispielen wird also die nötige Aufmerksamkeit gewidmet werden.

1.10 Zu guter Letzt

Ich beende nun meine Übersicht über die wissenschaftstheoretischen und philosophischen Grundlagen der Genogrammarbeit sowie über die Vorgeschichte der Entwicklung meines spezifischen Konzepts. Dem einen oder anderen mag diese Übersicht etwas erratisch vorkommen. Zu meiner Entlastung sei gesagt: Wenn man Entwicklungen, die sich seit Aristoteles über 2400 Jahre erstreckt haben, einigermaßen stringent darstellen will, kommt man leicht vom Hundertsten ins Tausendste. Ich könnte das Ganze auch in höherem Ton formulieren: »Die dem Denken gemäße Weise des Reisens ist das Wandern« (Heinrich von Kleist).

Auf geht's, lassen wir die Geschichte hinter uns, und wandern wir durch die reizvollen Landschaften der Genogrammarbeit.

Eine letzte Bemerkung, bevor der Wanderstock zur Hand genommen wird: Manchen, die sich die mit dem Mustererkennen verbundenen Abstraktionsleistungen ersparen wollen, greifen zu Konkretisierungen wie *Familienskulptur, Familienbrett,* mitunter auch, je nach Verwendung, *Timeline*. Diesen Vorgehensweisen, deren Vorteil, wie beim Genogramm, in der Visualisierung komplexer Beziehungen besteht, fehlt der zentrale Generator des Mustererkennens, die Sequenzanalyse also, die mit strikter gedanklicher Disziplin verbunden ist – das macht es vielen so schwer, sich ihr zu nähern.

Auch das Thema *Familienstellen* wäre in diesem Zusammenhang zu erwähnen, darauf komme ich in Kapitel 6 über »Immer wieder gestellte Fragen« zurück.

Und um es, diese einleitenden Bemerkungen abschließend, ganz hart zu sagen: Kein anspruchsvoller Beruf kommt ohne Mustererkennen aus. Nicht einmal Automechaniker können bei der Fehlersuche darauf verzichten. Wenn beim Auto aus dem Auspuff blauer Rauch austritt, können die Kolbenringe defekt sein, denn der blaue Rauch verweist auf verbrennendes Öl. Weißer »Rauch« würde auf Wasserdampf hinweisen und dieser seinerseits auf ein Problem mit dem Zylinderkopf. Doch Vorsicht: Beim Dieselmotor kann weißer Rauch auch auf verbrennendes Dieselöl hinweisen! Aber um das herauszufinden, müssen geeignete Suchstrategien eingeschlagen werden. Alternativ kann man auf die Fehlersuche verzichten und den Motor austauschen. Das wird aber teuer, und der Kunde wird damit nicht zufrieden sein. Und schließlich: Wer beim Volkswagen-Käfer zum ersten Mal auf die Idee gekommen ist, bei Startschwierigkeiten mit dem Hammer auf den Anlasser zu schlagen, ohne etwas über dessen Innenleben zu wissen, kann sich eines abduktiven Schlusses (Kap. 1.11.3) rühmen.

1.11 Exkurs: Wissenschaftliche und philosophische Grundlagen der Genogrammarbeit im hier verstandenen Sinn

1.11.1 Deuten und Verstehen

Zunächst zum Thema *Deuten.*[46] In Genogrammseminaren geschieht es immer wieder, dass mir jemand vorwirft, ich hätte gedeutet. Gerne wird auch eingewandt, etwas sei überinterpretiert – meist dann, wenn dem Einwender das Ergebnis einer Interpretation nicht genehm ist.

Eine Überinterpretation ist aus meiner Sicht eine Fehlinterpretation. Es kann sie nach den Regeln der Kunst nicht geben, *denn eine*

46 Wer kein Problem mit dem Deuten hat, mag sich wundern, weshalb sich der Autor im Folgenden so ereifert. Nun gut, er tut dies aus Erfahrung, denn ich pflege in Kreisen zu verkehren, die notorisch jeder Deutung mit Bedenken entgegentreten. Vielleicht täte ich gut daran, meinen Umgang zu verändern, aber vorerst ist es nun mal noch so, wie es ist. Manchmal täte mir etwas Gelassenheit gut, aber dazu benötigte ich ein »Gemüt wie ein Metzgershund«, wie man in meiner Heimat sagt. Habe ich nicht, krieg ich auch nicht rein. – Wer kein Problem mit dem Deuten hat, kann die folgenden Ausführungen gelassen zur Kenntnis nehmen und sich darüber wundern, was es so alles auf der Welt gibt.

Überinterpretation ist eine solche, die sich von ihrem Gegenstand entfernt hat.

Mitunter wird auch das Deuten insgesamt im fachlichen Prozess als ein Problem verstanden. Man strebe objektive Aussagen an, forderte die Mitarbeiterin eines Jugendamts, mit der wir ein Genogramm interpretiert haben. Unter objektiv versteht sie deutungsfreie Aussagen. Dieser Einwand verkennt, dass die gesamte soziale Welt vor jeder *Objektivität,* eine Welt von Deutungszusammenhängen bzw. Perspektiven ist, welche aber die Tendenz haben, sich zu objektivieren. Mich interessierte dann in Bezug auf die soeben zitierte Einlassung dieser Jugendamtsmitarbeiterin, wie solche *objektiven* Aussagen in ihrer Praxis aussehen. Vorgelegt hat sie ein Genogramm, das vollgestopft war mit Deutungen zu Personen, von denen sie nur dem Hörensagen nach wusste.[47]

Ich bestehe demgegenüber darauf, dass im Genogramm nur Daten auftauchen, die in der Wirklichkeit Spuren hinterlassen haben (Hildenbrand 2012). Dazu gehören Personenstandsdaten, Berufe, Wohnorte etc. – Qualifizierungen wie »die Ehe war zerstritten«, »er war Alkoholiker« gehören nicht dazu. Jedoch muss man bedenken, dass man immer nur Annäherungen an »Objektivität« erlangen kann; manch einer fälscht aus diesem oder jenem Grund sein Geburtsdatum, ändert seinen Vornamen (siehe Kap. 2). Auf der Ebene der Genogrammdaten kann man eine solche Annäherung versuchen. Anders ist es bei den Geschichten, die zum Genogramm erzählt werden. Für sie gilt das Thomas-Axiom: Wenn Menschen ihre Wirklichkeit als real definieren, dann ist sie real in ihren Konsequenzen. Zurück – wider besseres Wissen – zur Jugendamtsmitarbeiterin: Dass diese Person unkontrolliert, d. h. unreflektiert, deutet, ist ihr selbst nicht präsent. Nur auf der ideologischen Ebene meint sie, ein fachliches Niveau dann zu erreichen, wenn sie, nach dem fiktiven Modell fiktiver Naturwissenschaftler, auf Deutungen verzichtet, die sich dann allerdings durch die Hintertür unkontrolliert wieder hereinschleichen. Kurz und gut: In der menschlichen Welt kann das Deuten nicht

47 Vielleicht gebe ich dieser Dame zu viel Raum. Wahrscheinlich wollte sie mich nur provozieren, und ihre Kernkompetenz besteht darin, Schwachstellen bei anderen zu erkennen. Die tiefen Teller, so viel kann man in Anlehnung an Manfred Krug sagen, hat sie nicht erfunden.

eliminiert werden.[48] Und wenn wir als Fachleute deuten, erzeugen wir Deutungen von Deutungen und reflektieren diesen Prozess.

Man kann sich der Frage nach dem Deuten auch auf anderer als auf wissenschaftlicher Ebene nähern. Vorausgesetzt ist nur, als Alltagsmensch mit offenen Augen durch die Welt zu gehen und das, was sich in der Belletristik so findet, zur Kenntnis zu nehmen. Eine vorzügliche Einführung zum Deuten und seiner Praxis findet man, wenn man Umberto Ecos Roman *Der Name der Rose* zur Hand nimmt. Schon ganz am Anfang, auf der zweiten Seite des Kapitels über den ersten Tag, findet sich eine kleine Übung zum Thema Deuten und Verstehen. Im Abschnitt, der mit der Zeile »*Als nun* das Muli die letzte Steilkehre *erklommen und wir* …« (Eco 1982, S. 32) beginnt, setzt das Exempel ein und erstreckt sich über die nächsten vier Seiten.

Eindrucksvoll ist auch die Erzählung *Doktor Kowatsch* von Walfriede Schmitt. Sie ist auf der DDR-Schallplatten-Produktion »Jazz–Lyrik – Prosa II« aus den 1960er Jahren zu finden. Eine Neuauflage als CD ist enthalten in einer Reproduktion der Firma BuschFunk. In dieser Erzählung rekonstruiert ein Eisenbahnpassagier die Identität eines Mitreisenden durch die reflexive Kombination von Beobachtungen, die er an diesem macht, gefolgt von einem Test. Ich kenne kein besseres Beispiel für einen Deutungsprozess, und nicht ums Wunder ist dieses Beispiel jüdischer Provenienz. (In der Synagoge lernt man schon früh das Deuten von Texten.) Auf YouTube ist diese Aufnahme nicht online abrufbar, im CD-Handel aber erhältlich (Schmitt 1999).

Aufgrund der Bedeutung des vorliegenden Themas muss ich nun der Sache weiter auf den Grund gehen.

48 Selbst Esel deuten. Sehen sie etwas, das sie noch nicht kennen, bleiben sie einfach stehen, und zwar so lange, wie das Unbekannte, das vom Esel als Gefahr vermutet wird, existiert. Das kann dauern – im Einzelfall länger als zwei Stunden. Allerdings kommt der Esel, anders als die meisten Menschen, nicht auf die Idee, der vermeintlichen Gefahr auf den Grund zu gehen. (Das kann ein Kanaldeckel sein, der den Esel in seinem Vorwärtsdrang – wenn er denn drängt – hindert. Er könnte ja einfach mal mit dem Huf drauf klopfen, um herauszufinden, was es mit dem Kanaldeckel auf sich hat. Er würde dann schon merken, dass es sich um eine stabile Angelegenheit handelt, von der keine Gefahr ausgeht.) Oder der Esel könnte aus seinen Beobachtungen Schlussfolgerungen ziehen bzw. mit anderen in ein Gespräch über die potenzielle Gefahr eintreten. Damit wäre aber bereits die vitale Ordnung überschritten und der Bereich der menschlichen Ordnung (Plessner 1975) betreten, der Bereich also, mit dem wir es in diesem Buch zu tun haben. *Fazit:* Esel deuten, aber sie kommen nicht zum Ziel, weil ihnen die Mittel dazu fehlen.

1.11.2 Deuten und Verstehen aus wissenschaftsgeschichtlicher Perspektive

Das, worum es hier geht, hieß vor ca. 50 Jahren noch »Erklären vs. Verstehen«, »Nomothetik vs. Idiografik«, »normatives Paradigma vs. »interpretatives Paradigma«. Man sieht gleich, es geht um Gegensätze und mithin um Kontroversen. Aufgeführt habe ich die gängigen Schlachtrufe, die inzwischen der Vergangenheit angehören und nur noch den Älteren unter uns bekannt sind. Den Jüngeren müssen sie in der gebotenen Knappheit nahegebracht werden.

Neben der Verständigung darüber, dass die Welt eine Welt von Sinnzusammenhängen ist, ist der Grundsatz wesentlich, dass der Einzelfall eine wissenschaftliche Bedeutung hat. Konkret heißt das:

> Das Einzelne ist ein *Allgemeines,* weil es sich unter allgemeinen Bedingungen gebildet hat. Es ist ein *Besonderes,* weil es sich unter allgemeinen Bedingungen *individuiert* hat.

Eine Anmerkung am Rand: Um Wissenschaft geht es bei der Genogrammarbeit überhaupt nicht. Deshalb dürfen die Leser zu Recht fragen, was das alles hier soll. Die Antwort darauf lautet: *Genogrammarbeit ist keine Wissenschaft an sich; sie kann in der Wissenschaft zu Forschungszwecken eingesetzt werden.* Gleichwohl hat die Genogrammarbeit, so wie ich sie verstehe, wissenschaftliche Grundlagen, die teils neben und teils quer zu dem liegen, was heute in den Sozial- und Verhaltenswissenschaften für den *Mainstream* gehalten wird. Manche denken sogar, bei den Grundlagen, an denen ich festhalte, handle es sich nicht um bewährte Wissensbestände. Mit den folgenden Ausführungen stelle ich den Anschluss an etablierte wissenschaftliche Traditionen und Wissensbestände her.

Ich komme jetzt zu den Konsequenzen des unerquicklichen Gegensatzes von Nomothetik und Idiografik für Beratung und Therapie auf bereits Gesagtes zurück: Wenn Psychologen, die wissenschaftlich im dort herrschenden Paradigma, in der Nomothetik, sozialisiert sind, die Universität verlassen und in der Praxis tätig werden, werden sie plötzlich mit der skandalösen Tatsache konfrontiert, dass sie es im Wesentlichen mit Einzelfällen, nämlich Klienten, zu tun haben, die eben noch im Methodenunterricht und in der Vermittlung dessen, was Psychologen für Theorien halten, als irrelevant für psychologisches Denken ausgegeben wurden. Denn im nomothetischen Ansatz werden Einzelfälle für irrelevant gehalten. Der Medizinstudent begegnet demgegenüber in der Praxis leibhaftigen Patienten, die er bereits im fallbezogenen Unterricht, aber dort aus der Distanz, kennengelernt hat. Der Psychologe trifft hingegen auf Klienten, die er bisher nur als »*n+x*« kennenlernen konnte. Der Soziologe stellt in der Praxis, so er ihr überhaupt begegnet, plötzlich fest, dass »das Prekariat« tatsächlich existiert, und zwar außerhalb abstrakter Zahlenkolonnen und theoretischer Setzungen. Um es kennenzulernen, muss man nur am Samstagabend an die Tankstelle oder an den Kiosk gehen, auf jeden Fall aber die Universität verlassen.

Langer Rede kurzer Sinn (!): Genogrammarbeit heißt deuten, und wem bisher das *four-letter word* SINN noch nicht über den Weg gelaufen ist, der sei ermuntert, der Sache noch etwas nachzugehen. Umberto Eco habe ich oben schon erwähnt, aber Fachliteratur soll nicht unterschlagen werden. Ich empfehle von Aaron Cicourel das Buch *Methode und Messung in der Soziologie* aus dem Jahr 1970.

Um den hier abgehandelten Kontroversen nicht über Gebühr Bedeutung zu verleihen, will ich wie folgt schließen: Drei Männer gehen in Deutschland durch den Wald. Der eine hat ein Gewehr, der andere ein Reh über der Schulter. Was hat der Dritte? (Nachdenken ...) Der Dritte hat Zahnfleischbluten. Denn jeder dritte Deutsche hat Zahnfleischbluten.

Zudem will ich noch einmal auf den Dopaminspiegel zurückkommen. Dieses Beispiel zeigt, dass im Prozess von Therapie und Beratung Wissenschaften nur von begrenztem Wert sind:

- *Erstens* sind wissenschaftliche Erkenntnisse immer nur vorläufig, von »gesichertem Wissen« kann keine Rede sein.
- *Zweitens* ist die Wissenschaft auf das Allgemeine gerichtet, der Patient erscheint allerdings beim Therapeuten als Einzelner. Um es mit Hans-Georg Gadamer (1993, S. 14) bündig zu formulieren: »Die Wissenschaft ist wesenhaft unabgeschlossen, die Praxis verlangt Entscheidungen im Augenblick.«

Um diese Dilemmata zu überwinden, haben die auf Praxis orientierten, gleichzeitig auf wissenschaftliches Wissen sich stützenden Fächer in Anlehnung an Aristoteles eine spezifische Kunst ausgebildet, die mit dem in Kapitel 1.4 erwähnten Begriff *praktische Urteilskraft*[49] belegt

49 Ein zugehöriger Begriff wäre »phronesis«. Weil ich aber den Bogen nicht überspannen will, verweise ich einfach auf Viktor von Weizsäcker (1973, S. 293).

ist. Darin ist eine Absage an die schlichte Vorstellung enthalten, Wissenschaften seien auf Angelegenheiten unmittelbaren menschlichen Lebens *anwendbar*. Die Idee, dass die Praxis der Theorie nachfolgt, ist in ihrem zeitlichen Sinn schon im Ansatz falsch. Teflonpfannen mögen in der Raumfahrt und in Haushalten ihre Bedeutung entwickeln, ein Analogon für den Bereich des Humanen kenne ich nicht. Entscheidend ist die *praktische Urteilskraft* in Orientierung an Aristoteles (Aristoteles 2009, S. 154): »Das Denken für sich allein aber bewegt nichts, sondern nur das auf einen bestimmten Zweck gerichtete, praktische Denken.«

Aus diesem Grund kommt therapeutisches Handeln nicht mit einfachem *Fallverstehen* aus: Erforderlich ist ein *Fallverstehen in der Begegnung*, also ein Fallverstehen, das dem Fall *als Einzelnem* gerecht wird (um einmal abzusehen von den affektiven Bestandteilen der Begegnung) (Welter-Enderlin u. Hildenbrand 2004; Hildenbrand 2017).

Das alles muss nicht neu erfunden werden: Lange nach Aristoteles haben Medizinische Anthropologie und Psychiatrische Anthropologie Konzepte vorgelegt, die geeignet sind, die oben erwähnten Dilemmata zwischen Natur- und Geisteswissenschaften, zwischen Theorie und Praxis, zu überwinden. Allerdings spielen sie im medizinischen Feld nicht die zentrale Rolle, sondern sind eher randständig. Um die Sache aber noch etwas komplizierter zu machen: Sind anthropologische Ansätze schon peripher, so sind es die daraus resultierenden Forschungsverfahren noch mehr. Damit haben wir hier aber nichts zu tun. *Fazit:* Im Bereich des Humanen sind Deutungen unhintergehbar.

1.11.3 Abduktives Schließen

Über den abduktiven Schluss wird viel geschrieben. Meist aber erfahren Leser nichts über Ergebnisse des abduktiven Schließens, geschweige denn über die Wege, über die man zu einem abduktiven Schluss gelangt. Aus meiner Sicht hat das damit zu tun, dass das abduktive Schließen einen Prozess darstellt, der mit den Mitteln der Rationalität allein nicht zu greifen ist. Darauf hat der US-amerikanische Philosoph Charles Sanders Peirce, auf den das Konzept des abduktiven Schlusses zurückgeht, bereits hingewiesen: Die abduktive Erkenntnis schlage ein wie ein Blitz, sie sei überraschend, allerdings nur an ihrem Anfang. Denn nach einem abduktiven Schluss gilt es, die so gewonnene Erkenntnis zunächst deduktiv, dann induktiv zu überprüfen.

Indem in der Literatur über das abduktive Schließen eher schwadroniert wird, dessen gelebte Praxis jedoch nicht angetastet wird, können sich die um wissenschaftliche Klarheit bemühten Autoren um das prekäre Problem der Irrationalität im abduktiven Schließen herumdrücken.

Berater und Therapeuten sind keine Wissenschaftstheoretiker, jedoch wird von ihnen erwartet, dass sie die überraschenden und auf Intuition beruhenden Erkenntnisse, die sie im Prozess von Beratung und Therapie leiten, im Nachhinein begründen und das von ihnen zur Kenntnis genommene wissenschaftliche Wissen in seinem Zustandekommen einschätzen können. (Jedoch: Wer sich sklavisch an Leitlinien hält, wird sich nie eines abduktiven Schlusses rühmen können.) Nur deshalb halte ich meine Leser hier mit diesen Erwägungen auf. Also weiter zur Sache: Einen abduktiven Schluss aus der Genogrammarbeit habe ich nicht zur Hand, jedoch einen aus der Supervision, den ich hier zeigen will.

Ein Fallbeispiel aus der Supervision: Der entlaufene Affe

Hier ein Beispiel aus meiner Tätigkeit als Supervisor im Ausbildungsinstitut für systemische Therapie und Beratung Meilen/Zürich (Hildenbrand 2017, S. 60 f.):

> Eine erfahrene Mitarbeiterin in einem Jugendsekretariat (Schweizer Begriff für Jugendamt), von Beruf Sozialarbeiterin, berichtet von einem schwierigen, stadtbekannten und suchtkranken Paar. Immer, wenn es im Jugendsekretariat zum Gespräch mit dem Kindsvater und seiner Frau in Sachen Sorgerechtsentzug komme, schneide er Grimassen und mache eine Geste des Halsabschneidens in Richtung der Sozialarbeiterinnen. Sie selbst, teilt die fallvorstellende Sozialarbeiterin mit, fühle sich durch dieses Verhalten bedroht, ihre ebenfalls anwesende Kollegin unterstütze sie; auch sie fühle sich bedroht. Nach diesem Bericht fällt mir folgender Witz ein, den ich den Anwesenden erzähle, nachdem sie mir die Erlaubnis dazu gegeben haben:
>
> Im Zürcher Zoo ist ein Affe entwichen und hat sich auf den höchsten Baum geflüchtet. Der Zoodirektor will das Problem noch vor Dienstschluss klären und den Affen in seinen Käfig zurücklocken. Die herbeigerufene Feuerwehr kann den Affen jedoch nicht einfangen. In seiner Not ruft der Zoodirektor den Pastor. Dieser verweilt fast eine Viertelstunde lang vor dem Baum, nimmt Blickkontakt mit dem

Affen auf und schlägt bedächtig das Kreuzzeichen, erst in vertikaler, dann in horizontaler Richtung. Unverzüglich sucht der Affe seinen Käfig wieder auf. Der erstaunte Zoodirektor fragt den Pastor, wie er denn das zuwege gebracht habe. Der Pastor antwortet: »Ich habe dem Affen gesagt:«, dabei das Kreuz in vertikaler Richtung markierend, »wenn du nicht sofort runterkommst«, dann den Rest des Kreuzes in horizontaler Richtung, »säge ich den Baum ab!«

Diesen Witz erzählte ich zur allgemeinen Erheiterung und schlug der Klientin vor, ihn dem aggressiven Klienten dann zu erzählen, wenn er wieder seine Halsabschneidergeste macht.

Bei der nächsten Sitzung, vier Wochen später, will ich natürlich sogleich wissen, ob die Intervention funktioniert habe. Die Klientin sagt, sie habe den Witz nicht erzählt. Jedes Mal jedoch, wenn der Klient sich danebenbenehme, denke sie an diesen Witz, lache innerlich und entspanne sich dadurch.

Fazit: Für den abduktiven Schluss benötigt man, was Sigmund Freud die »gleichschwebende Aufmerksamkeit«[50] nennt, es braucht eine Situation, in der man seinen Gedanken freien Lauf lassen kann, eine Art Trance, in der man sich von externen Zwängen freimacht. Wer sich ständig fragt, ob seine abduktiven Schlüsse den Kollegen vermittelbar seien, wird nie zu solchen gelangen.[51] Äußert man hingegen in Supervisionsgruppen abduktive Schlüsse, kann man eine Wechselwirkung beobachten: Solche Schlüsse sind umso eher zur Hand, als in der Gruppe ein Einverständnis über die Bedeutung von Kreativität besteht, der Supervisor Vertrauen zur Gruppe hat und umgekehrt. Notorische Bedenkenträger würden dieses Vertrauen zerstören.

Bezogen auf das oben gegebene Beispiel heißt das:

- Die aus dem abduktiven Schluss abgeleitete Intervention wurde von der Klientin nicht umgesetzt.
- Jedoch hat diese Intervention zu einem Erfolg geführt, indem sie den Boden der fachlichen Interaktion gelockert hat und die Klientin von ihren Blockaden befreit hat. Sie hat meine

---

50 Eine ausgezeichnete Beschreibung dieses Konzepts findet sich unter: https://de.wikipedia.org/wiki/Gleichschwebende_Aufmerksamkeit [Zugriff: 26.02.2018].

51 Und wenn ich diese Geschichte in diesem Buch erzähle, ist das auch nicht ohne Risiko. Ob die Leser beim Lesen dieselbe Freude empfinden wie ich beim Schreiben, sei dahingestellt.

> Intervention in selbstständiger Weise für sich nutzbar gemacht.

Ich komme zum Schluss: Das Fallverstehen, also das Erkennen von Mustern, ist eine Kunst, die nur begrenzt lern- und lehrbar ist. Die für das Mustererkennen typische Weise des Schlussfolgerns ist die Abduktion (im Unterschied zur Induktion und Deduktion). Abduktive Erkenntnisse kommen, schreibt Peirce, wie erwähnt, wie ein Blitz, darauf muss man gefasst sein, und den auf den Blitz folgenden Donner sollte man nicht fürchten, sondern ernst nehmen.

Abduktiver Schluss und der Witz

Um die Sache analytisch noch etwas weiterzutreiben, will ich das Thema noch auf eine breitere Grundlage stellen, und zwar in Anschluss an die Philosophische Anthropologie des Helmuth Plessner (1970). Nicht weil ich denke, dass mein Beispiel nicht für sich selbst sprechen kann, sondern weil größere Geister als ich Phänomene wie das hier zur Debatte stehende sorgfältig bedacht haben. Davon können meine Ausführungen nur profitieren.

Plessner entwickelt seine Philosophische Anthropologie an den Phänomenen des Lachens und des Weinens, wo er den Witz wie folgt bestimmt (ebd., S. 106): »Die Essenz des Witzes liegt in der Würze, im Einfall, in der blitzartigen Erhellung, in der überraschenden Entdeckung, in der plötzlichen Verbindung einander fremder Elemente.«

Warum der von mir oben berichtete und mitgeteilte Witz in dieser speziellen Situation einer Supervision seine legitime Bedeutung hat, zeigt folgendes Zitat (ebd., S. 113): »Der Witz ist ein Ausweg in die Freiheit. Er umgeht die Hemmung und schafft die Möglichkeit, das Objekt unseres Hasses lächerlich oder die Unanständigkeit, an die man nicht rühren darf, verhüllt sichtbar zu machen.«

Die Reaktion der Supervisandin, ihre Befreiung aus einer beklemmenden Situation, bestätigt auf der Ebene der Erfahrung das von Plessner Geschriebene, wenn auch der Begriff des Hasses nicht auf die Situation passt. Ich werde weiter unten, im Exkurs über die Verwendung von Fotos in der Genogrammarbeit (Kap. 3.1.2), auf Plessner zurückkommen und mich dann auf das Komische beziehen.

Bevor nun aber jemand auf die Idee kommt, man könnte aus dem Witzeerzählen im Rahmen von Supervision eine technische Vorschrift, gar eine *Jokologie* (lat.: *jokus* für Witz) machen, will ich mich energisch gegen diese Form von Technokratie verwahren: Solche Witze kommen in der Situation als abduktiver Schluss daher, sie lassen sich, wie dieser, nicht herbeizwingen, sondern kommen überraschend, sofern man sich in den entsprechenden Zustand der *gleichschwebenden Aufmerksamkeit* versetzt hat.

1.11.4 Genogrammarbeit und radikaler Konstruktivismus[52]

Abschließend noch ein Gedanke, den ich aus gutem Grund nicht unterdrücken kann, denke ich an meine Leserschaft und an das Programm des Verlags, der so freundlich ist, meine Werke zu drucken: Das Gegenstück zum unbedingten Glauben an die Objektivität ist der sogenannte Radikale Konstruktivismus. Manche denken sogar, der soziologische Klassiker *Die gesellschaftliche Konstruktion der Wirklichkeit* (Berger u. Luckmann 1969) habe damit etwas zu tun. Das Gegenteil ist der Fall. Deutliche Worte spricht Luckmann, wie früher schon auf einem Kongress in Heidelberg, in einem Gespräch aus dem Jahr 2015 (Luckmann, Soeffner u. Vobruba 2015, S. 427):

VOBRUBA: »Wenn ich Ihnen zuhöre, habe ich den Eindruck, dass Sie eine starke Tendenz haben, einen Teil des konstruktivistischen Geistes wieder in die Flasche zu scheuchen.«

LUCKMANN: »Also Berger und ich haben ihn ja nicht herausgeholt. Das ist ein Missverständnis. Der Luhmann hat ihn herausgeholt. Ich halte das für groben Unfug.«

Fazit: Die Aufgabe von Beratern und Therapeuten besteht darin, im Prozess des Fallverstehens *Deutungen von Deutungszusammenhängen* zu erarbeiten und auf den Punkt zu bringen, ohne die Standortgebundenheit von Deutungen zu unterschlagen.

---

52 Es kann sein, dass der Stern des radikalen Konstruktivismus bereits wieder im Sinken begriffen ist. Wenn ja, dann habe ich das nicht mitbekommen, und es geht in diesem Kapitel um Schnee von gestern.

2 Vornamen als Deutungsressourcen bei der Genogrammarbeit

Übersicht

Dass Vornamen eine Ressource bei der Genogrammarbeit sein können, war nicht offensichtlich, als ich die Arbeit an diesem Buch begann. Das hat sich im Lauf der Zeit so herausgestellt. Folgende Themen haben sich in den Vordergrund gedrängt:

- Haben Vornamen einen Sinn? (Kap. 2.1)
- In welchem Verhältnis stehen Vornamen zur sozialen Ordnung? (Kap. 2.2) Damit eng verbunden ist die Frage:
- Sagen Vornamen etwas über die soziale Lage des Trägers aus? (Kap. 2.3)

Diese Fragen handle ich nun der Reihenfolge nach ab. Damit ist das Kapitel über Vornamen allerdings nicht erschöpft; ich behandle noch weitere Gesichtspunkte:

- die Geschichte von Vornamen, Spezifika der Vergabe von Vornamen in der ehemaligen DDR (Kap. 2.4),
- Genogramme und das Rhizom (Kap. 2.5).
- Weiter geht es mit den Themen Vornamen in der Begegnung von Kulturen (Kap. 2.6) und
- strategische Vergabe von Vornamen (Kap. 2.7).
- Abschließend folgt eine Zusammenfassung (Kap. 2.8).

2.1 Haben Vornamen einen Sinn?

Das ist die Frage, ob der Vorname etwas über die Persönlichkeit des Trägers anzeigt. Dieser Auffassung sollen 30 % der Bevölkerung sein (Hornbostel 1997, S. 408). Machen wir die Probe aufs Exempel.

Der Vorname *Bruno* verweist auf das Germanische und soll einen Bezug zum Bären haben, vor dem die wackeren Germanen sich fürchteten und die ihn deshalb nicht direkt erwähnten, sondern nur auf dem Umweg über die Farbe seines Fells. Wer 1948 geboren und von seinen Eltern »der Braune« genannt wird, hat es vielleicht mit Eltern zu tun, die die politischen Entwicklungen seit 1945 nicht mitbekommen haben. Die braunen Uniformen der NSDAP waren 1948 längst aus dem Stadtbild verschwunden. Tatsächlich aber haben meine Eltern immer einen Bezug zum heiligen Bruno, dem Ordensgründer (Bruno der Kartäuser), hergestellt und damit eine ganz andere Ordnung (siehe nächste Frage) aufgerufen, die wiederum mit mir als Person nichts zu tun hat. Sollte damit eine Delegation verbunden gewesen sein, ist die Sache danebengegangen. Einen Orden, zumal einen christlichen, habe ich bis auf den heutigen Tag nicht gegründet, und ich beabsichtige auch nicht, das noch nachzuholen.

Und weiter: Als ich im Jahr 1948 Bruno genannt wurde, war dieser Vorname schon längst aus dem Germanischen ins Romanische gewandert. Wer in der französischen Besatzungszone aufwächst und sich oft in Frankreich aufhält, wie das bei mir der Fall war und ist, ist mit einem solchen Vornamen gut bedient, und wenn später eine französische Verwandtschaft dazukommt, kann diese mit dem Vornamen Bruno mehr anfangen als mit den (aus französischer Sicht) Zungenbrechern Ekkehard oder Rüdiger.

Das Thema stellt sich also je unterschiedlich dar, ob man es aus einer makrosoziologischen (gesamtgesellschaftlichen) Perspektive betrachtet oder vom Einzelfall ausgeht. Auf diesen bezogen, kann man also sagen, dass zwischen dem Vornamen und dessen Träger ein Sinnbezug nicht hergestellt werden kann. Sind Vornamen daher sinnlos? Dieser Frage kann man entgegenhalten: Sinn ist überall (*order at all points*), wofür der französische Anthropologe Claude Lévi-Strauss folgende Formulierung gefunden hat: »Alles hat einen Sinn, oder es hat nichts einen Sinn« (Lévi-Strauss 1973, S. 201). Dieser Verweis ist deshalb nicht uninteressant, weil er aus einem Kapitel stammt, in welchem der Autor sich ausdrücklich auf die Frage von Vornamen aus anthropologischer Sicht bezieht.

Um mit einer gewissen Aussicht auf Erfolg nach dem Sinn eines Vornamens zu fragen, muss man auf den Kontext schauen. Und dieser Kontext erschließt sich – welche eine Überraschung – durch das sequenzanalytisch rekonstruierte Genogramm.

Bei genauerer Betrachtung zeigt sich allerdings, dass die Frage nach dem Zusammenhang von Vorname und Persönlichkeit aus lebensgeschichtlicher Perspektive zu betrachten ist, damit verbunden die Frage danach, ob es sich um Prozesse der Selbst- oder Fremdzuschreibung handelt. Genauer: Übernimmt der Träger eines Vornamens die damit verbundene Sinngebung oder nicht?

Wird jemand, der 1976 geboren und, der damaligen Mode in linksintellektuellen Kreisen folgend, Jonas genannt wurde, im Jahr 2000 die Ideale der Achtundsechziger wieder aufgreifen, oder wird er leidenschaftlicher Walbeobachter werden?[53] Werden Nachbarn und Lehrer ihn als Sohn von Eltern aus dem Postachtundsechziger-Milieu ansehen und entsprechend behandeln? Der Jonas, den ich kenne, hat die Waldorfschule besucht und ist dann Polizist geworden.

2.2 In welchem Verhältnis stehen Vornamen zur sozialen Ordnung?

An dieser Stelle möchte ich den französischen Spielfilm *Der Vorname*[54] erwähnen. Ich behaupte, Sie haben mehr davon, wenn Sie nun dieses Buch zur Seite legen und sich diesen Film besorgen. Dann lernen Sie mehr über die Politik von Vornamen, über Familiengeheimnisse und Familiendynamik als durch diese Lektüre. So viel will ich verraten: Der Film spielt in Paris in einem bürgerlich-intellektuellen Milieu, man trifft sich zum gemeinsamen Abendessen beim Linksintellektuellen der Familie. Einer der Brüder, der offenbar dem Intellektuellen nicht sonderlich zugewandt ist, was man daran erkennt, dass er in Paris mit einem Geländewagen (SUV) herumfährt, originellerweise einem Audi, erscheint verspätet und verkündet die frohe Botschaft, seine Frau erwarte demnächst ein Kind, einen Jungen, wie man herausgefunden habe. Wie soll er denn heißen, ist die unausweichliche Frage der Anwesenden. Der zukünftige Vater antwortet: Adolphe. Ein argumentatives Chaos bricht los, und als kein Stein mehr auf dem anderen steht und auch die letzten Familiengeheimnisse schonungslos angesprochen sind (...) Nein, ich erzähle nicht weiter. Schauen Sie sich den Film an. Eine besondere Pointe ist, dass die Schauspieler in diesem Film nicht nur bekannt, sondern auch jüdischer Herkunft sind.[55]

Wenn jemand im jüdisch-linksintellektuellen Milieu in Paris beabsichtigt, seinen Sohn »Adolphe« zu nennen, dann fällt dies gleich aus zwei Ordnungen heraus: Erstens aus der Ordnung der französischen Gesellschaft, die sich aus Gründen ihrer Geschichte dezidiert als anti-

53 Im ersten Teil der Frage beziehe ich mich auf den 1976 veröffentlichten Film *Jonas, der im Jahr 2000 25 Jahre alt sein wird* (F, CH) des Schweizer Regisseurs Alain Tanner, der sich in den erwähnten Kreisen großer Beliebtheit erfreute, im zweiten Teil auf den biblischen Jona, der von einem Wal verschluckt und anschließend wieder ausgespuckt wurde.

54 *Le Prénom* (F, 2012); Kinoadaption des gleichnamigen Bühnenstücks von Alexandre de La Patellière und Matthieu Delaporte aus dem Jahr 2010.

55 Diese Information verdanke ich unserer Schwiegertochter Céline Papion.

nazistisch versteht und teils erbittert gegen die deutsche Besatzung im Zweiten Weltkrieg gekämpft hat. Zweitens aus der Ordnung der jüdischen Kultur (Volk, Religion, welche Bezeichnung hier zu verwenden ist, ist auch unter Kundigen umstritten), die von einem Träger dieses Namens und seiner zahlreichen Gefolgschaft vernichtet werden sollte.

Bisher habe ich den Begriff der »Ordnung« verwendet, aber nicht definiert. Es geht mir um Sinn- und Regelzusammenhänge, in denen Vornamen je eine spezifische Bedeutung haben. (Bei Claude Lévi-Strauss geht es um die Zugehörigkeit zu Kategoriensystemen, was vor allem in Gesellschaften eine große Bedeutung hat, bei denen das Prinzip der Clan-Organisation dominant ist und die Clans um ein Totem herum organisiert sind; vgl. ebd., S. 201–250).

Noch bis vor wenigen Jahrzehnten war die in Sachen Vornamen evozierte Ordnung die des christlichen Vornamensarsenals: Das Mitteilungsblatt der 1300 Einwohner zählenden französischen Gemeinde Canet d'Aude, in der Agglomeration Narbonne gelegen, führte im Januar 2016 die im abgelaufenen Jahr 2015 Verstorbenen und Neugeborenen namentlich auf.[56] Diese Liste erlaubt also einen Vergleich zwischen der Vornamensvergabepraxis in dieser Gemeinde um 1940 und im Jahr 2015:

Um 1940 Geborene	2015 Geborene
Albert	Lalie
Joseph (2x)	Ylouan
Marie (3x)	Rafael
Michel	Jules
Serge	Ione
Antonietta	Sarah
Eleuteria	Bellaa
André	Hery
Denise	Lyna
Paul	Mia
Reine	Calie
Georgette	Romane
Marcelle	Lola
René	Kiara
Christian	Célestine
Marie-Paule	
Armand	
Roque	
Anne-Marie	
Cha	

56 *La Gazette Canetoise*, Janvier 2016, No. 109, p. 19.

Dass in diesem Dorf die Vergabepraxis von Vornamen im 21. Jahrhundert von den christlichen Vornamen weit entfernt ist, wie diese Liste zeigt, ist einerseits erwartbar; denn in Frankreich gilt seit 1905 das Gesetz der strikten Trennung von Staat und Kirche. Gleichwohl kann man in der beliebten Tageszeitung *Midi Libre* täglich den Gedenktag des jeweiligen Heiligen nachlesen, direkt oberhalb des Menüvorschlags für den Tag. In einem Jahreskalender, den die Supermarktkette *Intermarché* zum Jahresende verschenkt, sind alle Heiligennamen enthalten, an manchen Tagen hat man sogar zwei zur Auswahl.

In Deutschland waren um 1940 die Vornamen Peter, Karin, Hans besonders beliebt, um 2015 waren das Ben, Emma, Mia. Ich erwähne das der Vollständigkeit halber und bin mir bewusst, dass man die Vornamensvergabepraxis in einem Dorf nicht mit der in einem Nationalstaat vergleichen kann. Denn die Präferenz für bestimmte Vornamen ist regional und im Stadt-Land-Vergleich unterschiedlich. Beispielsweise wird man feststellen, dass die Vornamen der im nationalen Rahmen in Deutschland bekannten Skispringer besonders traditional anmuten: Marinus, Severin, Stefan, Dominik, Pius. Das sind die Älteren unter ihnen. Aber schon die Jüngeren warten mit aktuellen Vornamen auf: Eric, Tom, Leif. Des Rätsels Lösung liegt wohl darin, dass diese Skispringer meist aus ländlich-traditionalen Gegenden (Allgäu, Schwarzwald, Sauerland; das zur ehemaligen DDR gehörende Erzgebirge lasse ich in dieser Reihe aus Gründen weg, die weiter unten erörtert werden) stammen. Dass die jüngeren Skispringer nicht mehr die traditionalen Vornamen aufweisen, dürfte auf den sozialen Wandel in diesen Gegenden zurückzuführen sein.

Auch wer die Ordnung der christlichen Vornamen verlässt, täuscht sich, wenn er glaubt, dem Prinzip der Ordnung überhaupt entkommen zu können. Diejenigen, die, in der Absicht, bei der Benennung ihrer Kinder keiner Ordnung zu gehorchen, also irgendeinen Vornamen wählen, übersehen, dass sie sich aus einer etablierten Ordnung entfernt und eine andere betreten haben. Wie schon Andy Warhol (sinngemäß) sagte: Wenn jeder machen kann, was er will, werden am Ende alle dasselbe tun.

Nimmt man diesen Blickwinkel ein, muss man zwischen verschiedenen Rahmen von Ordnungen unterscheiden. Das christliche Vornamensarsenal weist auf Gesellschaften; aber auch innerhalb von Familien gibt es Ordnungen, die ihrerseits stets auf gesellschaftlichen Traditionen beruhen, die ihnen anhaften wie das in Kapitel 1.6.1 zitierte Nessos-Hemd:

In seinem Buch *Die verlorenen Welten* stellt der Sozialhistoriker Arthur E. Imhof (1985) eine Bauernfamilie aus der Schwalm vor. Das ist eine Gegend zwischen Marburg und Kassel, aufgrund ihrer Geschichte eine Spielwiese der Marburger Volkskundler und entsprechend gut erforscht. In dieser Bauernfamilie hieß der Hofinhaber über 13 Generationen hinweg durchgängig Johannes Hooss. Wie kann das geschehen? Dagegen, dass der Älteste immer überlebt, bis er alt genug ist, sein Erbe anzutreten, spricht folgende Tatsache: Die Kindersterblichkeit war in dem fraglichen Zeitraum so hoch, dass man nicht sicher sein konnte, ein Neugeborenes würde alt genug werden, um einmal den elterlichen Hof zu übernehmen. Des Rätsels Lösung ist, dass einfach *alle* männlichen Nachgeborenen als ersten Vornamen den des Johannes erhielten – das war aber nur der Vorname, der Rufname war jeweils ein anderer. Deshalb hieß auf diesem Hof der Hofinhaber immer Johannes Hooss (ebd., S. 27 ff.).

Nun will ich versuchen, diese Information (13 Generationen Johannes Hooss) zu deuten. Zuerst frage ich nach den Bedingungen. Die erste Bedingung ist, dass jemand, der mit dem Vornamen derart streng in eine Generationenabfolge und an einen Hof eingebunden wird, bereit sein muss, sich dem unterzuordnen. »*Dies Haus ist mein und doch nicht mein, wer nach mir kommt, wird's auch so sein.*« Das ist die Inschrift über vielen Eingangstüren von Bauernhäusern in Deutschland, und alle, die diese Tür durchschreiten, werden täglich daran erinnert, dass es ihre Pflicht ist oder sein wird, das Gut zu bewahren und in gutem Zustand weiterzugeben: »Was du ererbt von deinen Eltern hast, erwirb es, um es zu besitzen« ist eine verbreitete Redewendung, die aus Goethes *Faust* stammt und die wir in der Essecke eines landwirtschaftlichen Familienbetriebs im Hintertaunus angetroffen haben (Familie Hahn in: Hildenbrand et al. 1992, S. 87 ff.). Die Botschaft lautet: auch der Erbe, der sich als Erstgeborener seiner Sache sicher sein kann, kann nicht untätig bleiben, sondern muss Leistung zeigen. Aber im Fall der Familie Hooss kommt noch etwas anderes hinzu: Alle männlichen Kinder aus dieser Bauernfamilie können damit rechnen, in die Position des Hofnachfolgers eintreten zu müssen. Ihre biografischen Ansprüche und eigenen Interessen werden sie schon deshalb von dieser ihnen täglich eingeimpften Erwartung begrenzen lassen, und wenn nicht, müssen sie rebellieren.

Wenn zudem in Betracht gezogen wird, dass der letzte Johannes Hooss diesen Hof in den 1980er Jahren aufgegeben hat und nach

Kassel gezogen ist, wird deutlich, dass es noch nicht lange her ist, dass eine so beschaffene Welt Bestand hatte und weit in die Gegenwart hineinreicht. Von dieser Welt ist erst einmal noch geblieben, dass Erstgeborene nach ihrem Vater benannt werden, später rückte dessen Name in die zweite Reihe. (Um auf meinen Vornamen zurückzukommen: Mein zweiter Vorname ist Anton nach meinem Großvater mütterlicherseits. Wäre ich Amerikaner, würde ich mich Bruno A. Hildenbrand nennen. Seit aber die deutsche Fußball-Nationalmannschaft bei einem Turnier in aussichtsloser Lage trotzig – oder ignorant gegenüber dem Leiden der Nation, die Deutungen gehen da auseinander – das Lied vom »Anton aus Tirol« gesungen hat, ist dieser Vorname in Deutschland kontaminiert.)

Unter dem Druck der Individualisierung entstanden neue Ordnungen: Jeder begann, die Vornamen frei zu wählen und rief damit seine eigene Ordnung auf: Wenn zum Beispiel in gewissen Schichten (zu diesem Begriff gleich) eine Tendenz zu traditionalisierenden Vornamen aufkommt (Max, Emma, Paula), dann weist dies auf eine grundlegende Ambivalenz hin: Einerseits wollen die Namensgeber sich außerhalb vorgegebener Ordnungen stellen, andererseits wollen sie sich nicht außerhalb vorhandener Traditionen bewegen.

Nach 1968 kam ein interessantes Phänomen auf, als es Mode wurde, sich einen eigenen, selbst gewählten Vornamen zu geben und den eingetragenen Vornamen zu ignorieren. Diese Praxis stellt den Namensträger außerhalb der Ordnung der Familie (denn die Eltern haben sich bei der Wahl des Vornamens ihres Kindes etwas gedacht) insofern, als er diese Ordnung ignoriert und sich an die Position der Eltern begibt.

Von einem Kollegen, der ursprünglich einen altdeutschen Vornamen trug, diesen aber während des Studiums, also im Ablöseprozess von der Familie, in einen fremdländisch klingenden, einem Filmtitel entnommenen Vornamen geändert hat, erfahre ich (ich habe mir die Erlaubnis des Zitierens eingeholt): »Beim Nachdenken ist für mich heute die Idee in den Vordergrund getreten, dass mein neuer Vorname nichts anderes war als ein Signum für eine neue Identität: raus aus der Enge des [Sektierertums (Ergänzung d. Autors)] Befreiung von fundamentalistischer Engstirnigkeit! Der neue Name war also sozusagen ein Befreiungsschlag!«

Eine abgeschwächte Form solcher Praktiken der Änderung des eigenen Vornamens besteht darin, dass jemand sagt, ihm gefalle der eigene Vorname nicht, hingegen aber ein anderer, nachdem er nun genannt werden wolle. (Beispiel: von Beate zu Laura; 2017 steht Laura auf Platz 25 in der Hitliste der Vornamen, war früher jedoch weiter oben platziert; interessant mag noch die Information sein, dass beide Vornamen aus dem Lateinischen stammen.)

Solche Praktiken interpretiere ich als Steigerung des Versuchs der Individualisierung, die auf die Existenz von Brüchen hindeutet. Würde man derlei während einer Genogrammarbeit entdecken, könnte man daraus ein Thema machen, welches vermutlich einen Kernbereich der Thematik einer Familiengeschichte hervorlocken würde.

2.3 Sagen Vornamen etwas über die soziale Zugehörigkeit ihres Trägers aus?

Mit dieser Frage hat sich der Soziologe Stefan Hornbostel befasst (Hornbostel 1997; Hornbostel et al. 1997). Er ging ihr empirisch in der Stadt Jena nach. Das stellt in gewisser Weise ein Problem dar, weil die DDR in den 1950er Jahren Hunderttausende von Angehörigen akademischer Berufe vertrieb und deshalb das Bürgertum einen erheblichen Aderlass zu verzeichnen hatte. Das klassische Bürgertum wurde weitgehend ausgemerzt. Hornbostel entdeckte einen Hinweis auf Schichtunterschiede, drückte sich aber um die Verwendung des Schichtbegriffs, der in der Soziologie aus guten Gründen umstritten ist. Während man im Alltag immer noch von Ober-, Mittel- und Unterschicht spricht, gilt Soziologen diese Einteilung als zu grob. Näher liegt ihnen das Konzept der »feinen Unterschiede« (Pierre Bourdieu 1982) oder das der »sozialmoralischen Milieus« (Mooser 1983). Hornbostel wählte als Ausweg eine unelegante Lösung: Er teilte sein Material in »bildungsferne« und »bildungsnahe« Gruppen auf. Der Bildungsbegriff wird selbstverständlich nicht definiert, sonst würde die Haltlosigkeit dieser Aufteilung sofort offenbar. Günstigeres kann man über aktuelle soziologische Praktiken nicht sagen.

Aber auch aus diesen Untersuchungen ist für meine Frage nach dem Verhältnis von Vornamen und sozialer Zugehörigkeit etwas herauszuholen: Hornbostel entdeckte, dass sich in den »bildungsfernen Schichten« Namen wie Marcel, Marco, Mike, René, Ronny, Nico und Enrico finden, in den »höheren Bildungsschichten« hingegen eher traditionale Namen wie Julia, Franziska, Caroline oder Katharina (ich komme weiter unten darauf zurück). Das alles sind Anmutungen, die auch dem Alltagsmenschen nicht fremd sind. Einen Soziologen, der 2100 Fälle auszählt und Interviews durchführt, braucht man dazu nicht (allenfalls, um die eigenen Vorannahmen zu überprüfen).

Von der Wahl eines Modenamens auf ein traditionsloses Milieu zu schließen kann ein Trugschluss sein. Dass der Vorname Julian ein solcher Vorname sein kann, zeigen nicht nur die aktuellen Hitlisten der Vornamen, sondern auch dessen gehäuftes Auftreten bei Fußballern (Julian Draxler, Julian Brandt). Also fragte ich einen Julian, wie er zu seinem Vornamen gekommen sei. Er antwortete, dass er aus einem Dorf mit protestantischer Mehrheit und katholischer Minderheit stamme, weshalb sein Vorname ein katholischer sein musste. Das sei bei Julian der Fall. (Dies ist nicht ganz richtig, er ist römischen Ursprungs. Aber auch hier gilt das Thomas-Axiom: Wenn Menschen eine Wirklichkeit als real definieren, dann ist sie real in ihren Konsequenzen.) Außerdem habe er noch einen zweiten Vornamen, der auf seine beiden Großväter zurückgehe, die beide Theodor (abgekürzt: Theo) hießen.

Merke: Hinter jedem Vornamen steht eine Geschichte; Kurzschlüsse der Art: Modename = traditionsloses Milieu sind unzulässig. Und wenn niemand da ist, den man fragen kann, sind entsprechende Deutungen zu unterlassen oder zumindest mit dem Kontext abzugleichen.

Am Ende bleibt für das Anliegen, die Bedeutsamkeit von Vornamen für die Genogrammarbeit fruchtbar zu machen, ein Rekurs auf die Grundannahme meines Ansatzes, die Annahme eines sich in eine Zukunft hinein entwerfenden Subjekts: An diesen Bezug will ich erinnern, bevor ich auf die vorliegende Frage zurückkomme:

2.3.1 Vornamen sind zur Gestaltung aufgegeben

Mich beschäftigt immer noch die Frage, weshalb man beim Hören von Vornamen automatisch Schlussfolgerungen anstellt in Bezug auf die Milieuzugehörigkeit des Trägers. Sätze entstehen wie: »Kevin ist kein Vorname, sondern eine Diagnose.« Es heißt, dass typischerweise Lehrer solche Einschätzungen vortragen, und man fragt sich: eine Diagnose wovon? Verweisen Vornamen auf Krankheiten? Eines allerdings kann man sicher sagen: dass Kevin, aus der Sicht dieses Lehrers formuliert, »keiner von uns« ist, ebenso, wie auf dem Parkplatz einer Waldorfschule vielleicht ein VW Lupo, sicher aber nicht ein Ford Mustang 5.0 zu sehen ist. Das sind eben die von Pierre Bourdieu so genannten feinen Unterschiede.

Mit den oben erwähnten Vorurteilen ist es so eine Sache. Für die Orientierung im Alltag sind Vorurteile unverzichtbar, und mitunter stimmen sie auch. Doch kann man darauf nicht bauen. Wenn fachliche Einschätzung gefragt ist, auch wenn es um eine rationale Orientierung im Alltag geht, müssen Vorurteile ständig überprüft werden.

Schließlich gehören Vornamen der angesprochenen Art dem Bereich des *Vorgegebenen* und damit dem Bereich des *Aufgegebenen* an. Wer also von seinen Eltern mit einem Vornamen versehen wird, der außerhalb des Milieus, in das er hineingeboren wird, pejorativ behandelt wird, muss Wege finden, damit zurechtzukommen. Er muss lernen, sich gegen Etikettierungszumutungen seiner Lehrer und anderer zu behaupten, und entsprechende Strategien der Interaktion entwickeln. Beispielsweise könnte er seine Gespräche mit solchen Personen hin und wieder mit einem lateinischen Wort oder einem Goethe-Zitat würzen.

2.3.2 Milieuspezifika bei der Vergabe von Vornamen

Bei einer Genogrammrekonstruktion in Niederbayern wurde ein Genogramm präsentiert, in dem über drei Generationen nach bäuerlichem Muster Väter ihren erstgeborenen Söhnen ihre Vornamen gaben, um deren Platz in der Generationenfolge als Hofnachfolger anzuzeigen. In einer Generation erhielt sogar die älteste Tochter den Vornamen ihrer Mutter (das deutet vielfach auf eine partnerschaftliche Paarbeziehung der Eltern hin, jedoch muss dieses auf Erfahrung gegründete Vorurteil am Einzelfall geprüft werden); so zeigt sich eine sozial integrierte Familie.

An einer Stelle riss dieser Faden: als der älteste Sohn der aktuellen Generation, Handwerker von Beruf – die bäuerliche Herkunft ist schon seit einer Generation unwichtig geworden –, mit einer Frau zusammenlebt, die den Vornamen Ramona trägt. Im Unterschied zu den bisherigen Gepflogenheiten in dieser Familie gehört dieser Vornamen nicht dem landesüblichen Vornamensarsenal an. Scheidungen gab es in diesem Familiensystem bisher nicht. Als jedoch aus der Beziehung des Sohnes mit Ramona ein Kind entspringt, zieht diese über Nacht mit ihrem neuen Freund nach Norddeutschland und lässt das Kind bei den Großeltern väterlicherseits. Kurz und gut: Der Musterwechsel in der Vornamensvergabe deutet auf den (oder verläuft parallel zum) Eintritt neuer sozialer Praktiken hin.

Trifft man im Rahmen der Sequenzanalyse eines Genogramms auf einen Vornamen wie Ramona, dann kann man dies *im Vorhinein* so deuten: Wenn der Handwerker eine Frau heiratet, die Ramona heißt,[57] weist dies auf einen Zusammenprall völlig unterschiedlicher sozialer Milieus hin. (Ähnliches liegt vor, wenn im Schwarzwald Familie Huber ihre Tochter Soraya nennt.)

Das Eingehen einer Paarbeziehung heißt in der Moderne in der Regel, zwei verschiedene soziale Welten zusammenzufügen (Berger u. Kellner 1965). Die Herausforderung ist gewaltig, wenn in dem einen Milieu die gängigen Frauennamen Maria sind, während in dem anderen Milieu Vornamen wie Ramona üblich sind. Der Namensunterschied weist auf Unterschiede in der Orientierung an Traditionen hin, das macht den Unterschied aus.

An dieser Stelle ist dringend zu vermeiden, in einen Strudel unreflektierter Vorurteile zu geraten – Ramona, Janine etc. sind Vornamen, die man typischerweise bei Friseurinnen antrifft, was wiederum auf Milieus spezifischen Zuschnitts verweist, in denen vor der Vergabe eines Vornamens Überlegungen der folgenden Art angestellt werden: Eine 17-jährige Mutter berichtet (*Süddeutsche Zeitung* vom 06./07.08.2016):

> »Wenn wir ihn Thor genannt hätten und er hätte sich für Fußball interessiert, das wäre ja total scheiße gewesen. Tor! Tor! Da hätten ihn ja alle verarscht. Ich wollte gerne Mitch, so hieß der Sänger von ›Suicide Silence‹. Kennst du die? Marcel durfte sich den zweiten Namen aussuchen. Und da wollte er Tyler. Und Tyler geht gar nicht. Das ist voll der Asi-Name. Marcel hat dann Jack Daniels vorgeschlagen, weil wir beide Jack Daniels mögen. Aber dann würde Paul wie Alkohol heißen. Das wäre ja völlig bescheuert. Als Kind habe ich immer zum Einschlafen ›Die drei???‹ gehört, die finde ich richtig gut, und da kommt halt einmal ein Paul vor.«

Die junge Mutter, die in Bremen-Vahr wohnt,[58] nimmt eine interessante Abgrenzung vor: Sie unterscheidet zwischen Vornamen und Asi-Namen, was wohl heißen soll, dass es Vornamen gibt, die typisch

57 Ramona, die weibliche Form von Ramon, verweist auf eine Schnulze, wenn ich mir diese abwertende Bemerkung, speziell bezogen auf die deutsche Fassung, erlauben darf, die seit 1928 zu den Evergreens der Schlagergeschichte gehört. Seither gehört dieser Vorname dem weltweiten kollektiven Gedächtnis an.

58 Ich arbeitete einmal mit einer Supervisandin, die als Sozialpädagogin in diesem Stadtteil tätig war. Selten habe ich so sozial desintegrierte Familien gesehen.

sind für Milieus »Asozialer«. Diesem Hinweis sollte man nachgehen: Die in den letzten Jahren bekannt gewordenen Fälle von Kindesvernachlässigung beziehen sich auf Kevin (Bremen), Chantal (Hamburg), Lea-Sophie (Schwerin). In den 15 Jahren, in denen ich Fälle der Kindeswohlgefährdung untersucht habe, bin ich nie auf sozial integrierte Familien gestoßen, sondern immer auf Familien mit Arbeitslosigkeit, Bildungsabbrüchen, Beziehungsabbrüchen etc. Jedoch weigere ich mich, von diesen Familien abschätzig als »dem Prekariat« zu sprechen, denn ihre kunstvollen Praktiken, den Alltag zu bewältigen, weiß ich wohl zu schätzen. Bei Kindeswohlgefährdung allerdings ist meine Sympathie erschöpft (Hildenbrand 2013). Die Kinder, die im Zusammenhang mit Inobhutnahmen in einem ostdeutschen Jugendamt bekannt geworden sind, heißen: Finn Luca, Arne Thor Frank, Amy Sophie, Rico, Nicole, Marlon, Sandra Martina, Leon Joel, Anna Lena etc. Das sind, um die Dame von oben zu zitieren, »voll die Asi-Namen«. Aus dem Arsenal der klassischen Vornamen kommen eine Franziska und ein Julian vor. In den Worten von Stefan Hornbostel wären das Namen aus »bildungsnahen Milieus«. Diese beiden finden sich unter insgesamt 23 Vornamen.

Bemerkenswert ist der Hang zur Wahl internationaler Vornamen. Das kann auch einmal danebengehen, selbst im sich für weltoffen haltenden Saarland, das immer noch von seiner früheren Zugehörigkeit zu Frankreich zehrt, die allerdings 1955 abgewählt wurde: In einer saarländischen Ganztagsgrundschule melden Eltern ihr Kind zur sozialpädagogischen Nachmittagsbetreuung an. Im Vorgespräch erwähnen die Eltern ihren Sohn namens »Üffes«. Am Ende des Gesprächs sollen die Anmeldeformulare ausgefüllt werden. Die Sozialarbeiterin bittet die Eltern, den Vornamen ihres Kindes selbst einzutragen, da sie sich mit der Schreibweise unsicher sei. Die Eltern nehmen das Formular und tragen den Vornamen »Yves« ein.[59]

Wie das Beispiel der jungen Mutter aus Bremen zeigt, werden auch im sozial wenig integrierten Milieu Vornamen mit Bedacht gewählt (hier in Anklang an die ehemalige Zugehörigkeit des Saarlandes zu Frankreich – doch dieser Bezug ist brüchig: Der Name ist nur noch vom Hören, aber nicht von seiner Aussprache her bekannt). Jedoch sind hier die relevanten Kategoriensysteme bezogen auf die Gesamtbevölkerung einigermaßen idiosynkratisch, eine Verbindung von der Aussprache zur Schrift kann nicht hergestellt werden.

---

59 Für dieses Beispiel danke ich Svenja Marks.

Mitunter verhüten umsichtige Standesbeamte das Schlimmste (*Süddeutsche Zeitung* vom 26.10.2017):

> »Lucian, Baby aus Kassel, ist nur knapp einem teuflischen Namen entgangen. Wie Medien berichten, verhinderte ein Kasseler Standesbeamter, dass er mit dem Namen ›Lucifer‹ leben muss. Der von den Eltern gewählte Name steht im christlichen Sprachgebrauch für den Teufel. Da der Standesbeamte das Wohl des Jungen gefährdet sah, hat er die Beurkundung verweigert und das Amtsgericht zur Klärung eingeschaltet, berichtete die *Niedersächsische Allgemeine*. Vor Gericht einigten sich die Eltern danach auf ›Lucian‹.«

Während bildungsbürgerliche Milieus sich eher an traditionalen Vorgaben orientieren, finden auch anderweitig Gläubige zum Ziel:

> Gretchen Klotz, in den USA geb. 1942, Theologin, und Rudi Dutschke, geb. 1940, aus der Mark Brandenburg heiraten 1966. Der erstgeborene Sohn wird Hosea-Che genannt. Diese Vornamen verweisen auf eine Kompromissbildung des Ehepaares: Hosea ist ein hebräischer Name, er bezieht sich auf einen Schriftpropheten. Che wird sich wohl auf den in Kuba und andernorts verehrten Che Guevara beziehen, auf dessen Konto etwa hundert Morde gehen sollen, wovon die Verehrer nichts wissen wollen. Die Namen der folgenden Kinder des Paares sind: Polly-Nicole, Rudi-Marek. Rudi Dutschke stirbt 1979 an den Folgen eines Attentats, sein Sohn Rudi-Marek wird 1980 geboren, was die Vermutung nahelegt, dass er nicht auf Grundlage einer am Patriarchat orientierten Entscheidung Rudi genannt wurde, sondern um seinen Vater in ihm fortleben zu lassen.

Die gegebenen Beispiele zeigen, dass es durchaus möglich ist, Schlüsse von Vornamen auf Herkunftsmilieus zu ziehen. Jedoch gilt es, sich der pauschalen Einschätzung zu enthalten. Der Einzelfall (der Kontext) der Vornamensvergabe ist unbedingt in Betracht zu ziehen, und wo das nicht möglich ist, sollte man es bei Vermutungen belassen.

2.4 Spezifika der Vergabe von Vornamen in der ehemaligen DDR

In den 1990er Jahren erscheint zu meiner Sprechstunde am Institut für Soziologie der Friedrich-Schiller-Universität Jena eine Studentin, um mit mir ihre Prüfung zu besprechen. Bei der Anmeldung sagt sie, ihr Name sei Doreen Müller. Ich notiere also: Doreen, da korrigiert sie mich und sagt: Ich schreibe mich Dorèn. Jeder, der auch nur grenzwertig mit dem Französischen vertraut ist, spürt intuitiv, dass da etwas nicht stimmt. Ein Accent grave hat hier nichts zu suchen, sonst müsste man den Namen wie folgt aussprechen: Dorän. Sie aber nennt sich Doreen, weshalb notwendig ein Accent aigu gesetzt werden muss, wenn schon ein Accent an dieser Stelle auftauchen soll. Das erkläre ich der Studentin in aller Behutsamkeit. Nachdem ich also auf diese Weise meine Bildung demonstriert habe, teilt mir die Studentin mit, ihre Eltern bestünden darauf, dass ihr Name so geschrieben werde. Na dann.

Als Nächstes erscheint Leroy Meier.

Diese Erfahrungen mit gängigen Vornamen (Leroy war allerdings die Ausnahme) in Thüringen bei den um 1970 Geborenen gilt es nun zu deuten: Beide Personen sind in der DDR, als diese noch bestand, aufgewachsen. Sie zeugen von einer gewissen Eigensinnigkeit der Eltern. Es gibt keinen Grund, sich im Stil auf Kosten dieser Eltern zu amüsieren, denn dieses Datum ist ein deutlicher Beweis dafür, dass die öffentliche Ideologie (»Von der Sowjetunion lernen heißt siegen lernen«) sich in der familialen Praxis der Benennung des Nachwuchses nicht niedergeschlagen hat. Eine Elena, einen Ivan, Boris oder Wladimir sucht man vergebens. Tatsächlich zeigen Studien, dass die Vornamen in der DDR wie auch in der Bundesrepublik Deutschland eine West-Drift aufweisen, mit einer Tendenz zur Kreolisierung. Das heißt: Wenn fremdländische Vornamen an deutsche angedockt werden können, haben sie eine gute Chance, in den Alltag der jeweiligen Kultur Eingang zu finden (Marko – Markus etc.). Aber auch die direkte Übernahme von ausländischen Vornamen ist in der DDR nicht selten (ich erinnere mich an Riccardo Müller). Der Autor der erwähnten Studie behauptet, dass im Bereich der Vergabe von Vornamen die Einheit von Ost und West bereits vollzogen sei (Hornbostel 1997, S. 412), bis auf Ausnahmen. Hornbostel schreibt dazu außerordentlich instruktiv (ebd., S. 413):

> »(E)in Beispiel für einen solchen Namen, der in Gefahr steht, zum Stigmasymbol zu werden, ist ›Mandy‹. Der Name hat im Westen nur geringe Verbreitung gefunden, in der DDR erreichte er die Top-Ten-Listen. Er taucht erstmalig nach dem Mauerbau auf und entwickelt sich Anfang der siebziger Jahre zu einem Modenamen. Ende der siebziger Jahre erreicht der Name den Höhepunkt seines Lebenszyklus und wird heute

> nur noch selten vergeben. Der Name lässt also nicht nur eine relativ genaue Prognose des Geburtsjahres zu, er markiert im gesamtdeutschen Kontext auch deutlich die Herkunft der Trägerin. Wenn man die oben erwähnten Daten für die Stadt Jena zugrunde legt, dann ist auch der soziale Hintergrund der Namensträgerinnen relativ gut zu verorten. Der Name taucht ausschließlich in der »bildungsfernen« Gruppe auf. Was die Namensgeber vermutlich nicht wussten, ist, dass Mandy in den USA als stereotypisierter Spitzname für schwarze Frauen benutzt wird.«[60]

In der *heute-show* pflegt regelmäßig eine Mandy aufzutreten, die sich redlich darum bemüht, sich mit den nötigen Accessoires und passendem Akzent auf Kosten der sächsischen Bevölkerung lustig zu machen.

Darüber hinaus sind René und Mike (Maik) Vornamen, die man fast automatisch an ehemalige DDR-Bürger assoziiert, vor allem, wenn es sich um Sportler handelt; als weiteres Beispiel sei Ricco Groß erwähnt. Seine Frau heißt Kathrin, die gemeinsamen Kinder heißen Simon, Gabriel und Marco. Deutung: Die Hochzeit hat 1994 stattgefunden, man kann in der Vornamensgebung eine gewisse Tendenz zur Abkehr von der DDR-Praxis erkennen, die Kreolisierung allerdings ist deutlich.[61]

Offen ist aber immer noch die Frage, warum die Vornamensvergabe bei manchen Eltern aus der DDR so eigensinnig praktiziert wurde. Meine Deutung lautet: Die DDR war eine geschlossene Gesellschaft, Reisen in den Westen waren Prominenten und Rentnern vorbehalten. Obendrein war die DDR, wie jede Diktatur, eine gleichgeschaltete Gesellschaft. Diese Zumutungen an die Bürger wurden von diesen dadurch unterlaufen, dass sie sich im Privatbereich Regeln widersetzt haben, was die Vergabe von Vornamen an die Kinder betrifft. Es handelt sich also um einen Akt des leisen Widerstands. Wenn die DDR-Funktionäre nicht ideologisch verbohrt gewesen wären, hätten sie die Zeichen an der Wand sehen müssen. Sie sahen allerdings nur, was sie sehen wollten, und waren vom Niedergang der DDR entsprechend überrascht.

60 Diese Behauptung ist von Hornbostel weder belegt noch verifizierbar.

61 Ich habe das Ehepaar Groß nicht um die Erlaubnis zur Deutung der Vornamensvergabe bei ihren Kindern gebeten. Falls ich dem Ehepaar Groß, das mir persönlich unbekannt ist – ich beziehe die Informationen aus dem Internet – zu nahegetreten bin, war das nicht meine Absicht.

2.5 Genogramme und das Rhizom

Zum Abschluss verweise ich darauf, dass manchmal in Genogrammen Vornamen auftauchen wie ein Rhizom. Das Rhizom ist ein Wurzelgeflecht, über welches Pilze oder Bambus sich weiterverbreiten, die irgendwo wiederauftauchen, wo man sie nicht erwartet. Gärtner haben daran keine Freude, sie kaufen sich Rhizomsperren. In der Philosophie wird der Begriff des Rhizoms als Metapher benutzt (Deleuze u. Guattari 1977). Dieser Verweis auf das Rhizom lenkt den Blick auf die Interpretation von unterschiedlich gestaltetem Wurzelwerk in der Einleitung (Kap. 1.2, Abb. 1). Ich will dieses Thema nicht vertiefen, weil es hier nicht um Philosophie geht, sondern lediglich darauf hinweisen, dass man ein Genogramm unter Umständen auch als Rhizom darstellen könnte. Abb. 3 zeigt die Übertragung des Rhizomgedankens auf das Genogramm. Von Interesse sind die beiden Pauls, die hier vorkommen.

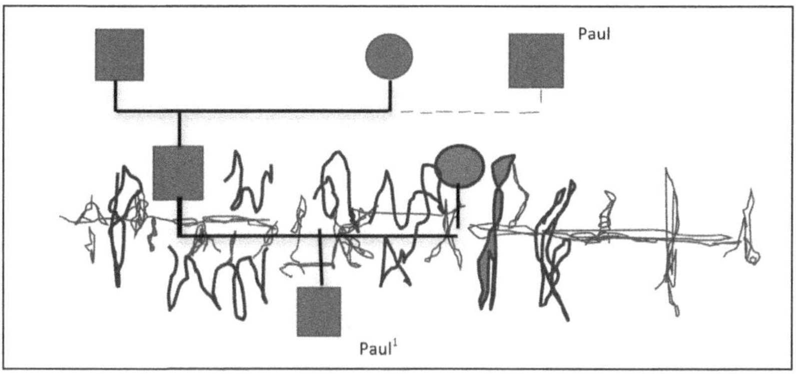

Abb. 3: Übertragung des Rhizomgedankens auf das Genogramm von Paul[62]

Es soll hier eine Definition des Rhizombegriffs unterbleiben, an ihre Stelle tritt ein erfundenes, an die Realität angelehntes Beispiel:

> In einer Familie taucht ein ungewohnter Vorname, Paul, auf, alle rätseln darüber, bis jemand sich erinnert, dass die Großmutter früher einen Liebhaber hatte, der Paul hieß. Im Familiengedächtnis war die-

62 Das Diagramm hat Astrid Hildenbrand erstellt, der ich an dieser Stelle für ihre technische Unterstützung bei aufkommenden Schwierigkeiten bei diesem Manuskript danke.

ser Sachverhalt schamhaft verschwiegen worden, jetzt, wo die Zeiten und Moralvorstellungen sich verändert haben, taucht er rhizomartig und völlig unerwartet wieder auf, das heißt: Im kollektiven Gedächtnis dieser Familie sind die »moralischen Abwege« der Großmutter nicht vergessen worden, sondern sie leben dort fort in Form eines Rhizoms. Drei Generationen später kann man darüber offen sprechen, das Rhizom kann ans Tageslicht kommen, indem ein Nachkomme den Vornamen Paul erhält.

Bei der ausschließlich an objektiven Daten orientierten Genogrammarbeit wird man an solche Rhizome nicht herankommen, es sei denn, man erörtert das Genogramm mit den Klienten im Familienkreis, lässt sich die aufkommenden Geschichten erzählen und weckt dadurch die verschollen geglaubten Geister.

Das erfundene Beispiel verweist auf die Möglichkeiten von mit der Namensvergabe verbundenen, aber nicht ausgesprochenen Delegationen: Der Name ist verknüpft mit der Vergabe eines Auftrags an das Kind. Sie besteht darin, an die Vergessenen zu erinnern, allgemeiner formuliert: die Familie zusammenzuhalten. Das könnte sich dann bei der Genogrammrekonstruktion als Familienthema herausstellen.

Dazu nun ein Beispiel aus dem wirklichen Leben: Ich zitiere aus einer Mail, die mir auf entsprechende Bitte zugesandt worden ist:

> »Der zweite Name (der vor kurzem geborenen Tochter des Absenders – B. H.) stammt von der zweiten ältesten Schwester meiner Mutter her, die, so wurde es im Familiengedächtnis aufbewahrt und weitergegeben, kurz nach Ausbruch des Ersten Weltkriegs auf der Flucht vor den Russen als Zwillingsgeburt auf einem Leiterwagen zur Welt kam. Die Zwillingsschwester kam bei der Geburt ums Leben. Sie, XY, war geistig etwas zurückgeblieben, was auf das Geburtstrauma und die Mangelernährung zurückgeführt wurde. Sie war ein typisch ›herzensguter Mensch‹, überall beliebt und stets fröhlich, verschwand aber doch rasch aus dem bewussten Erinnern.«[63]

Aus den nackten Genogrammdaten kann man solche Informationen nicht herauslesen. Es zeigt sich also, dass es sinnvoll sein kann, bei der Erhebung von Genogrammen Daten nach der Herkunft der vergebenen Vornamen zu fragen. Wenn es gut geht, kann man dadurch

63 Ich danke Reinhard Kaul für dieses Beispiel.

das Erzählen von Geschichten anstoßen, die für die Beratung und Therapie von großer Bedeutung sein können. Ich werde auf dieses Thema zurückkommen.

2.6 Vornamen in der Begegnung von Kulturen

2.6.1 Vornamen im Prozess der Migration

Die Friseurin, bei der ich regelmäßig Kunde bin, ist mit einem aus der Türkei stammenden Mann verheiratet. Ich fragte sie, wie ihr Sohn heiße. Cem. Das ist ein inzwischen bundesweit bekannter türkischer Vorname, sage ich. Ja, wir haben uns damals überlegt, was hierzulande ein passender Vorname sei, aber in seiner Schule waren viele Jugendliche aus arabischen Ländern, da kam es nicht darauf an. Seine deutschen Mitschüler haben ihn Sammy genannt, das ist meinem Mann nicht recht gewesen.

Zweierlei kann man aus diesem Bericht lernen: Erstens, wie mächtig die Praxis der Kreolisierung von Vornamen ist (von Cem zu Sammy); zweitens, dass in bikulturellen Familien mitunter die Wahl des Vornamens beim eigenen Nachwuchs unter dem Gesichtspunkt der Passfähigkeit zur umgebenden Kultur getroffen wird.

Ein anderes Beispiel: Der geschäftsführende Redakteur am Newsdesk der *Süddeutschen Zeitung* heißt mit Vornamen Gökalp.[64] Sein Vater kam in den 1970er Jahren nach Bayern und wird als weltoffen beschrieben. Gökalp schreibt (Ausgabe vom 05./06.08.2017):

> »Wir leben in einem Ort mit 3000 Einwohnern und sagen wie alle ›Grüß Gott‹. Wir tratschen mit den Nachbarn über das Dorfleben. In der Türkei sagt man ›wer eine Sprache spricht, der ist ein Mensch‹.«

Beide Beispiele zeigen, dass in bikulturellen Familien bzw. in Immigrantenfamilien die Wahl der Vornamen der in der Fremde geborenen Kindern nichts aussagt über das Verhältnis dieser Familien zu ihrer Umgebung. (Die Frage nach der Milieuzugehörigkeit lasse ich hier offen.)

Die Hypothese »Wer in Bayern seinen Sohn Gökalp nennt, ist der Umgebung gegenüber ignorant« sticht nicht. Man könnte auch eine Gegenhypothese aufstellen: »Wer in Bayern seinen Sohn Gökalp

64 Türkischer Vorname mit der Bedeutung »der Held mit dem blauen Augen« (Quelle: https://de.wikipedia.org/wiki/G%C3%B6kalp [Zugriff: 30.12.2017]).

nennt, hat in seine Umgebung so viel Vertrauen, dass er ihr einen fremdländischen Vornamen zumutet.«

Nun ein anderes Beispiel:[65] Es handelt sich um eine kosovarische Familie, die nach 1989 in die Schweiz kam und deren Angehörige als Flüchtlinge anerkannt wurden. Die danach geborenen Kinder heißen: Atalha, Albiona, Alban. Die noch im Kosovo geborene Tochter heißt Albulena. Vergleicht man diesen Vornamen mit den Vornamen der in der Schweiz geborenen Kinder dieser Familie, kann man feststellen, dass diese aus Schweizer Perspektive keine Zungenbrecher sind. Der letzte Vorname, Alban, offenbart eine geschickte Kompromissbildung: Alban kann sowohl »der aus Alba im Piemont Stammende« als auch »der aus Albanien Stammende« heißen.

Ich wechsle nun die Perspektive und bringe ein Beispiel aus einer Akademikerfamilie in der Schweiz. Ich zitiere aus einer Mail der Mutter:[66]

> »Zunächst fielen mir viele modische und auch Namen aus meinen Interessensgebieten, wie der Oper (Tamino für meinen Sohn), ein. Da ich nicht wollte, dass meine Kinder dann unter auffälligen Namen zu leiden haben, habe ich mir immer vorgestellt, wie es sein könnte, den Namen in der Schule vor versammelter Klasse an die Tafel zu schreiben. Da fiel Tamino durch. Auch war uns wichtig, weil ich aus Österreich bin und mein Mann aus Peru ist, dass der Name in Spanisch und Deutsch schön klingt. Mein Mann lehnte auch Namen ab, die auf Spanisch uminterpretiert und daher veräppelt werden können. Das teilweise gemeine Spitznamengeben ist nämlich ein Steckenpferd der Peruaner.« (Die Namen der Kinder, Matheo und Aurelia, seien dem Roman *Hundert Jahre Einsamkeit* entnommen.)

Weiter oben habe ich die These, dass das Verhältnis von Migrantenfamilien zu ihrer Gastkultur aus der Wahl der Vornamen ihrer Kinder erschlossen werden kann, verworfen, und zwar hauptsächlich deshalb, weil sie den Kontext nicht berücksichtigt. Was aber nicht heißt, dass solche Familien nicht sensibel für dieses Thema sind. Es kommt, wie

65 Ich verdanke dieses Beispiel Andrea Lanfranchi aus Zürich. Mit Vornamen hat Andrea seine eigene Geschichte: Er stammt aus einem italienischsprachigen Teil der Schweiz, Posciavo bzw. Puschlav. Im Italienischen kann sich der Vorname Andrea sowohl auf eine Frau als auch auf einen Mann beziehen, was außerhalb dieser Sprachbereiche nicht allgemein bekannt ist, weshalb Andrea im Schriftverkehr zuweilen als Frau angesprochen wird.

66 Ich danke Stephanie Czernin für diese Angaben.

immer, auf den Einzelfall und damit auf den Kontext an. Manchmal nehmen die aufnehmenden Länder die Sache auch selbst in die Hand:

2.6.2 Vornamen im Migrationsprozess: Wenn die Obrigkeit die Sache selbst in die Hand nimmt

Ein Finne, geboren 1890, kam im Alter von unter acht Jahren nach Vermont/USA, um seinem Vater dorthin zu folgen. Der Vater, ein finnischer Patriot, war aus dem russisch besetzten östlichen Teil Finnlands nach Vermont geflohen, weil sein Demokratieverständnis mit dem der russischen Besatzer nicht kompatibel war. Seine Familie ließ er zunächst zurück. Als er als Steinbrucharbeiter über ein regelmäßiges Einkommen verfügte (in Finnland hat er bei der Eisenbahn gearbeitet), holte er die Familie nach. Sein Sohn berichtet in seiner (von seiner Tochter posthum veröffentlichten) Autobiografie eine Szene aus seinem Schuleintritt (Sarcka a. Sarcka Man 2007, S. 4, Übers. d. Autors):

»Meine Schwester Ellen und ich meldeten uns unverzüglich in der Schule in Proctor an. Meine erste Lehrerin war eine nette ältere Frau, die ich auf den ersten Blick gern hatte. Am ersten Tag sagte sie zu mir: ›Väinö ist für eine amerikanische Zunge ein unmöglicher Name. Warum machst du daraus nicht Wayne?‹ ›In Ordnung‹, sagte ich. ›Was ist mit meinem zweiten Vornamen, Albinus?‹ ›Nimm Anthony‹, antwortete sie. So wurde aus dem kleinen Väinö Albinus Saarinen plötzlich Wayne Anthony Sarcka.«

Ursprünglich hieß die Familie Saarinen, jedoch hatte der Vater den Familiennamen bereits geändert zu: Sarkka. Warum später das erste k in diesem Namen ersetzt wurde durch ein c, ist nicht zu erfahren. Jedenfalls gemahnt Sarkka stärker an einen finnischen Namen als Sarcka.

Sarcka begann nach dem Schulabschluss eine Lehre als Bildhauer, gab diese aber auf, als er einen Wettbewerb gewann, der ihm den Besuch einer High School in Stanford (Connecticut) ermöglichte. Dort verdiente er seinen Unterhalt durch die Leitung eines Studentenwohnheims, zusätzlich gab er Fechtunterricht. Ein Archäologiestudium im Anschluss an den High-School-Abschluss blieb ihm aus finanziellen Gründen verwehrt, weshalb er sich im Ersten Weltkrieg bei der britischen Armee nach Mesopotamien meldete, wo er von Ausgrabungsstätten wusste. Dort wurde ihm die Leitung eines Heims für

> kriegstraumatisierte Soldaten (»Kriegszitterer«) übertragen. Zurück in den USA entdeckte er während einer Wanderung mit seiner Frau auf dem Appalachian Trail in Vermont einen Bauernhof, den ich in Kapitel 1.6.1 in dem Beispiel zum Entwurfshandeln schon erwähnt habe (Stichwort: Kühlschrank). Dort nahmen sie sukzessive psychisch Kranke aus der Stadt New York auf. Später machte sich Sarcka in Vermont um den Aufbau eines Gesundheitswesens auf Landesebene und in Washington auf Bundesebene verdient. Im Alter baute er auf Jamaika eine Volkshochschule auf (Sarcka a. Sarcka Man 2007, S. 148; Hildenbrand 2015). Den Platz, den er dort erwirbt, nennt er *Sarcastle.*

Man kann sich leicht vorstellen, dass solche Praktiken erfahrener Einwanderungsländer andernorts als »übergriffig« bezeichnet werden, selbst dann, wenn sie als Unterstützung des Einwanderers bzw. Exilanten gemeint sind oder ein bereits etabliertes Einverständnis zwischen Namensgeber und Namensträger besteht. Was dann auch zum Anlass genommen wird, die Moralkeule zu schwingen:

> Als die *New School for Social Research, New York,* Claude Lévi-Strauss eine Stelle anbietet, was ihm erlaubt, Frankreich zu verlassen und in den USA Asyl zu erhalten, wird er von der *New School* umbenannt in Claude L.-Strauss, »weil Lévi-Strauss der Name eines bekannten Herstellers von Regenmänteln ist«, wie Lévi-Strauss seinen in Frankreich verbliebenen Eltern mitteilt.

Seine Biografin, Emmanuelle Loyer, von Haus aus Historikerin, nennt diesen Vorgang eine »brutal aufgenötigte Namensänderung« und eine »Beschädigung des Namens«, die zu einer »beschädigten Identität« im Sinne von Theodor Wiesengrund Adorno führe (Loyer 2017, S. 353). Wie sich diese unterstellte Beschädigung ausgewirkt hat, woran man sie erkenne, teilt Loyer nicht mit, auch nicht, wie sich Lévi-Strauss selbst zu diesem Vorgang gestellt hat. Er teilt diesen Vorgang seinen Eltern ohne irgendein Zeichen von Empörung mit. Jedoch zitiert später die Autorin den in Paris auf seinen USA-Aufenthalt zurückblickenden Lévi-Strauss (Loyer 2017, S. 402): »In den letzten Monaten, als ich in Frankreich war, wurde mir die überaus wertvolle Hilfe bewusst, die wir erhalten haben. Wir genossen die körperliche und geistige Sicherheit …«

Möglicherweise gehen die Vorbehalte gegen administrative Namensänderungen auf ein alttestamentarisches Deutungsmuster zurück, demzufolge es dem Herrn vorbehalten ist, Namen zu vergeben (Gen. 18).

Schließlich sei ergänzt: Bei den von mir oben erwähnten Beispielen kommen zwei unterschiedliche Kategorien von Namen vor:

- einmal die *Familiennamen*, welche die Zugehörigkeit von jemandem zu seinem Verwandtschaftssystem anzeigen (im 20. Jahrhundert konnte es noch geschehen, dass man als Erwachsener im Dorf gefragt wurde »Wem gehörst du?«, was übersetzt heißt: Welchem Verwandtschaftssystem gehörst du an?);
- zum anderen die *Vornamen*, die näher an der Person angesiedelt sind als die Familiennamen, denn Mueller heißen alle in der Familie, Franz nur wenige.

J. D. Vance, auf den ich in Kapitel 2.7.3 zu sprechen komme, unterscheidet sich *gegen* die Volatilität der Nachnamen seiner Mutter, die ständig ihre Partner wechselt, und *für* die Stabilität seiner Herkunftsfamilie mütterlicherseits. Wayne Sarcka ist mit der Änderung des Familiennamens durch seinen Vater kommentarlos einverstanden.

Vornamensänderungen sind, bezogen auf meine Beispiele, eine Angelegenheit, die in den Grenzen der Familie bleibt: Als Beate sich im Freundeskreis zu Laura umbenennt, ist das für diesen eine interessante Tatsache, die man respektieren kann oder nicht. Für ihre Familie selbst, die diesen Vornamen vergeben hat, ist der eigenmächtige Wechsel ein Skandal oder vielleicht auch gar nicht bekannt. Schließlich ist es der Herr selbst (bzw. sein Stellvertreter, der Geistliche), der diesen Namen vergeben hat.

Anders ist die Sachlage bei Künstlernamen: Robert Zimmermann ändert seinen Nachnamen zu Dylan, den Vornamen behält er bei, wenn auch in abgekürzter Form. Die Rahmung als Künstlername nimmt diesem Vorgang das Skandalhafte.

2.6.3 Vornamen im Judentum

Während im Fall Sarcka eine Vertreterin des Staats das Ruder in die Hand genommen hat, kann man im weitesten Sinne ähnliche Praktiken in der jüdischen Kultur beobachten. Das erste Mal bin ich darauf in der Zusammenarbeit mit einem Kollegen aus Israel gestoßen. Als wir uns kennenlernten, sagte er: »In Israel heiße ich Ephraim, hier in Deutschland heiße ich Gerd. Du kannst dir einen Namen aussuchen.« Ich entschied mich für Ephraim.

Das Judentum hat eine lange Geschichte von Ausgrenzung und Diskriminierung hinter sich. Lange bevor wir Deutschen mit der uns eigenen Gründlichkeit die »Endlösung der Judenfrage« in Angriff nahmen, entwickelte man im Judentum die Praxis der Vergabe zweier Vornamen: Der eine Vorname kommt aus der umgebenden Kultur, der andere aus der eigenen. Der Vorteil dieser Praxis besteht darin, dass die Identität der Herkunft nicht gelöscht werden muss, sondern erhalten bleiben kann.

Viktoria Kaiser aus Frankfurt war so freundlich, für mich in der dortigen jüdischen Gemeinde die aktuelle Praxis der Vergabe von Vornamen im Judentum zu recherchieren. Ich danke ihr für ihre Unterstützung. Hier ihr Bericht, in welchem sie zunächst Ausführungen einer Freundin zitiert:

> »Es ist richtig, dass meistens ein Name, der der umgebenden Kultur angepasst ist, und ein hebräischer, biblischer Name zusätzlich gegeben werden. So heißen im Beispiel der (in Teilen nach Brasilien emigrierten) Familie einer Freundin deren Onkel mütterlicherseits, alle noch in Deutschland geboren: Siegfried Pessach, Manfred Menachem, Alfred Aron. Die Mutter der Freundin – sie ist in Holland geboren – heißt Henny Chaja. Der ältere Bruder der Freundin, schon in São Paulo geboren, trägt den Namen Mauricio mit Anklang an Moshe, aber auch den des verstorbenen Großvaters: Arthur, wie er Zeit seines Lebens genannt wurde. Das ist noch ein Nebenprinzip, Kinder nach verstorbenen Großvätern/Großmüttern zu benennen, um jenen posthum Ehre zu erweisen. Das ist sehr verbreitet, wie ich neulich während einer Trauerzeremonie von einer jungen russisch-holländischen jüdischen Mutter bestätigt bekommen habe. Der Neffe meiner Freundin, Arthurs Sohn, heißt mit internationalem brasilianischem Namen Tomas und nach seinem bei seiner Geburt gerade verstorbenen Opa, nämlich Edgar, womit er natürlich nicht besonders glücklich ist. Meine Freundin selbst sieht ihre beiden Vornamen, Judith Rebeca, jeweils jeden für sich als einen brasilianischen *und* hebräischen Namen. Es gibt auch Lösungen in ihrer Verwandtschaft mit nur einem Vornamen, der beides abdeckt, wie Harry, worin auch Arij, hebräisch für Löwe, enthalten ist (…) In den jungen Frankfurter jüdischen Familien, habe ich den Eindruck, wird zwar das Prinzip der zwei unterschiedlich bewerteten Namen beibehalten, aber deutsch klingen die Namen selten, es geht mehr um Internationalität; zum Beispiel lese ich in der letzten Ausgabe der Gemeindezeitung die Namen: Lielle Lola Malka, Anthony Nathanael, Zachary Zack, Aron Louis. Interessanterweise scheint bei den religiös-traditionelleren Familien eher der alleinige biblische Name beliebt zu sein, entnehme ich

> jedenfalls den Berichten der Beschneidungszeremonien von Neugeborenen oder der Namensgebungsfeiern bei Mädchen, einer extra Rubrik unter dem Titel Simches in der Zeitung.«

Das ist bislang der deutlichste Hinweis darauf, dass Eltern ihren Kindern Vornamen nicht aus traditionalen Impulsen heraus, sondern wohlüberlegt geben. Der Stoff, aus denen die Vornamen sind, ist jedoch der des umgebenden Milieus.

2.6.4 Fazit: Die Praxis der Vergabe von Vornamen ist nur eine begrenzte Deutungsressource bei der Rekonstruktion von Genogrammen

Auch die Wahl von Vornamen in der Begegnung von Kulturen ist ein Produkt individueller Wahlen im Rahmen kollektiv vorgegebener Möglichkeiten, bei denen sowohl die Praktiken der umgebenden Kultur, der Herkunftskultur wie auch der Kultur, der man sich gerade nähert, eine Rolle spielen.

Und schließlich, daran sei erinnert, kann die Entscheidung, seinem Kind im fremden Land einen für die dortigen Sprecher zungenbrecherischen Namen zu geben, auch einfach ein Vertrauen auf Anerkennung des Fremden in diesem Land ausdrücken.

Bei allen Kautelen halte ich daran fest: Was man an den Vornamen in einem Genogramm ablesen kann, ist die sich über die Generationen hinweg entwickelnde Bereitschaft zur Gestaltung oder eben auch nicht. Diese tritt manchmal allerdings nicht offen zutage, sondern ist verborgen in den Geschichten, die in der Familie erzählt werden.

2.7 Strategische Vergabe von Vornamen

Das in Kapitel 2.3 gegebene Beispiel, Vornamen im Hinblick auf die Bezugsgruppe der Familie (den katholischen Dorfteil) zu wählen, zeigt, dass sich die Leute bei der Wahl von Vornamen etwas denken. Auch andere Beispiele aus diesem Kapitel (Begegnung von Kulturen) gehen in diese Richtung. Sucht man aber nach *expliziten Strategien*, wird man in der Politik, als diese noch dynastisch verfasst war, sowie in Familienunternehmen fündig. Von dort beziehe ich die Beispiele, um die herum ich dieses Kapitel organisiere.

2.7.1 Politik mit Vornamen in Dynastien

Die Frankenkönige Karl und Karlmann waren rivalisierende Brüder. Sie heirateten früh und nannten jeweils den ersten Sohn nach ihrem Vater »Pippin«. Karls Sohn war der ältere der Pippin-Enkel, jedoch wurde er möglicherweise später verwachsen, was ihm den Beinamen »der Bucklige« eintrug. Karlmanns Sohn war gesund. Dass er diesen ebenfalls Pippin nannte, wurde als Provokation gewertet. In diesem Wettstreit um Namen soll es letztlich um die Frage gegangen sein, »welcher der Brüder die Führung in der karolingischen Dynastie beanspruchen konnte« (Becker 1999, S. 47).

Diese Geschichte ist weit über 1000 Jahre alt. Im folgenden Beispiel werde ich zeigen, dass das Drehbuch dieser Geschichte auch heute noch aktuell ist. Speziell ist das in Familien der Fall, in denen es, wie in Adelsgeschlechtern, um Macht geht, allerdings nicht um politische Macht, sondern um ökonomische.

2.7.2 Politik mit Vornamen im Familienunternehmen

Den folgenden Fall lernte ich kennen, als ich die Einladung annahm, an einem von Gunthard Weber initiierten Projekt (wie in Kap. 1.5 erwähnt) teilzunehmen. Es ging um Familienunternehmen. Es sollten unterschiedliche Zugänge erprobt werden: Gunthard Weber als Familienaufsteller, Fritz B. Simon und Torsten Groth beobachteten die ökonomische Seite, meine Arbeitsgruppe und ich wirkten mit als Vertreter der Genogrammarbeit. Finanziert wurde dieses Projekt durch den Unternehmer Zapf. Daniela Jäkel-Wurzer (2010) hat den nun vorzustellenden Fall Claudia Kornbeck in ihrem Buch *Töchter im Engpass* im Fallvergleich untersucht. Ich selbst habe ihn in der Zeitschrift *Familiendynamik* (2011) veröffentlicht, die eigentliche Familienaufstellung habe ich in einem anderen Text (Hildenbrand 2007) reflektiert. Jedoch geht es in diesem Kapitel nicht um die ganze Familiengeschichte. Ich reduziere sie in der Darstellung auf das vorliegende Thema: Politik mit Vornamen im Familienunternehmen. Details fallen dabei notwendigerweise unter den Tisch. Im Grunde kennt man diese Geschichte schon, wenn man den erwähnten Fall der Karolinger zur Kenntnis genommen hat.

Die fragliche Familie (Abb. 4) stammt vom Bodensee im Grenzgebiet zum Hegau. Albert Kornbeck wird 1885 zwischen Konstanz und Radolfzell geboren. Als Erstgeborener soll er den väterlichen Hof erben. Jedoch schlägt er das Erbe aus, geht in die Stadt und gründet dort mit

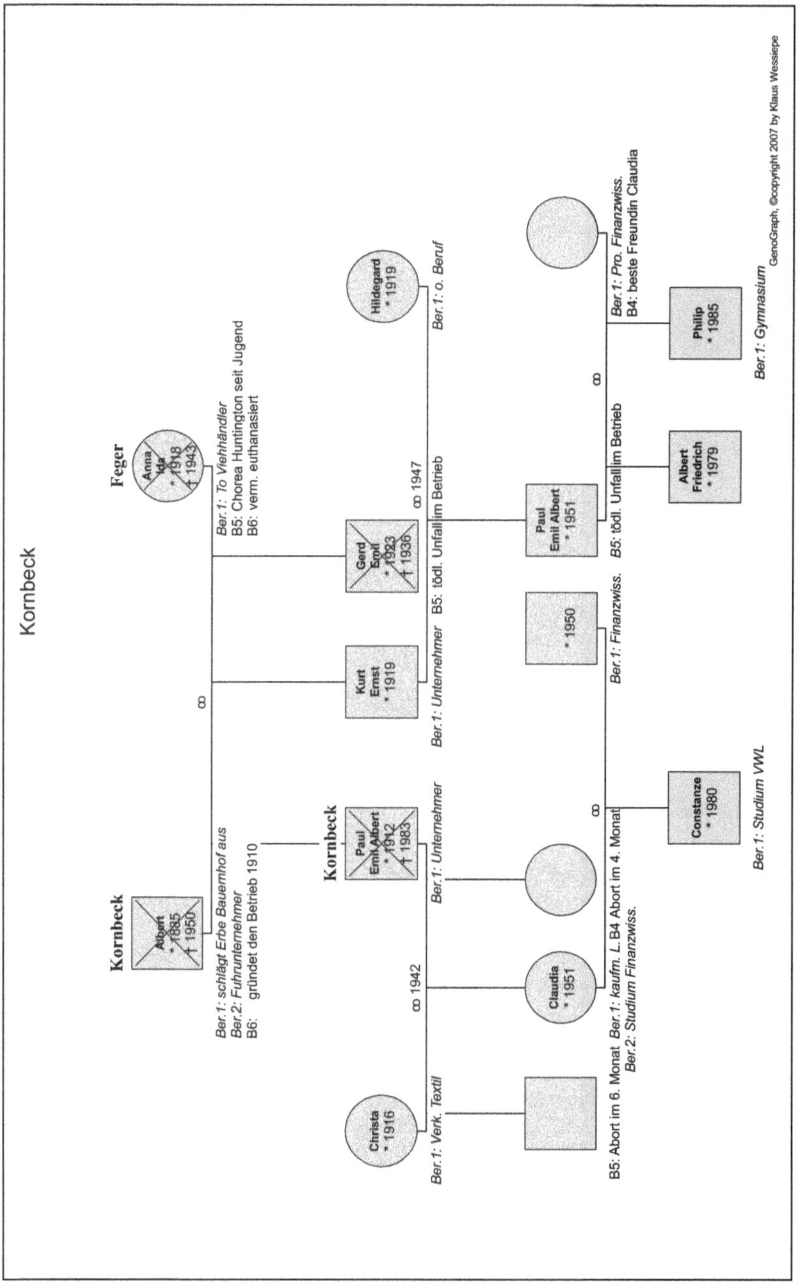

Abb. 4: Genogramm der Familie Kornbeck

einem geliehenen Pferd und Wagen ein Fuhrunternehmen. Seine Ehefrau Ida heiratet er 1911, mit ihr hat er zwei Söhne: Paul Emil Albert wird 1914 geboren, Kurt-Ernst 1921. Ein 1925 geborener Sohn Emil verunfallt 1938 auf dem Betriebsgelände tödlich.

Ida entwickelt eine Chorea Huntington und wird psychiatrisiert, nach Sachsen verschleppt und circa 1943 mutmaßlich euthanasiert, also ermordet. Als die Mutter erkrankt, kümmert sich der Erstgeborene, Paul Emil Albert, sowohl um sie als auch um seinen jüngeren Bruder, Kurt-Ernst.

Beide verbliebenen Söhne treten in das Unternehmen des Vaters ein, das sich rasant entwickelt: Die Spedition wird vergrößert und modernisiert, eine Kiesgrube erworben und ein Baustoffhandel eröffnet. Später betätigt man sich auch im Bereich der Abfallwirtschaft. Treibende Kraft soll Paul Emil Albert gewesen sein.

Paul Emil Albert und seine Frau haben eine Tochter, die 1951 geboren und Claudia genannt wird, Kurt-Ernst und seine Frau Hildegard haben einen im gleichen Jahr geborenen Sohn, den sie *Paul Emil Albert, also genauso wie den erstgeborenen Bruder, den heimlichen Chef*, nennen. Das ist eine klare Ansage: Der jüngere Bruder erhebt den Anspruch auf die Betriebsnachfolge, da sein Bruder keinen männlichen Nachfolger vorzuweisen hat. In dieser Zeit leben die beiden Familien im selben Haus auf dem Betriebsgelände.

Das Problem dabei ist, dass Paul Emil Albert nicht nur der unternehmerisch Aktivere ist, sondern auch eine stärkere Frau vorzuweisen hat. Sie leitete vor der Ehe eine Bankfiliale; ihren Wunsch, während der Ehe ein eigenes Unternehmen (Modegeschäft) zu eröffnen, schlug ihr Mann ihr ab. Hildegard ist demgegenüber ohne Beruf in die Ehe gegangen.

Doch nicht genug mit den feindlichen Übernahmen: Paul Emil Albert II heiratet die Jugendfreundin seiner gleichaltrigen Cousine Claudia, eine Professorin für Volkswirtschaft.

Claudia Kornbeck macht zunächst eine kaufmännische Lehre. Damit deutet sie einen Lebensentwurf an, der sie auf eine sachkundig-mithelfende Position im wachsenden Familienunternehmen festlegt. Nach Abschluss dieser Lehre allerdings ändert sie diesen Kurs und beginnt ein Studium der Finanzwissenschaften. So meldet sie einen Anspruch auf eine bedeutendere Position im Unternehmen an, für den sie sich Verstärkung holt, indem sie einen Finanzwissenschaftler heiratet, von dem sie sich jedoch nach acht Jahren trennt.

Dass Frauen selbst unternehmerisch tätig werden können, hat sie von ihrer Mutter gelernt, die ihrerseits aus einer selbstständigen Familie stammt, eine Lehre gemacht hat und deren Absicht, ein Modegeschäft zu eröffnen, von ihrem Mann vereitelt worden ist.[67]

Zusammen mit ihrem Vetter Paul Emil Albert II leitet Claudia das Unternehmen. Als Claudia zur Aufstellung kommt, formuliert sie als Anliegen die Klärung der Frage nach ihrer Stellung im Unternehmen und nach dessen Organisationsstruktur. Die Aufstellergruppe gelangt nach der Aufstellung zu dem Schluss, sie, Claudia Kornbeck, sei gut beraten, um ihre Stellung im Unternehmen zu kämpfen. Wir (die an der Aufstellung nicht teilnehmen) rekonstruieren das Genogramm und stoßen dabei auf das System feindlicher Übernahmen um Vornamen herum. Mit der Zusatzinformation, dass Claudia Kornbeck mit einem Künstler zusammenlebt und selbst begonnen hat, sich künstlerisch zu betätigen, geben wir zu bedenken, den Ausstieg aus dem Unternehmen zu erwägen.

Ein Jahr später steigt Claudia Kornbeck tatsächlich aus dem Unternehmen aus, nachdem der Vetter ihr ein attraktives (Friedens-)Angebot zur Auszahlung gemacht hat, und sie erfreut sich nach eigenem Bekunden eines guten seelischen Wohlbefindens.

2.7.3 Vornamen im Familienkonflikt

J. D. Vance stammt aus einer Hillbilly-Familie, deren Lebensort das Industrierevier in Ohio ist, während die Ausläufer der Appalachen in Kentucky immer noch die regelmäßig besuchte Familienheimat sind. Vances Vater war der zweite Mann seiner Mutter, aus der ersten Ehe stammt seine fünf Jahre ältere Schwester Lindsay.

Vance hat seine erstaunliche Entwicklung vom Abkömmling einer sozial desintegrierten Familie, wie man sie selten zu sehen bekommt, zu einem Absolventen einer Elite-Universität, Juristen und Banker in einem weithin beachteten Buch veröffentlicht (Vance 2016). Aus diesem Buch kann der Sozialisationstheoretiker vieles lernen, vor allem darüber, was Resilienz anbelangt, weshalb ich daraus in diesem Kapitel und im nächsten über Geschwisterbeziehungen (Kap. 3.1.5) Material

67 Vorsicht: Was wie Tatsachenbehauptungen klingt, sind meine Deutungen.

beziehen werde. Zum hier vorliegenden Thema Vornamen schreibt Vance (2017, S. 63, Übers. d. Autors):

> »Als Bob mein gesetzlicher Vater wurde, änderte meine Mutter meine Vornamen von James Donald Bowman zu James David Hamel. Bis dahin hatte ich als mittleren Namen den Vornamen meines Vaters getragen, und Mutter nutzte die Adoption, um jede Erinnerung an seine Existenz zu tilgen.«

Auf diese Weise zieht die Mutter ihren Sohn in ihre ehelichen Konflikte hinein und mischt sich in die Vater-Sohn-Beziehung ein, ohne dies mit dem Sohn zu besprechen. Für die Mutter spricht, dass sie ihrem Sohn das »D« gelassen hat, denn inzwischen wurde er innerhalb der Familie J. D. genannt, das war sein Markenzeichen. Das neue »D« bezieht sich auf den älteren Bruder der Mutter, David, den kiffenden Onkel.[68] Die Mutter löst also ihren Sohn aus der väterlichen Linie heraus und verankert ihn in ihrer eigenen Verwandtschaftslinie. So praktiziert es auch J. D.: Wenn er sich heute Vance nennt, trägt er den Familiennamen seiner Großeltern mütterlicherseits, die der stabile Anker in seiner Kindheit und Jugend sind und denen er auch dieses Buch widmet.

2.8 Zusammenfassung: Vornamen als heuristische Ressource, das Vorgegebene und das Aufgegebene

War ich im Kapitel 2.6.4 noch skeptisch hinsichtlich des Bedeutungspotenzials von Vornamen bei der Rekonstruktion von Genogrammen, zeigt Kapitel 2.7 über die strategische Vergabe von Vornamen, dass dort von Fall zu Fall explizit zutage liegende, um nicht zu sagen plumpe Ansagen im Hinblick auf Machtansprüche zu entdecken sind.

Insgesamt gilt aber in Bezug auf Vornamen bei der Genogrammarbeit: Von einem Vornamen auf die Person des Trägers zu schließen, ist

68 Das ist in dieser Gegend nichts Besonderes. Als ich dort in den 1990er Jahren der Frage des Alkoholismus in der Landwirtschaft nachgehen wollte, wurde mir an einem Community Mental Health Center (gemeindepsychiatrischer Dienst) mitgeteilt, Marihuana sei die »cashcrop (ertragbringende Frucht) No. 1«, die versteckt in den Maisfeldern angebaut werde. Inzwischen werden diese Anpflanzungen vom Hubschrauber aus entdeckt. Wer sich näher mit dieser Gegend näher vertraut machen will, sei an den Kinofilm *Beim Sterben ist jeder der Erste* verwiesen (USA 1972; Originaltitel: *Deliverance;* vgl. Lexikon des internationalen Films. Reinbek bei Hamburg (Rowohlt) 1987, Bd. 1, S. 296 ff. sowie https://de.wikipedia.org/wiki/Beim_Sterben_ist_jeder_der_Erste [Zugriff: 02.03.2018]).

wenig zielführend. Auch die Verwendung eigener Vorurteile der Art: »Sie heißt Mandy und ist wahrscheinlich eine dumme Gans« verbietet sich bei der Genogrammarbeit und darüber hinaus. Bleibt also: *Vornamen sind heuristische Ressourcen, die man nicht ungenutzt liegen lassen sollte.* Und schließlich sei daran erinnert, dass Vornamen dem Bereich des Vorgegebenen angehören, den der Träger, wenn er die Kraft dazu hat, zum Aufgegebenen zu machen hat.

3 Geschwisterbeziehungen

Übersicht und grundlegende Unterscheidungen

Die einen sprechen von Geschwister*konstellationen*, die anderen von Geschwister*beziehungen*. Wieder andere benutzen diese Begriffe austauschbar. So auch ich, bevor ich damit begann, über die Sache genauer nachzudenken. Folgendes ist dabei herausgekommen: Geschwisterkonstellationen beziehen sich auf das Vorgegebene:

Jemand ist beispielsweise als mittleres von drei Kindern zur Welt gekommen. Daraus kann er nun folgende Beziehungskonstellationen gestalten: Er kann um seine Position mit den beiden anderen kämpfen, diese ignorieren, oder er kann sich frühzeitig aus dem Feld entfernen. Eine Variante, die wir ebenfalls schon beobachtet haben, ist die, dass Mittlere sich berufen fühlen, sich in der Familie wichtig zu machen. Das kann man auf die Weise ins Werk setzen, dass man alles, was in der Familie aus eigener Sicht falsch läuft, an den Pranger stellt und sich so zum moralischen Virtuosen in der Familie macht. Festtage wie Weihnachten eignen sich besonders gut für solche Aufführungen.

So gesehen, bezieht sich die Geschwisterbeziehung auf das, was die Leute aus dem Vorgegebenen der Geschwisterkonstellation machen, also auf das Aufgegebene. Weil mich das Vorgegebene einerseits interessiert, aber noch mehr interessiert, was die Leute daraus machen, gebe ich dem Begriff der Geschwisterbeziehungen den Vorzug.

In diesem Zusammenhang ist mitunter die Metapher vom »Sandwich-Kind« in Gebrauch. Das Internet ist voll von Stellungnahmen zu diesem Thema – die einen beschreiben das »Sandwich-Kind« als eines, das sich in einer günstigen Situation befinde, die anderen behaupten das Gegenteil. Aber, wie immer, es kommt auf den Einzelfall und seinen Kontext an.

Genauer betrachtet, ist die Metapher »Sandwich-Kind«, unter Defizitaspekten verwendet, schief. Denn das, was zwischen den Brotscheiben im Sandwich liegt, ist das Beste, Pastrami beispielsweise.

Ulrich Oevermann, in den 1970/1980er Jahren *der* maßgebliche soziologische Sozialisationstheoretiker, pflegte das Thema Geschwisterbeziehungen wie folgt auf den Punkt zu bringen; ich zitiere aus dem Gedächtnis: »Wenn der Ältere mit dem Fußball die Fernsehleuchte vom Fernseher schießt, bekommt er eins hinter die Ohren. Wenn der Jüngere das macht, wird er dafür gelobt, dass er so gut zielen kann.«

Man sieht, dass dieses Beispiel etwas angestaubt ist (kein Wunder, es ist ja auch schon fast 30 Jahre alt). Erstens steht heute, im Zeitalter der Flachbildschirme, schon längst keine Fernsehleuchte mehr auf dem Fernseher, zweitens hat niemand mehr Angst vor dem vom Bildschirm ausgestrahlten Licht, dass er es mit einer Glühbirne konterkarieren muss. Fernsehleuchten sind aus der Mode gekommen, die Buben müssen sich andere Zielobjekte suchen.

Und überhaupt: Was sind das für Familienverhältnisse, wo im Fernsehzimmer (damals gemeinhin das Wohnzimmer) mit Fußbällen hantiert wird? Und wer gibt heute noch seinem Kind eins hinter die Ohren?

Aber, um auf den *Kern* des oevermannschen Beispiels zu kommen: Oevermann skizziert eine Geschwistergruppe mit zwei Buben (Frauenfußball war damals noch eine Randerscheinung). Den Älteren der beiden trifft das elterliche Verdikt eines *nicht regelkonformen Verhaltens*, während der Jüngere für seine *Kunstfertigkeit* hervorgehoben wird. Darauf läuft es hinaus:

- Geschwister unterscheiden sich auch darin, dass sie auf Eltern in unterschiedlichen Stadien der Entwicklung von Fertigkeiten im Umgang mit eigenen Kindern stoßen. Bei den Erstgeborenen agieren sie noch ungebremst ihren erzieherischen Impetus aus. Wenn es gut geht, werden sie mit der Zeit herausfinden, dass elterlicher Einfluss nur von begrenzter Wirkung ist, und die Angelegenheit etwas gelassener angehen. Von solchen elterlichen Lernprozessen profitieren dann die Nachgeborenen.
- Und schließlich ist der Erstgeborene derjenige, der im Zentrum steht, wenn die Eltern vor der Aufgabe stehen, den Übergang von zwei zu drei zu bewältigen (dazu weiter unten mehr).
- Zu berücksichtigen ist auch, dass Geschwister, wenn sie nicht gerade Zwillinge oder Mehrlinge sind, in einem zeitlichen Abstand zueinander zur Welt gekommen sind, was dazu führt, dass sie mit ganz unterschiedlichem Vorgegebenem konfron-

tiert sind, das Vorgegebene sich also von Geschwister zu Geschwister erheblich unterscheidet. Dazu ein Beispiel: Wer 1945 geboren wurde, war noch mit einem darniederliegenden Europa nach 1945 konfrontiert. Flüchtlingsbewegungen, Hunger, Arbeitslosigkeit etc. prägten den gesellschaftlichen Alltag, erst allmählich verschwanden die braunen Gesellen (bezogen auf Deutschland und Österreich) aus dem Alltag. Für den nur drei Jahre später Geborenen sah dies anders aus: Der Koreakrieg sorgte für einen wirtschaftlichen Aufschwung anfangs der 1950er Jahre; man arrangierte sich allmählich mit den Flüchtlingen.[69] Und am wichtigsten: Das Bildungssystem öffnete sich spätestens, nachdem ein »Bildungsnotstand« erkannt und öffentlich propagiert wurde, das war Ende der 1950er Jahre. Was Goethe im 19. Jahrhundert schrieb (vgl. Kap. 1.1), dass nämlich »ein jeder, nur zehn Jahre früher oder später geboren, dürfte (...) ein ganz anderer geworden sein«, ändert sich im 20. Jahrhundert unter dem Regime einer sich beschleunigenden Moderne; nun muss die kritische Zahl des Unterschieds von zehn Jahren deutlich reduziert werden.

- Und weiter: Oevermanns Beispiel unterstellt (vermutlich nicht unwissentlich, sondern mit der Absicht, die Sache auf den Punkt zu bringen) eine Familie mit Eltern und zwei Kindern. Eine Kernfamilie also, die, bezogen auf die Kinderzahl, zusammen mit den Familien mit einem Kind den Hauptanteil an allen Familien mit Kindern, die noch minderjährig sind, ausmacht. (Danach kommen Familien mit einem Kind und Familien mit drei Kindern.) (7. Familienbericht: BMFSFJ 2006, S. 21; die angegebenen Zahlen beziehen sich auf den Zeitraum 1960–2003.)

Soziologischem *comme il faut* entsprach die Metapher vom Zielen mit dem Fußball auf Fernsehleuchten schon damals nicht (damit hat Oevermann auch nichts zu tun). Mehr im *Mainstream* war Ulrich Beck,

69 Vor Schönfärberei bei diesem Thema bewahrt Albrecht Lehmann: *Im Fremden ungewollt zu Haus* (1991). In der DDR durfte man nicht von Flüchtlingen sprechen, man musste die Flüchtlinge als Umsiedler bezeichnen, weil sie ja vor den »Freunden« aus der Sowjetunion geflohen waren, und vor Freunden flüchtet man nicht. 1989 brach das Lügengebäude in sich zusammen. Dann konnte mit dem Roman von Christoph Hein *Landnahme* (2004) das öffentliche Schweigen gebrochen werden.

der im Zentralblatt der gebildeten Stände, der *ZEIT*, im Jahr 2000 Folgendes verlautbarte (Grefe 2000):

> »In München untersuchen wir in einem neuen Sonderforschungsbereich, was eigentlich ein ›Haushalt‹ ist, unter den neuen Bedingungen der ganz normalen Scheidung, der Wiederverheiratung, der ›Deine-meine-unsere-Kinder‹-Konstellation, der Doppelerwerbstätigkeit, Mobilität, Zweit- und Drittwohnung. Und obwohl schon der klassische Haushalt Fiktion ist, ist die noch größere Fiktion des männlichen Haushaltsvorstands die Grundlage dafür, soziologische Klassen zu definieren.«

Die Sorgen, die der Kollege hat, hat jemand, der ein Genogramm rekonstruiert, nicht. Er nimmt's, wie's kommt. Außerdem sind die Verhältnisse fragmentierter Familien nicht neu; Seuchen, Kriegseinwirkungen und dergleichen sorgen schon seit Jahrhunderten dafür. Hier interessieren nicht generelle soziologische Trends, sondern der Einzelfall. Im Übrigen übertreibt es der Kollege mit dem Trend: Die von ihm beschworene »Deine-meine-unsere-Kinder«-Konstellation macht im Jahr 2000 weniger als 4 % der Haushalte mit Kindern aus (Quelle: www.destatis.de).

Das ist die Verteilung über gesellschaftliche Gesamtheiten hinweg. Nicht berücksichtigt wird, dass die Kinderzahlen je nach Milieu und sozioökonomischen Erfordernissen variieren.[70] Eine genauere sozialhistorische Betrachtung der diesbezüglichen Verhältnisse räumt schnell auf mit dem Mythos der »Großfamilie«, die noch vor wenigen Generationen der Normalfall gewesen sein soll und heute der Kernfamilie gewichen sei.[71]

Langer Rede kurzer Sinn: Wenn Geschwisterbeziehungen das Thema sind, müssen wir besonders aufmerksam sein hinsichtlich Milieu und historischer Epoche, und die gängigen Algorithmen in Sachen Geschwisterbeziehungen erweisen sich heute aufgrund der vielfältigen Familienentwicklungen in der Einzelfallbetrachtung als wertlos. Darauf werde ich in Kapitel 3.2 zu sprechen kommen.

Im folgenden Abschnitt werde ich zunächst meinen Blick auf »konventionelle« Familien richten, d. h. auf Familien mit verheiratetem Paar und leiblichen Kindern. Danach kommen dann die »unkon-

---

70 Günter Burkart und Martin Kohli (1992) haben dazu eine hervorragende Studie vorgelegt.

71 Vergleiche zu diesem Thema Funcke u. Hildenbrand (2018) sowie, was das 19. Jahrhundert betrifft, Rosenbaum (1982).

ventionellen« Familien, von denen Ulrich Beck zu sprechen beliebt, in meiner Sprache: die Stieffamilien in unterschiedlicher Zusammensetzung, zur Geltung.

Es kann nicht Aufgabe dieses Buchs sein, die Leser mit grundlegenden familiensoziologischen und familienhistorischen Informationen zu versorgen. Dazu habe ich mit Dorett Funcke die nötigen Ausarbeitungen bereitgestellt (Funcke u. Hildenbrand 2009, 2018). Hier muss ich mich auf das Nötigste beschränken. Der im Folgenden erwähnte, manchen Lesern vielleicht als kryptisch erscheinende »Übergang von zwei zu drei« ist zentrales Thema in Funcke und Hildenbrand (2018), kann aber auch bei Fivaz-Depeursinge und Corboz-Warnery (2001) nachgelesen werden.

3.1 Geschwisterbeziehungen in konventionellen Familien

3.1.1 Anschluss an soziologische Grundsatzüberlegungen: Die quantitative Bestimmtheit der Gruppe (Georg Simmel)

Georg Simmel war einer der ersten großen Soziologen. 1908 veröffentlichte er sein Buch *Soziologie – Untersuchungen über die Formen der Vergesellschaftung.* Auch heute noch ziehen Soziologen, wenn ihnen nichts mehr einfällt, Simmel zurate, um Anregungen zu erhalten. Kapitel II in dem Buch heißt: »Die quantitative Bestimmtheit der Gruppe«. Dieses Kapitel ist wie geschaffen, um sich dem Thema der Geschwisterbeziehungen von der soziologischen Seite her zu nähern. (Das ist die Seite, die mich zunächst interessiert; auf andere Perspektiven komme ich später zu sprechen.) Simmel will hier die »Einwirkung der bloßen Zahl« auf das Zusammenleben von vergesellschafteten Individuen untersuchen. (Vorsicht: Wenn Simmel von vergesellschafteten Individuen spricht, meint er solche, deren Identitätsbildungsprozesse schon einigermaßen fortgeschritten sind. Wenn ich Simmels Überlegungen im Zusammenhang mit Geschwisterbeziehungen diskutiere, wird es um Geschwister gehen, bei denen der Sozialisationsprozess bereits im Gang ist, erste Ablösungsprozesse aus der Familie bereits erfolgt sind.)

Einzelkind

Als »numerisch einfachste Gestaltung« bezeichnet Simmel den »isolierten Einzelmenschen« (Simmel 1983, S. 55). Bezogen auf das hier vorliegende Thema wäre das das Einzelkind.[72] Soziologisch ist der Einzelmensch charakterisiert durch *Einsamkeit* und *Freiheit*. Jeder, der Robinson Crusoe kennt, weiß, dass es mit der Freiheit des einzelnen Menschen nicht sehr weit her ist, wenn jemand allein und isoliert ist. So kam Freitag ins Spiel, im Film heißt er »Wilson«.[73] (Dass die Einsamkeit des Einzelkindes ein analytisches Konstrukt ist, werde ich weiter unten ausführen.)

Von Isoliertheit kann beim Einzelkind keine Rede sein. Es hat ja noch seine Eltern. Allerdings bewegen sich die Eltern, da sie einer anderen Generation angehören, eine Hierarchiestufe höher als das Kind, während die Geschwister derselben Ebene angehören.[74] Überdies: In Bezug auf das Einzelkind könnte man von Einsamkeit sprechen, wären da nicht das Verwandtschaftssystem (je nachdem, ob die Eltern häufig umziehen, mit Großeltern in erreichbarer Nähe, Vettern und Basen[75]) und auf der Straße die Spielkameraden. Diese sind jedoch nicht immer direkt anwesend, man muss nicht den Alltag mit ihnen teilen, ihre alten Socken nicht riechen, man kann ihnen auch nicht immer dabei zusehen, welchen Unfug sie anrichten, wie die Eltern und sie selbst darauf reagieren etc.

---

72 Alle besseren Zeitungen dieses Landes warten mit fast marktschreierisch aufgemachten Artikeln auf, in denen unter Hinweis »auf Studien« versichert wird, dass Einzelkinder *nicht* egoistisch, beziehungsunfähig usw. seien. Offenbar gibt es Einzelkindern gegenüber Vorurteile, die der aufgeklärte Journalismus ausräumen zu müssen meint. Ich für meinen Teil hege keine Vorurteile diesbezüglich; ich kenne Leute, die keine Einzelkinder sind, sich gleichwohl egoistisch, beziehungsunfähig und anderweitig wenig zuträglich aufführen. Statt Vorurteile zu pflegen, halte ich mich lieber an den Einzelfall, wie er sich im Genogramm zeigt. Dem Magazin *FOCUS* (Nr. 31, 2001) teilt Klaus Hurrelmann mit, Einzelkinder wie auch die Erstkinder seien aufgrund der »unheimlichen Stimulation und Aufmerksamkeit« durch die Eltern die »Intelligenteren«. Außerdem seien sie »sehr individualistisch« und »Egotaktiker«. Als solche verstärkten sich bei ihnen die »Merkmale der Individualgesellschaft«, sie seien »die Singles von morgen«. Wie der Kollege seine Informationen gewonnen hat, teilt er nicht mit, außer, dass er auf »Studien« verweist. Weil man allerdings heute alles Mögliche mit Verweis auf irgendeine Studie behaupten kann, haben solche Erkenntnisse wenig Wert.
Hurrelmann überschätzt nicht nur die Prägekraft der Sozialisation in der Familie, sondern er unterschätzt auch die Fähigkeit von Kindern und Jugendlichen, Bedingungen ihres Aufwachsens selbst zu gestalten. Mit »Studien« kommt man da nicht weiter, es ist nötig, die Wirklichkeit von Kindern und Jugendlichen selbst und direkt in Augenschein zu nehmen.

73 Ich spiele an auf den Film »Cast Away – Verschollen« (USA 2000) mit Tom Hanks in der Hauptrolle (vgl. https://de.wikipedia.org/wiki/Cast_Away_%E2%80%93_Verschollen, Zugriff: 02.03.2018].

74 Mein sozialisationstheoretischer Ansatz geht aus von der Triade, gebildet aus Eltern und Kind. Die Triade ist die Grundlage sowohl in der Psychoanalyse als auch in der Familientherapie (Funcke u. Hildenbrand 2009, Kap. 9; Hoffman 1987). Für die vorliegenden Zwecke muss dieser Hinweis genügen. Details folgen.

75 In Deutschland haben sich die Begriffe Cousins und Cousinen durchgesetzt, wenn es auch bei der Aussprache manchmal hapert.

Hanns-Josef Ortheil war ein solches Einzelkind. Auf dieser Ausgangssituation gründet sich der wichtigste Teil seiner Literatur (*Die Erfindung des Lebens*, 2011).

> Ortheil war ein Einzelkind, dessen Realität von Geistern aus der Vergangenheit bevölkert war. Diese Geister waren seine Geschwister, welche durch Kriegseinwirkungen ums Leben kamen – uneinsichtige ältere Männer aus dem Volkssturm zogen den Beschuss durch die vorrückende US-Armee auf sich, wodurch auch Zivilisten starben, darunter die Brüder des Autors.[76] Als Folge dieser Ereignisse verstummt die Mutter, mit ihrem Mann und Sohn verkehrt sie ausschließlich über handschriftliche Notizen. So findet auch bei dem verbliebenen Sohn Hanns-Josef keine Sprachentwicklung statt, was aber nach außen hin erst auffällt, als er eingeschult wird. Der Lehrer schaut sich den sprachlosen Jungen eine Weile an, bis er beschließt, ihn in eine Sonderschule (damals anders genannt) abzuschieben. Das aber lässt der Vater sich nicht gefallen. Er ist von Beruf Ingenieur bei der Deutschen Bahn, nimmt sich einige Monate frei und zieht sich mit dem Sohn in die Herkunftsfamilie zurück, auf einen Bauernhof und Gasthof mit großem Verwandtschaftssystem. Dort findet der Junge mit väterlicher Unterstützung zur Sprache.

Ausgedehnte Reisen mit dem Vater boten die Grundlage für weitere Bücher, wovon diejenigen, die von ihm selbst handeln, die besten sind (nach eigenem Bekunden in einem Interview mit dem WDR). Ortheil nennt seine Geschichte zu seiner Entdeckung der Sprache *Die Erfindung des Lebens*, woraus man erschließen kann, welche Bedeutung die Sprache aus Sicht des Autors für die menschliche Entwicklung hat. Steht die Mutter auch am Rand, so bringt der Vater sie immer wieder ins Spiel, er nutzt seine privilegierte Stellung beim Sohn nicht aus: Auf einer Moselreise hält er seinen Sohn täglich dazu an, der Mutter in einem Brief vom Tagesgeschehen zu berichten. Diese Briefe bilden dann die Grundlage für das 2010 erschienene Buch: *Die Moselreise – Roman eines Kindes*.

Dieses Beispiel zeigt, dass der Protagonist Glück gehabt hat. Ein Einzelkind ist in seiner Einsamkeit vollständig den Eigenheiten der Eltern ausgeliefert, seien dies günstige, wie im vorliegenden Fall, oder auch ungünstige, die sich besonders dramatisch auswirken können,

76 Das erfährt man aber nicht in *Die Erfindung des Lebens*, dazu muss man ein anderes, früher erschienenes Buch Ortheils lesen: *Hecke* (1983).

wenn die Familie nach außen abgeschlossen, also isoliert ist. Ein Vater, der sich in den 1950er Jahren für eine Zeit aus dem Beruf herauszieht, um sich der Erziehung seines Sohnes zu widmen, dürfte damals ein Sonderfall gewesen sein, wenn auch begünstigt durch seine Tätigkeit in einem staatlichen Unternehmen, und man wüsste gerne, wie dieser Vater seine Abwesenheit am Arbeitsplatz begründet hat.

Arlie Hochschild berichtet in ihrem 1999 erschienenen Buch *The Second Shift* (dt. 2002), dass in einem als besonders familienfreundlichen US-amerikanischen Unternehmen Väter, die die von der Firma bereitgestellte Erziehungszeit in Anspruch genommen haben, von ihren Kollegen belächelt wurden.[77] Dass in Deutschland zunehmend Väter das Erziehungsgeld in Anspruch nehmen, ist ein neuer Trend.

Im Fall Ortheil wurde also eine Einzelkindsituation durch besonders schwierige Umstände (Verstummen der Mutter) zugespitzt und durch väterliches Engagement entschärft.

Was es heißt, ein Einzelkind zu sein und diese Situation als Mangel zu empfinden, hat Philippe Grimbert, ein Psychoanalytiker, in seinem autobiografischen Roman »Ein Geheimnis« beschrieben (Grimbert 2005, S. 9):

> »Als Einzelkind hatte ich lange Zeit einen Bruder [diesen Satz muss man erst einmal sacken lassen – B. H.]. Meine Ferienbekanntschaften, meine Spielgefährten mussten mir aufs Wort glauben, wenn ich ihnen dieses Märchen auftischte. Ich hatte einen Bruder. Schöner als ich, stärker als ich. Einen älteren Bruder, erfolgreich und unsichtbar.
>
> War ich bei einem Freund zu Besuch, wurde ich immer neidisch, wenn die Tür aufging und ein anderer erschien, der ihm ein wenig ähnelte. Zerzaustes Haar, ein spöttisches Lächeln, mit zwei Worten wurde er mir vorgestellt: ›Mein Bruder‹. Ein Rätsel, dieser Eindringling, mit dem alles geteilt werden musste, sogar die Liebe. Ein echter Bruder. Einer, dem man ähnlich sah, in dessen Gesicht man gemeinsame Züge entdeckte, eine widerspenstige Strähne oder einen Wolfszahn, ein Zimmergenosse, den man in- und auswendig kannte, dessen Stimmungen, Vorlieben, Schwächen, Gerüche einem vertraut waren. Für mich, der ich allein über das Reich unserer Vier-Zimmer-Wohnung herrschte, ein wunderliches Wesen.«

---

77 Ich erwähne dies, weil man über die Situation von Einzelkindern wenig sagen kann, wenn man deren Kontext nicht kennt. Ich habe das jetzt schon fast gebetsmühlenartig wiederholt, will aber damit darauf hinweisen, dass »Studien« über die Situation von Einzelkindern, die diesen Kontext nicht berücksichtigen, wenig aussagen.

Diesen Bruder hatte Grimbert so lange, bis eine Nachbarin ihn in ein Familiengeheimnis einweihte: Der fantasierte Bruder war ein Stiefbruder, er stammte aus der ersten Ehe des Vaters, Philippe aus der zweiten. Die Familie war jüdisch, und der Vater konnte seine erste Familie nach der Trennung nicht schützen, als sie von den Nationalsozialisten verschleppt und ermordet wurde. Unabhängig von dieser Tragödie ist festzuhalten: Der Bruder wird als älterer Bruder fantasiert, er ist ein bewundertes Vorbild.

- Wer einen solchen Bruder hat, muss sich nicht selbst erfinden, es gibt jemanden, den man sich zum Beispiel nehmen kann. Das kann als Nachteil beschrieben werden.
- Demgegenüber hat aber ein Einzelkind nicht nur keinen älteren, es gibt auch keinen jüngeren Bruder. Es gibt also keinen, der das Einzelkind aus seiner privilegierten Situation, einziger Fokus der Eltern zu sein, herausreißt.

Was aber hätte werden können, wenn Philippe sich nicht einen Bruder, sondern eine Schwester fantasiert hätte? Als Vorbild hätte sie nur begrenzt getaugt, später, wenn das Interesse für die weibliche Welt erwacht, hätte sie für ihn eine Brücke zu dieser Welt bilden können.

Das sind so ungefähr die Möglichkeiten, die eine sequenzanalytische Genogrammrekonstruktion leiten, und man wird sehen, was sich im Genogramm zeigt und was man daraus über Einzelkinder jenseits von »Studien« und ihren Vernebelungen lernen kann. Dieses Gelernte kann man dann in die Rekonstruktion weiterer Genogramme einbringen (das heißt dann: *kumulatives Fallverstehen*).

Zwei Geschwister

Das Fallbeispiel Grimbert hat die Situation des einzelnen Kindes als Mangelsituation beleuchtet. Es wird nun also Zeit, zu einer Situation überzugehen, wo ein Bruder nicht fantasiert werden muss, sondern real existiert.

Vorher aber zu Simmel: Diesem zufolge sind Zweiergruppen dadurch charakterisiert, dass »das soziale Geschehen innerhalb des personalen Aufeinander-angewiesen-Seins verbleibt, ohne zur Bildung eines die Elemente überwachsenden Ganzen aus ihnen vorzuschreiten – wie es eben prinzipiell bei den Zweiergruppen vorliegt« (Simmel 1983, S. 61).

Damit ist die Exklusivität das Charakteristikum der Zweierbeziehung. So weit Simmels Deutung. Man kann sein Geschwister ignorieren und auf diese Weise die Beziehung auflösen, ihm aber nicht kündigen. Im ungünstigen Fall wird daraus eine lebenslange Konfliktbeziehung. Die Exklusivität führt schließlich dazu, dass die Beziehung zu zweien auf ein »Alles oder Nichts« (ebd., S. 68) gestellt ist. Wenn sie unerträglich wird, ist die Konfliktlösung einfach: Man muss sich nur aus der Beziehung herausziehen, wenn man sie auch nicht kündigen kann, und schreibt zu Geburtstagen eine Karte.

Beziehung zu dreien

Entwickelt man die Beziehung zu dreien von der Beziehung zu zweien von der Grundlage des Liebespaares her, dann ist dieses bereits auf das Dritte, nämlich das Kind, hin entworfen. Und ist das für das Paar selbst kein Thema, wird die Umgebung schon dafür sorgen, dass es eines wird. Kommt dann dieses Kind, entsteht eine Triade, eine elementare soziologische Konstellation, und die Paarbeziehung steht erst einmal unter Druck (ebd., S. 68): »Wo drei Elemente A, B, C eine Gemeinschaft bilden, kommt zu der unmittelbaren Beziehung, die zum Beispiel zwischen A und B besteht, die mittelbare hinzu, die sie durch ihr gemeinsames Verhältnis zu C gewinnen.«

Die direkte Beziehung kann die indirekte sowohl stärken als auch stören. Während in der Beziehung zu zweien keiner den anderen überstimmen kann, ist das bei der Beziehung zu dreien durchaus gegeben.

Der Dritte in der Beziehung zu dreien kann sich wie folgt positionieren: Er kann vermitteln, aber auch den Schiedsrichter spielen und so die Sprengung der Beziehung verhindern. Kompliziert wird es, wenn zwei Partner untereinander feindlich sind und um die Gunst des Dritten konkurrieren, eine Konstellation, die endet, wenn die Streithähne sich wieder vertragen. In der Familientherapie nennt man dies Triangulation. Man sieht, wie schwierig es ist, das Konzept triadischer Beziehungen aus dem Themenbereich der Paarbeziehungen herauszulösen und auf Geschwisterbeziehungen zu dreien zu konzentrieren. Unabhängig davon hat Simmel für den Dritten in Konfliktsituationen zwei Optionen parat: Der Dritte kann spalten und dann den lachenden Dritten (*tertium gaudens*) geben. Er kann aber auch die Strategie des Teilens und Herrschens (*divide et impera*) wählen. Solche Taktiken könnten auch in Geschwisterbeziehungen »praktikabel« sein.

Damit sind im Wesentlichen die Grundkonstellationen beschrieben, die die Gruppe bestimmen. Soweit Simmel in den Grenzen von Paar und Familie bleibt, können diese von ihm beschriebenen Grundkonstellationen dazu genutzt werden, sich komplexe Familiendynamiken zu erschließen. Wie nahe Simmel an dem Thema dran ist, erkennt man daran, dass im Bereich der Familientherapie genau diese Grundkonstellationen eine zentrale Rolle spielen. Sowohl bei Salvadore Minuchin (*Umwegsattacke, Umwegsverteidigung, Triangulation*) als auch bei Gregory Bateson (das *perverse Dreieck*) ist dies der Fall.[78]

Geschwistergruppen

Ich komme nun zurück zur Geschwistergruppe. Was bei Bateson das Dreieck pervers macht, ist unter anderem, dass man es nicht verlassen kann. Weil aber die Familie eine sich selbst auflösende Gruppe ist, haben Geschwister Möglichkeiten, mit problematischen Konstellationen umzugehen: Sie können, wenn sie das dafür nötige Alter haben, die Gruppe verlassen. Das wird sogar von ihnen erwartet, dafür sorgt schon das *Inzesttabu:* Wer selbst eine Familie gründen will, kann sich die Partnerin nicht in der eigenen Gruppe (in der eigenen Familie) suchen, er muss sie in einer anderen Gruppe finden, also die Herkunftsfamilie verlassen.

Weiter oben habe ich die Familie Kornbeck vorgestellt (Kap. 2.7.2), in deren Zentrum zwei Brüder stehen. Der Konflikt zwischen den Brüdern um die Nachfolge im Unternehmen wird allerdings nicht in dieser Generation ausgetragen, sondern in der nächsten. Zunächst bedient der ältere Bruder alle Vorurteile, die man Ältesten entgegenbringt: Er kümmert sich schon als Kind um seine erkrankte Mutter und sorgt für seinen jüngeren Bruder, er übernimmt Verantwortung. Als der jüngste Bruder auf dem Betriebshof tödlich verunfallt, dürfte den verbliebenen beiden Söhnen größere Verantwortung für den Bestand des Betriebs zufallen, einfach deshalb, weil keiner der Älteren sich auf einen Jüngsten herausreden kann, dieser lebt nicht mehr. Als Generation nach der Gründergeneration kommt diesen beiden Brüdern die Aufgabe zu, das Geschaffene zu bewahren. Diese Aufgabe wird von ihnen mehr als erfüllt. Es wird nicht nur erhalten, sondern das Unternehmen wird auch an den Modernisierungsprozess an-

78 Vergleiche, wie oben erwähnt, Funcke u. Hildenbrand (2017, Kap. 9) sowie Hoffman (1987, Kap. 6).

gepasst und kontinuierlich erweitert. Welchen zentralen Stellenwert dieser Betrieb im Familienleben hat, zeigt auch, dass beide Familien der Brüder im selben Haus auf dem Betriebsgelände leben. Auf dieser Ebene gibt es also keinen Konflikt, der sich im Genogramm niederschlagen würde.

Eher unter der Hand brechen dann in der nächsten Generation Konflikte auf. Das Schlachtfeld der Konflikte ist die Vergabe von Vornamen bei den Kindern. Das ältere Ehepaar, also der ältere Bruder, hat insgesamt drei Kinder, darunter einen erstgeborenen Sohn, der allerdings nur wenige Monate alt wird. Auch das jüngste Mädchen wird nicht alt, sodass in dieser Geschwistergruppe die Tochter Claudia übrig bleibt. Das andere Ehepaar, der jüngere Bruder und seine Frau, haben allerdings einen Sohn und keine weiteren Kinder. In der Tradition des patriarchalischen Denkens ist damit klar, wo der Betrieb weitergeführt wird: auf der Seite des jüngeren Bruders, der allerdings, nach allem, was sonst zu hören war, der schwächere der beiden Brüder ist. (Ein Beleg dafür ist die Partnerwahl, denn der älteste Bruder heiratet eine Frau mit Berufsausbildung, die selbst aus einer Selbstständigenfamilie stammt und eigene wirtschaftliche Ambitionen hat, die ihr allerdings von ihrem Ehemann verwehrt werden; die Ehefrau des jüngeren Bruders kommt aus einer Arbeiterfamilie und hat keinen Beruf erlernt, der Habitus einer Unternehmerfamilie ist ihr also fremd, sie muss ihn sich erst aneignen.) Dieser einzige Sohn also wird nun nach seinem Onkel, dem älteren der beiden Brüder, benannt – wie dieser heißt er Paul(-)Emil Albert. Taktisch ist das besonders hinterhältig: Denn niemand kann dieser Seite vorwerfen, dass sie den älteren Bruder ehrt, indem der älteste Sohn dessen Namen trägt. Und wer dezent auf die genealogische Bedeutung dieser Handlung hinweist, so wie ich im vorigen Abschnitt, wird sich vorhalten lassen müssen, er fantasiere.

Dass es sich nicht um Fantasien handelt, zeigt sich dann in dieser Generation, denn die Rechnung geht zunächst auf. Der Kurt-Ernst-Zweig hat das Unternehmen übernommen. In einem ersten Zeitabschnitt wird Claudia mitgeschleppt, einen festen Platz im Unternehmen hat sie nicht, worunter sie gesundheitlich leidet.

Fazit: Der Brüderkonflikt um die Macht im Betrieb wird unter der Decke gehalten, man hat mit der Katastrophenbewältigung (Krankheit und Verschleppung der Mutter, schließlich deren mutmaßliche Ermordung, auch mit dem Unfalltod des jüngsten Kindes) genug zu tun. Als dann die Tatsachen geschaffen sind, kann der Konflikt ökonomisch unter Gesichtswahrung beider Seiten gelöst werden.

3.1.2 Geschwisterbeziehungen bei mehr als drei Geschwistern

Familien mit mehreren Kindern sind heute nur noch selten anzutreffen. Will man dazu datengestützt etwas sagen, will man also vermeiden, mit der Stange im Nebel zu stochern, muss man Umwege machen. Man kann beispielsweise Fotos anschauen. Dabei ist allerdings zu bedenken, dass Fotos nicht *wirkliche* Möglichkeiten, sondern *mögliche* Wirklichkeiten zeigen. Das heißt: Sie haben einen Bezug zur Wirklichkeit, allerdings im Modus der Möglichkeit.

Ein Foto (Abb. 5) soll in diesem Abschnitt als Datengrundlage dienen; zugleich will ich es als Beispiel nehmen, um die Frage der Verwendung von Fotos bei der Genogrammarbeit in einem Exkurs abzuhandeln.

Exkurs zur Verwendung von Fotos bei der Genogrammarbeit

Das abgebildete Foto (Abb. 5) hängt an der Wand hinter den Kaffeemaschinen im Kursraum des Ökologisch-systemischen Instituts (Jürg Willi) in der Klosbachstraße 123 in Zürich, einem Kursraum, der bis Januar 2018 auch vom Ausbildungsinstitut für systemische Therapie und Beratung Meilen/Zürich mitbenutzt wurde.[79] In der Schwarz-Weiß-Reproduktion dieses Buchs ist der originale Farbton Sepia nicht zu sehen, der das gesamte Bild prägt. Der Abzug muss also über 60 Jahre alt sein, denn in den 1950er Jahren kam dieser Farbton außer Gebrauch.[80]

Die Interpretation von Fotografien ist eine heikle Angelegenheit, hauptsächlich deshalb, weil ein Foto nicht sequenziell angeordnet ist. Alles, was zu sehen ist, sieht man auf einen Blick, man kann nichts abdecken und Schritte der Herstellung eines Sinnzusammenhangs verfolgen. Demzufolge kann man seine Deutungen in der Sequenzanalyse auch nicht überprüfen, um sie zum Scheitern zu bringen.

Im Alltag allerdings hat man ständig Gelegenheit, Bilder anzuschauen und sich seine Gedanken dazu zu machen. Dafür sind die Bilder meistens da. Da man beim Betrachten von Fotos im Alltag

79 Prof. em. Jürg Willi hat dieses Foto auf einem Flohmarkt in Frankreich gefunden und vergrößern lassen. (Mein Dank geht an Ulrike Borst für die Recherche zu den Hintergrundinformationen.) Aufgrund dessen ist der Rechteinhaber nicht auszumachen. Sollte sich ein Rechteinhaber melden, erkläre ich mich nach den üblichen Regularien zur Abgeltung der Abdruckgenehmigung bereit, falls das Recht am Bild nachgewiesen werden kann. Diese Bemerkung gilt für alle in diesem Buch verwendeten Fotografien.

80 Quelle: http://fotoscanfix.de/unterschiede-zwischen-farb-schwarzweiss-und-sepiabildern/.

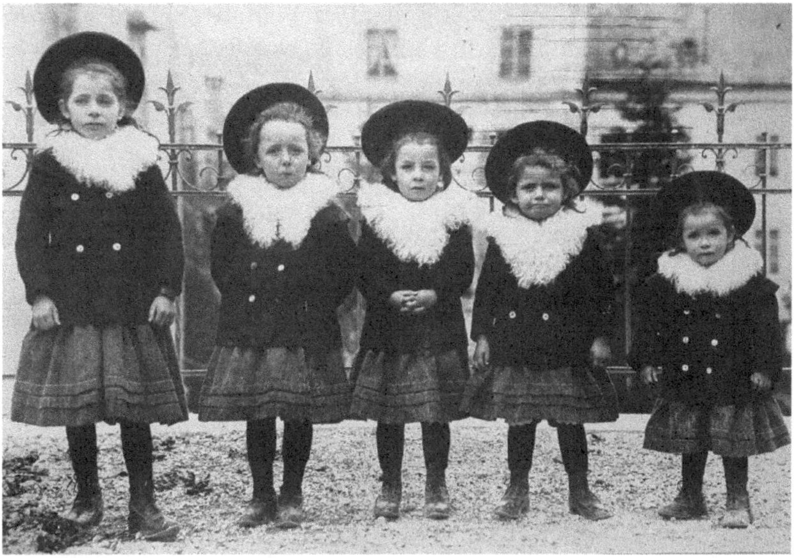

Abb. 5: Foto aus dem Kursraum des Ökologisch-systemischen Instituts von Jürg Willi in Zürich

diese in der Regel deutet, falls sie es wert (= relevant) sind, kann man beim fachlichen Deuten von Fotos an die eigene Alltagskompetenz anschließen, muss diese allerdings reflektieren.

Das bedeutet, werte Leser, dass Sie, bevor Sie sich nun auf meine Interpretation verlassen und sich zunehmend ärgern, weil ich »zu viel in das Bild hineininterpretiere«, dieses Bild erst einmal selbst unter dem Vorzeichen auf seinen Bedeutungsgehalt *Geschwisterbeziehungen* in Augenschein nehmen, Ihre Gedanken schriftlich fixieren und das Ergebnis Ihrer Interpretation mit der meinen vergleichen. Niemand kann den Anspruch erheben, die ultimativ gültige Interpretation zu erstellen, denn jede Interpretation ist perspektivengebunden und schon deshalb reflexionsbedürftig. Um dieser Perspektivengebundenheit zu entgehen, kann man sich auch die Pflicht auferlegen, *alle* Aspekte des vorliegenden Bildes gleichermaßen in Augenschein zu nehmen, anstatt zu ignorieren, was einem nicht ins Bild passt.[81]

81 Diese Bemerkung entspricht dem im Ansatz zum Scheitern verurteilten Versuch durch jedweden Autor, Einfluss auf die Rezeption dieses Textes zu nehmen. Ist der Text allerdings erst einmal aus dem Haus, hat der Autor keinen Einfluss mehr darauf, wie die Leserschaft mit ihm umgeht.

Wie in der Fußnote erwähnt, hat Jürg Willi dieses Foto als Postkarte auf einem Flohmarkt in Frankreich gekauft. Zurück in Zürich, ließ er es vergrößern und installierte es an der erwähnten Wand (oder ließ es installieren).

Analyse des äußeren Rahmens[82] des Fotos

Auf französischen Flohmärkten findet man oft solche Karten aus den Anfängen der Fotografie und deren massenhafter Verbreitung. Was soll daran so interessant sein, dass man solche Karten kauft?

Dazu zwei Beispiele im Dienst der Kontrastbildung: Die folgende Karte fanden wir in einem Geschäft am Nordrand der Cevennen (Abb. 6).

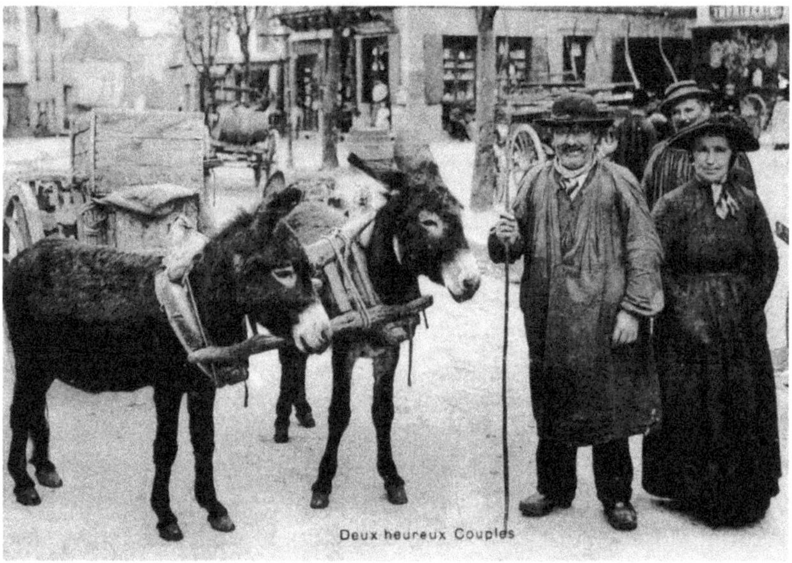

Abb. 6: »Zwei glückliche Paare«

Diese Gegend wird gerne von Wanderern, speziell solchen mit Eseln, aufgesucht. Die Bildunterschrift lautet: »Zwei glückliche Paare«. Das

82 Was mit Rahmen gemeint ist, erschließt sich aus der schlichten Überlegung, dass ein Fettfleck an der Wand seine Bedeutung radikal verändert, wenn man einen Bilderrahmen drum herum anbringt. Marcel Duchamp hat mit dieser Kunstform gespielt. Wer es nicht schlicht, sondern kompliziert mag, findet weiteren Aufschluss bei Erving Goffman (1980) und Gregory Bateson (1983).

Umfeld auf dem Foto lässt auf einen kleinstädtischen Marktplatz schließen. Der Markt hat sich entweder schon verlaufen oder ist noch nicht im Gange. Man sieht zwei Esel, die vor einen Karren gespannt sind, daneben stehen ein Mann und eine Frau. Wenn die Unterschrift auf Paare hinweist, dann ist das eine Appräsentation,[83] die man auch als Unterstellung bezeichnen könnte. Der Erfinder der Unterschrift hat aus der einfachen Tatsache, dass zwei Individuen derselben Gattung zu zweit nebeneinanderstehen, die Deutung gemacht, dass es sich um Paare handeln muss.

Die beiden Esel machen das, was Esel immer tun, sie schauen unbeteiligt vor sich hin, haben allerdings ihre Ohren in unterschiedliche Richtungen gerichtet, ihre Aufmerksamkeit also unterschiedlichen Sachverhalten zugewendet. Das Paar blickt freundlich in die Kamera. Bei der Frau, die neben dem selbstsicher wirkenden Mann steht, kann man am freundlichen Blick Zweifel haben. Sie sieht eher so aus, als ließe sie das Ganze mit sich geschehen. Es gibt zwei (teilweise verdeckte) »Dahintersteher«, die sich ins Bild drängen, wie man sie oft findet, wenn jemand vor einer Kamera steht; jeder will gesehen werden.

Durch die Kombination von Bild und Unterschrift und die damit verbundenen Appräsentationen wirkt dieses an und für sich unspektakuläre Foto komisch; ein Schmunzeln stellt sich beim Betrachter ein.

Zweites Beispiel, immer noch zur Kontrastbildung: Als die Eltern unserer aus Frankreich stammenden Schwiegertochter Großeltern wurden, erhielten sie eine Glückwunschkarte (Abb. 7).

Sie zeigt ein ungefähr achtjähriges Mädchen, das hinter einem Kleinkind steht, das in einem Kinderwagen sitzt. Damit ist ein Arrangement geschaffen, das den Eindruck erweckt, dass das Mädchen dem Kleinkind den Rücken freihält. Auch hier arbeitet der Fotograf wieder mit einer Appräsentation: Der Betrachter wird annehmen, dass das Mädchen hinter seinem kleinen Geschwister steht und es beschützt. Dieses Bild ist arrangiert, hier lassen Eltern den Fotografen das Bild einer gedeihlichen, beschützenden Geschwisterbeziehung erzeugen.

Jedoch wird dieses Bild, dieser Ordnungsrahmen, gestört, indem das Foto eine Überschrift erhält. Der Text lautet auf Deutsch: »Sobald sie sich umdrehen, gehe ich das Baby auf eBay verkaufen.« Damit bricht der Ordnungsrahmen des Bildes in sich zusammen, die Karte wird zum Jux und reizt den Betrachter zum Schmunzeln.

83 Zum Begriff der Appräsentation vergleiche Schütz (1971, Kap. VII).

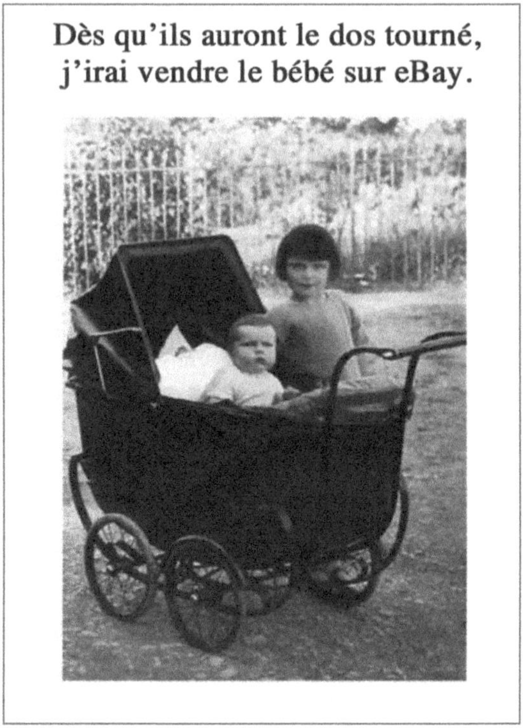
Dès qu'ils auront le dos tourné,
j'irai vendre le bébé sur eBay.

Abb. 7: »Sobald sie sich umdrehen, gehe ich das Baby auf eBay verkaufen« (© *Cath Tate Cards*)

Auch die Diskrepanz von Outfit aus den 1920er Jahren (circa) und dem 21. Jahrhundert (Internet) hat Komikpotenzial.

Fazit: Es gibt in Frankreich einen Markt für alte Fotos, die auf Postkartenformat gebracht, mit einem entsprechenden Titel versehen werden, woraus ein Jux bzw. Komisches entsteht, was die Fotos für Käufer erst interessant macht.

Ich gehe jetzt der Frage nach, worum es sich bei diesem Jux bzw. beim Komischen handelt, und komme auf das Foto der fünf Schwestern später zurück. Dabei folge ich der Philosophischen Anthropologie Helmuth Plessners. Dieser schreibt über den »*komischen Konflikt*« und definiert diesen so, »dass eine Norm durch die Erscheinung, die ihr gleichwohl offensichtlich gehorcht, verletzt wird« (1970, S. 95). Und weiter: »Die vorliegende Normwidrigkeit muss irgendwie auch wieder paralysiert sein« (ders., S. 97).

Im Foto mit dem Esel (Abb. 6) geht es um die Norm der Zusammengehörigkeit von Paaren. Diese Norm wird dadurch verletzt, dass eine tierische Gattung (Esel) mit der menschlichen Gattung vermengt wird.

Das Mädchen mit dem Kinderwagen verhält sich wie ein gutes Mädchen in einer bürgerlichen Familie. (Bürgerlichkeit strahlt das gesamte Foto aus, das Mädchen erscheint vornehm gekleidet, der Kinderwagen teuer, die Kinder sind arrangiert auf einem gepflegten Rasen in einem Garten, der durch einen soliden Zaun eingefriedet ist.) Indem das Mädchen sich dem Arrangement, seinem Geschwister den Rücken zu stärken, nicht verweigert, lässt sie den Eindruck zu, dass sie sich um ihr Geschwister kümmert. Dann aber behandelt sie sie in ihrem Ausspruch wie eine Ware, wenn sie es auf eBay verkaufen will, womit sie gleich gegen zwei Normierungen verstößt: Das Kind ist keine Ware, und man benutzt keine unlauteren Mittel, um den nachgeborenen Konkurrenten loszuwerden. Deswegen muss das auch hinter dem Rücken der Eltern geschehen.

Was aber haben die fünf Mädchen aus Abb. 5 vom Anfang dieses Exkurses mit diesen beiden Postkarten zu tun? Als Erstes ist zu erwähnen, dass dieses Bild keine Unterschrift trägt, die das Komische erst erzeugen würde.[84]

Sollte dieses Bild ohne Unterschrift komisch, also der Klasse der oben diskutierten Postkarten zurechenbar sein, müsste das Komische im Bild selbst liegen. Weiter oben habe ich herausgearbeitet, dass dieses Bild eine Spannung zwischen Uniformität und Individualität aufweist. Jetzt behaupte ich, dass darin etwas Komisches liegt, wie man das im Folgenden und zum Vergleich herangezogenen Foto sieht (Abb. 8): Es handelt sich um die Wache vor dem griechischen Parlament und damit um Uniformität in gleich zweierlei Hinsicht: Erstens tragen die beiden Akteure Uniformen, zweitens bewegen sie sich im Gleichtakt in gegenläufiger Richtung, also uniform, was das Foto des Fotografen erst möglich macht.

---

84 Es wäre reizvoll, eine solche Unterschrift zu erfinden. Mir fällt dazu Folgende ein: »Wie kann ich die wieder loswerden.« Aus heutigem Gesichtspunkt allerdings fällt diese Bemerkung aus der Zeit, sie würde Empörung erregen. In der ländlichen/bäuerlichen Gesellschaft zog die Geburt von Töchtern die Aufgabe nach sich, diese »unter die Haube« zu bringen, d. h. auf einen mit dem eigenen Hof möglichst ebenbürtigen Hof zu verheiraten. Heute erledigen die Töchter diese Aufgabe schon selbst. Der Normverstoß bei der von mir erfundenen Unterschrift liegt in der Kollision der Liebe zum Kind einerseits und der Einschätzung ihrer Position auf dem Heiratsmarkt andererseits. Trüge diese Karte diese Unterschrift, würde sie sich an einen eingeschränkten, nämlich älteren Kundenkreis richten.

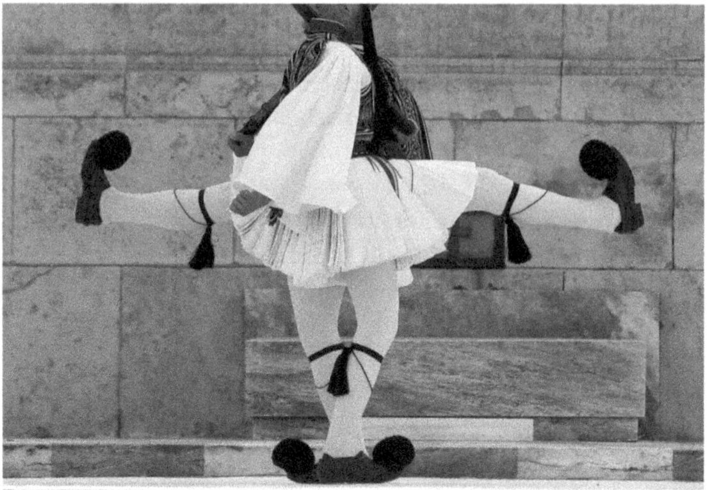

Abb. 8: Wachablösung in Griechenland (© picture alliance/AP Photo)

In diesem Bild wird allerdings die Grenze zwischen Komischem und Zynischem überschritten. Komisch an sich ist in diesem Bild schon die Einstellung des Fotografen und der Zeitpunkt, zu dem er den Auslöser gedrückt hat. Zynisch wird es durch die Bildüberschrift *»Irgendwas kann jeder«*, die zu einem ähnlichen Foto in der FAZ vom 9.5.2012 erschienen ist. Und das zu einem Zeitpunkt, an dem noch offen war, ob die Sache sich zur Katastrophe für das Land entwickeln wird.

Im Falle des Fotos der fünf Mädchen (Abb. 5) muss demgegenüber der Betrachter selbst auf das Komische kommen, es wird ihm nicht nahegebracht. Das Komische entsteht in seinem Kopf, selbstverständlich nicht willkürlich, denn das Foto liefert dazu das Material.

Damit bin ich zu einem ersten Schluss in Sachen äußerem Rahmen eines Fotos gekommen, aber ich bin noch nicht fertig. Indem der Professor das Bild auf einem Flohmarkt erwirbt, es vergrößern lässt und in einen Kursraum hängt, entsteht ein neuer Rahmen im Sinne eines *Verweisungszusammenhangs* (Heidegger).[85] In einem Kursraum

85 Eine Anmerkung für alle, die es genauer wissen wollen (auch der Soziologe will als Wissenschaftler einmal zu Wort kommen): 1923 formuliert der Philosoph Martin Heidegger in seiner Vorlesung über die »Hermeneutik der Faktizität« Folgendes: Wenn einem »bei der Analyse des umschließenden *Ganzen des Seienden* eine Mannigfaltigkeit begegnet, erwächst dieser gegenüber die Aufgabe einer sie umgreifenden Systematik, die eine

geht es um Bildung (das ist der Verweisungszusammenhang), man kann dort etwas lernen. Allerdings: Wenn das Bild in einem Bereich des Kursraums hängt, der der Entspannung gewidmet ist, dann wird der Aspekt der Bildung gebrochen, und es geht, wenn es dort aufgehängt wird, nicht um einen explizit ausformulierten Bildungsauftrag. Das Bild entfaltet seine Wirkung eher unter der Hand, aber nur für den, der seine Augen überall hat.

Jedoch bin ich damit mit den Überlegungen zum äußeren Rahmen eines Fotos noch nicht fertig. Es gibt noch eine dritte Schicht:

Wenn ich, der Verfasser, dieses Bild hier zum Gegenstand der Reflexion mache, dann entsteht ein neuer Kontext, mit dem ich Verschiedenes im Sinn haben kann: 1) Ich behelfe mir mit diesen Bildbeispielen aus einer Verlegenheit, die darin besteht, dass ich kein Material zu einer »kinderreichen« Familie habe.[86] Oder 2) Ich habe eine willkommene Gelegenheit gefunden, an dieser Stelle das Thema »Verwendung von Fotos bei der Genogrammarbeit« einzuschmuggeln.[87]

Wie dem auch sei: In jedem Fall sollte die Abhandlung dieser Fotos einen Gewinn abwerfen in Bezug auf das Thema Geschwisterbeziehung wie auch in Bezug auf das Thema Fotos in der Genogrammarbeit.

Analyse des inneren Rahmens des Fotos

Zunächst schaue ich auf die *Beziehung*, die sich in diesem Bild zeigt. Ich sehe fünf Mädchen, die in einem städtischen Umfeld nebeneinander stehen (Abb. 5). Dieses Nebeneinander kann auch als Aufreihung gedeutet werden, wobei das Prinzip der Reihung das der Ordnung der

---

Doppelaufgabe in sich schließt: einmal den Entwurf des Rahmenbaues der Grundlinien des *Ordnungszusammenhanges*, und sodann die jeweilige Ortszuweisung des konkret Seienden im Fächerfeld des Systems« (Heidegger 1995, S. 40 f.). Dieser Gedanke taucht später bei Gregory Bateson (urspr. 1955, hier 1983) und bei Erving Goffman (1980) mit dem Begriff des Rahmens auf, der fortan einen Siegeszug durch die Soziologie antritt. Weder Goffman noch Bateson beziehen sich auf Heidegger. Ich selbst bin bei der vorliegenden Analyse nicht mit einer Mannigfaltigkeit konfrontiert, sondern nur mit einem Seinsbereich innerhalb einer Mannigfaltigkeit: Geschwisterbeziehungen.

86 Aus methodischen Gründen halte ich den von Karl König gewählten Weg, im Freundes- und Bekanntenkreis die Frage von Geschwisterbeziehungen zu erkunden, nur für begrenzt gangbar, weil hier zwei Beziehungsmodi miteinander vermengt werden: Freunde werden zu Klienten gemacht. Was allerdings nicht ausschließt, dass ich immer wieder Beobachtungen aus dem privaten Umfeld, das eben auch Alltag ist, einstreue. Für Soziologen meiner Provenienz ist alles Alltägliche Material.

87 Ursprünglich habe ich überhaupt nicht geplant, diesen Punkt hier zum Thema zu machen. Er hat sich mir aufgedrängt.

Größe nach ist. Zudem sind diese Mädchen durchweg einheitlich gekleidet. Nimmt man nun den Gesichtspunkt der Reihung der Größe nach und die Einheitlichkeit der Kleidung zusammen, führt das zu der Deutung, dass es sich hier um eine *bewusste Inszenierung von Einheitlichkeit* handelt. Die obendrein auch aufwendig ist, denn schließlich muss die Kleidung der passenden Größe nach beschafft werden. Zum Zeitpunkt der Erstellung dieses Bildes (siehe oben: Sepia) konnte man Kleider noch nicht von der Stange kaufen, man musste eine Schneiderin bemühen.[88]

Bei dieser Bildinterpretation hilft wiederum der Vergleich: Ich kenne ein vergleichbares Foto, mit dem ein patriotischer Vater (Schweizer) in seinen als Buch veröffentlichten Lebenserinnerungen zeigt (Günthardt 1956),[89] dass er stolz ist, dass alle seine erwachsenen Söhne im Zweiten Weltkrieg das Land zu verteidigen bereit sind, denn sie tragen einheitlich Uniform (Abb. 9).

Entgegen dem Bild von den fünf Schwestern entbehrt dieses Foto offen erkennbar jeglicher Inszenierung. Eine Altersreihung ist nicht erkennbar, die Uniformen sind uniform, variieren jedoch entsprechend der Zugehörigkeit der Herren zu unterschiedlichen Truppenteilen. Die acht Herren schauen (fast alle) direkt in die Kamera, Ernst ist das Gebot der Stunde, Individualisierung durch unterschiedliche Gesichtsausdrücke gibt es nicht, mit einer Ausnahme: Der Zweite von links lächelt verhalten. Zwischen dem Fotografen und den Fotografierten scheint Einvernehmen zu herrschen. (Man beachte auch den Altersunterschied gegenüber den fünf Schwestern.)

Ich komme zurück auf das Foto der Mädchen (Abb. 5): Wenn in einer patriarchalisch verfassten Gesellschaft jemand seine Söhne wie beschrieben aufstellt, dann hat es ebenso eine Bedeutung, wenn ungefähr zeitgleich jemand stolz seine Töchter präsentiert. Da *setzt sich jemand über Grenzen des Gewöhnlichen hinweg* und führt Töchter ähnlich stolz vor, wie Väter das tun, wenn sie Söhne haben. (Diese Deutung ergibt sich aus der Tatsache, dass ein erheblicher Aufwand getrieben worden ist, um diese Töchter [wenn es sich tatsächlich um eine Geschwisterreihe handelt] zu präsentieren.)

88 Quelle: https://de.wikipedia.org/wiki/Prêt-à-porter [Zugriff: 05.03.2018].

89 Ich danke der Enkelin des Autors, Anne Günthardt, die nicht wenige Mühen auf sich genommen hat, mir dieses Foto zur Verfügung zu stellen.

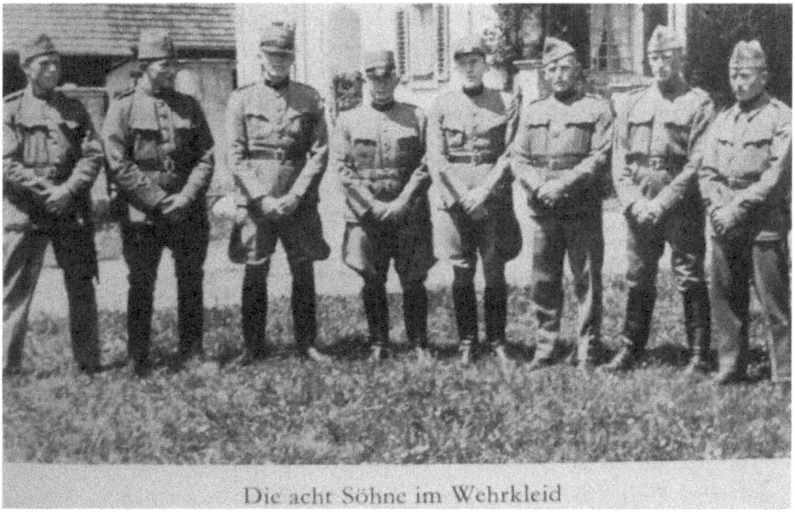

Abb. 9: Foto der acht Söhne in Uniform (Günthardt 1956)

Woher stammt die Gewissheit, die Mädchen seien Geschwister? Sie stammt aus Überlegungen zur Pragmatik. Wer sollte sich die Mühe machen, fünf Mädchen zusammenzutrommeln, die wie die Orgelpfeifen nebeneinandergestellt werden können, sie einheitlich auszustaffieren und fotografieren zu lassen. Man bedenke, dass dieses Foto in einer Zeit entstanden ist, in der Smartphones nicht zur Verfügung standen, die Herstellung eines Fotos nicht nebenbei zu machen war. Es musste ein Fotograf bestellt werden, der seine aufwendige Apparatur an den Ort des Geschehens zu transportieren hatte, sie aufbauen musste (vermutlich hat er eine Plattenkamera benutzt) und dafür auch angemessen entlohnt werden wollte. Es musste einiger Aufwand getrieben werden, um fünf Mädchen, die altersgemäß ständig in Bewegung sind, zusammenzuhalten und zur Geduld anzuhalten, bis der Fotograf mit seinen Vorbereitungen fertig ist. Man musste sie dann auch dazu bewegen, für eine Weile stillzuhalten, damit das Bild nicht verwackelt.

Nun zur Konstellation der abgelichteten Personen: Man sieht der Größe nach aufgereiht fünf Mädchen. Das größte Mädchen steht aus Sicht des Betrachters links, die Reihe fällt nach rechts hin ab. Wenn man davon ausgeht, dass Größenwachstum und Alter etwas miteinander zu haben, dann steht links das älteste Mädchen, rechts das jüngste. Die

Mädchen stehen zwar alle nebeneinander, es gibt jedoch Lücken. Die erste Lücke ergibt sich zwischen dem größten und dem zweitgrößten Mädchen. Zwischen dem drittgrößten und dem viertgrößten Mädchen ist die Lücke kleiner. Die nächste Lücke, die es mit der Lücke zwischen dem größten und dem zweitgrößten Mädchen aufnehmen kann, besteht zwischen dem viertgrößten und dem kleinsten Mädchen. Man könnte also sagen: *Dieses Bild zeigt eine Reihe von zwei einzelnen Mädchen* (dem größten und dem kleinsten) sowie eine Gruppe von drei Mädchen, getrennt durch eine kleine Lücke. Bezogen auf die Frage nach Geschwisterbeziehungen könnte das heißen, *dass die Stellung der Ältesten und der Jüngsten eine herausgehobene ist, und des Weiteren, dass die Mittleren, wenn mehrere davon vorhanden sind, zur (wenn auch brüchigen) Gruppenbildung tendieren.*

Im nächsten Schritt vergleiche ich Körperhaltung und Gesichtsausdruck. Dabei fällt die *Abwesenheit von Einheitlichkeit* auf. Keines der Mädchen schaut freundlich, teils stehen sie mehr oder weniger breitbeinig da, alle, bis auf eine, die ihre Hände faltet, lassen die Arme hängen. Da hat niemand »haltet euch gerade«, »rückt auf« oder dergleichen befohlen, niemand hat »Cheese!« gerufen. Wenn diese Befehle ergangen sein sollten, hat sich keines der Mädchen danach gerichtet.

(Dass jemand bei Gruppenfotos das Kommando »Cheese!« erschallen lässt, ist wohl eine Folge der Amerikanisierung der europäischen Gesellschaften. Bezogen auf das gerade betrachtete Bild ist noch ein weiterer Gesichtspunkt im Sinne des Vergleichs zu beobachten: Stellen sich nach einer internationalen Tagung die wichtigsten Leute zu einem Gruppenfoto zusammen, dann kann man beobachten, dass die Außenstehenden sich mit dem Oberkörper ins Bild hineinschieben, was ihre Randständigkeit, wenn auch nur unvollkommen, aufhebt).

Wenn aber, wie dieses Bild deutlich zeigt, niemand in diese Fotografie ordnend eingegriffen hat oder derjenige dabei ignoriert wurde, dann unterstreicht (bekräftigt) das die oben formulierte Hypothese der Individualität der Mädchen, denn weiter oben habe ich behauptet, *dass in Aufstellung und Kleidung auf Uniformität geachtet wird, während in Bezug auf Körperhaltung, Gesichtsausdruck und Abstand der Mädchen zueinander diese Einheitlichkeit nicht wiederzufinden ist, durch eigenes Handeln heben sie die Uniformität auf.*

Mit dem letzten Satz habe ich eine erste auf das Bild bezogene Hypothese formuliert.

Nach diesen Vorarbeiten zu den »Grundlinien des Ordnungszusammenhangs« kann ich nun zur »jeweiligen Ortszuweisung des konkreten Seienden im Fächerfeld des Systems«[90] kommen und beschreibe die fünf Mädchen in ihrem Beziehungsgefüge, bei der (mutmaßlich) Ältesten beginnend:

Die Älteste steht da, in Schrittstellung breitbeinig, hält sich am Jackensaum fest, was (in meinen Augen) nach geballten Fäusten aussieht, und zeigt einen selbstgewissen, sonst affektiv neutralen Gesichtsausdruck. Mental ist sie offenbar bereits im Begriff, diese Gruppe zu verlassen, was der nächstjüngeren Schwester die Möglichkeit gibt, den Platz der Älteren einzunehmen, woraus sich dann ihr selbstgewisser Gesichtsausdruck erklären würde.

Daneben steht, in einem Abstand, Schulterschluss vermeidend, die *Zweitälteste*, Beine geschlossen, Hände auf dem Rücken verschränkt, starr mit verkniffenem Mund in die Kamera blickend. *Auf diesem Platz fühlt sie sich nicht wohl, das ist nicht zu übersehen.*

Dann kommt die Mittlere. Sie ist die einzige, die die Hände verschränkt hat. Ihre Füße stehen parallel, ein Bedarf an Abstützung des Stands in der Welt durch das Ausstellen von Füßen oder ein breitbeiniges Hinstellen besteht nicht. Sie schaut mit offenen Augen neugierig in die Welt.

Dann folgt die *Zweitjüngste*. Von allen Schwestern (mutmaßlich) hat sie den prägnantesten (falls man prägnant überhaupt noch steigern kann) Gesichtsausdruck, sie schaut trotzig in die Welt, steht breitbeinig nach dem Vorbild ihrer ältesten Schwester da und hat auch Raum zwischen sich und die jüngere, neben ihr stehende Schwester gelegt. Warum gerade sie? Sie ist diejenige, die sich eine Zeit lang als Jüngste wähnen konnte, bis sie von einem nachgeborenen Geschwister entthront wurde. Aber das gilt für alle Schwestern. Jedoch war mit der Ankunft der jüngsten Schwester definitiv Schluss in Bezug auf die Erweiterung der Geschwisterreihe, es folgt niemand mehr nach, und das konnten die älteren Schwestern eine Zeit lang erleben.

Die *Jüngste*, die letzte in der Reihe, sieht aus, als ob sie sich gerade noch in das Bild geschlichen hätte; sie steht auch nicht frontal zum Betrachter wie die anderen, blickt aber in die Kamera und reiht sich so ein. Es sieht nicht so aus, *als ob sie ihren Platz in dieser Reihe bereits gefunden hätte* (oder die Schwestern ihr einen solchen Platz bereits eingeräumt hätten). Man meint fast die von den Schwestern ihr zu-

90 Zitate jeweils nach Heidegger, wie oben zitiert.

gerufene Frage zu hören: »Wer bist du denn? Wir haben dich nicht gerufen.«

Bei all diesen Überlegungen gilt es zu bedenken, dass es sich um eine Momentaufnahme handelt. Über die mutmaßlichen Lebenswege dieser Schwestern ist nichts ausgesagt und wird auch nichts ausgesagt werden können, denn der Weg zu Auskunftsfähigen ist verbaut, die Postkarte ist anonym.

Jedoch ist es angemessen, sich Gedanken über *mögliche Entwicklungen* dieser Mädchen auf der Grundlage dessen, wie sie sich dem Fotografen präsentieren, zu machen. Ich überlege mir:

Bei der *Jüngsten* könnte ich mir vorstellen, dass sie bald ihrer Wege gehen und tatsächlich, wie man das von Jüngsten zu kennen meint, eine künstlerische Laufbahn einschlagen wird, wenn man sie lässt, während ich der Ältesten zutraue, dass sie ihr Leben lang ihre jüngeren Schwestern wie ein Hütehund umkreisen wird. Der Hang zur Machtausübung steht ihr ins Gesicht geschrieben. Die Mittlere stelle ich mir als eine vor, die sehr früh ihren eigenen Lebensweg einschlagen wird. Und die zornige nachgeborene Schwester könnte eine leitende Position als Krankenschwester anstreben. (In diesem Beruf kann man aus sachlichen, nämlich medizinischen Gründen dem Patienten gegenüber aggressiv sein, ihm beispielsweise eine Spritze geben, ohne dass es ihm erlaubt wäre, Gegenrede zu erheben, im Gegenteil: Er muss der Krankenschwester dankbar sein für ihre Zuwendung, auch wenn's weh tut.)

Interpretation des Fotos der acht Soldaten (Abb. 9)

Die acht Männer stehen nicht in einer Folge gereiht, die ihrer Altersabfolge entspräche. Damit entfallen einige Interpretationsmöglichkeiten, wie sie bei dem Foto der Schwestern bestehen. Zwar habe ich die einzelnen Männer ausgeschnitten und ihrem Alter entsprechend nebeneinandergelegt, das erweitert aber den Deutungsraum nicht, weil dadurch die Ordnung, die durch das Zusammenstehen sichtbar gemacht wird, auseinandergerissen wird. Auch hier hat keiner »Cheese!« gesagt, nur einer lacht. Es ist der Zweite von links und der Drittjüngste, nicht der Jüngste, wie man vielleicht hätte annehmen können. Zunächst habe ich eine andere Ordnung in Bezug auf die Rangordnung, die die abgebildeten Herren beim Militär einnehmen,[91]

91 Ich danke Peter Meyer aus Küsnacht/ZH für seine Erläuterungen der Uniformen und Rangabzeichen.

vermutet und bin damit auch auf eine interessante Formation gestoßen, die es möglich macht, eine zentrale These zu entwickeln:

Auf diesem Foto sind zwei Größen zueinander in Bezug gesetzt: Im Hintergrund ein landwirtschaftliches Hof- und Wirtschaftsgebäude einerseits, im Vordergrund die Soldaten und damit die Orientierung der Abkömmlinge der Familie auf die Heimat in Zeiten der Not. Die Schweiz war zwar im Zweiten Weltkrieg kein Krieg führender Staat, jedoch musste die Grenze gesichert werden. Wehrfähige Männer wurden zum Grenzdienst eingezogen und mussten dort die Wache übernehmen, am Anfang ohne Lohnausgleich. Max Frisch, derselben Generation angehörend wie die auf dem Foto abgebildeten Herren, war von 1939–1943 im Militärdienst und hat diesen aus der Sicht von 1973, also kritisch, beschrieben (Frisch 1974).[92] Mir geht es hier um die Präsentation der acht Brüder vom *Brüderhof*, die dieser dem Vaterland als Soldaten zur Verfügung stellen kann.

Alle Brüder tragen auf dem Foto »das Wehrkleid«, ein Schweizer Begriff für Uniform. Ausweislich des Schweizer Wörterbuchs (Meyer 2006) ist der Begriff Wehrkleid ein »gehobener Ausdruck für die Uniform des Soldaten. ›*Das Tragen des Wehrkleids auch im militärischen Urlaub entspricht einer alten Schweizer Tradition*‹ (*Neue Zürcher Zeitung* 1969, 689, 13)«.

So viel zum äußeren Kontext. Ich halte fest: Angedeutet sind in diesem Foto *zwei zentrale Familienthemen: Landwirtschaft und Vaterland.* (Zum Familienhintergrund, der in diese Deutung einfließt, sei erwähnt, dass Alois Günthardt ein umtriebiger und innovativer Landwirt war, der nach dem Ende seiner Ausbildung in Österreich einen Gutshof so erfolgreich leitete, dass er sich dort einen eigenen Hof kaufen konnte, der seine Familie ernährte. Als sich abzeichnete, dass Österreich sich zu Nazi-Deutschland orientieren würde, kehrte er in die Schweiz zurück, wo er sich an der »Anbauschlacht« beteiligte, deren Ziel es war, die Schweiz im Krieg in Bezug auf die Lebensmittelversorgung autark zu machen. Er wurde Pionier in der Meliorisierung ursprünglich unfruchtbarer Böden, baute einen eigenen Hof auf und übernahm einige öffentliche Ämter.)

92 Andere kritische Stimmen, betreffend zum Beispiel die Fragen des Grenzübertritts von Juden in Richtung Schweiz und dessen Abwehr durch Schweizer Soldaten (aber auch dessen Ermöglichung durch einen solchen aus St. Gallen) seien der Vollständigkeit halber erwähnt, aber das tut hier nichts zur Sache.

Nun zum *inneren Kontext des Fotos*: Im Zentrum der Reihe stehen drei Offiziere, also die ranghöchsten Brüder. Der mittlere und kleinste Bruder hat es bis zum Oberst gebracht, auf dem Foto ist dieser Dienstgrad noch nicht erkenntlich. Die anderen Brüder haben untere Dienstgrade, die Stiefelträger (außer den Offizieren, die grundsätzlich Stiefel tragen) gehören der Kavallerie oder dem Transportwesen mit Pferden an. Wollte man die Zugehörigkeit der Brüder zu den unterschiedlichen Waffengattungen benennen, bräuchte man ein Farbfoto, da diese durch Farben kenntlich wird.

Eingerahmt wird die Brüdergruppe durch die beiden Landwirte, die das bäuerliche Erbe der Familie fortgesetzt haben: Der eine erbte den vorhandenen, vom Vater aufgebauten Hof, ein weiterer, der zweite von links, heiratete in einen anderen Hof ein. Wiederum ein weiterer übernahm die Leitung eines Gutsbetriebs (die in der Familie bereits in dritter Generation weitergegeben wurde), die verbleibenden Brüder waren außerlandwirtschaftlich tätig, teils übernahmen sie hohe öffentliche Ämter oder betätigten sich beruflich im Pflanzenschutz. Einer der abgelichteten Brüder ist aus dem kollektiven Familiengedächtnis verschwunden; es wird vermutet, dass er im Leben nicht erfolgreich war – womit wiederum die Wertmaßstäbe in dieser Familie offen zutage liegen.

Fazit: Die oben formulierte Hypothese von den zwei zentralen Familienthemen kann nun inhaltlich weiter qualifiziert werden: *Das Vaterland steht im Zentrum, wird aber von der Landwirtschaft eingerahmt.*

Zur Verwendung dieses Fotos im Beratungskontext

Bis hierher hatte ich die Gelegenheit, das Dokument einer Schweizer Elitefamilie, ergänzt um eine autobiografische Schrift des charismatischen Gründers, Alois Günthardt, in Augenschein zu nehmen. Ging es zunächst um eine methodische Übung zur Interpretation von Fotos, will ich nun die Karten weiter aufdecken:

> Der Enkel des Gründers, Kaspar Günthardt, setzte das Erbe des Großvaters im Pionierbereich fort: Er vertrat bei der Grünen Partei als Funktionär die Interessen der Landwirtschaft. Seine beiden Söhne deuteten zunächst an, dass sie nicht gewillt sind, das von ihrem Urgroßvater vorgegebene Niveau fortzuführen. Der eine lernte Elektriker und betätigte sich freiberuflich, legte sich also auf nichts fest; der andere studierte Landwirtschaft, heiratete eine diplomierte Agraringenieurin und war auf eine Erwerbstätigkeit nicht angewiesen. Zudem litt er

unter einer inzwischen wieder verschwundenen Erkrankung, die (aus damaliger Sicht) auf kurz oder lang seine Arbeitskraft erheblich einschränken würde. (Als er später den Hof übernimmt, spielt diese Krankheit keine Rolle mehr.) Beide halfen fallweise auf dem Hof des Vaters mit.

Der Hof war hinsichtlich seines Bestands in einer kritischen Lage, die sich durch das Heranrücken des Pensionsalters des wirtschaftenden Bauern verschärft hatte. In dieser Situation erhielt ich, vermittelt durch die Schwester von Kaspar, die in Fußnote 89 erwähnte Anne, einen Beratungsauftrag, der eine Regelung der Hofübergabe zum Gegenstand haben sollte. Im Zentrum der Beratung stand die unübersehbare Ambivalenz der Brüder, aber auch des wirtschaftenden Bauern: Der eine, der Elektriker, der fallweise Aufträge übernahm, wollte seinen erratischen Lebensstil nicht aufgeben (als ich ihn darauf ansprach, antwortete er mir mit Hinweis auf die Individualisierung moderner Gesellschaften). Der andere erging sich zusammen mit seinem Vater in nebulösen Projekten in Sachen Streuobstwiesen und Biogasanlagen. Der Vater konnte seine (berechtigten) Zweifel an der Bereitschaft seiner Söhne zur Übernahme des Hofes nicht verbergen. Ich auch nicht, was mich in eine kritische Lage gegenüber den Söhnen brachte, die nicht ohne Grund bei mir vermuteten, dass ich auf der Seite ihres Vaters stünde. Ob es mir in dieser Situation gelungen ist, als Berater dem Gebot der Allparteilichkeit zu entsprechen, sei dahingestellt.

Diese Ambivalenz der drei Klienten wirkte sich auch auf meinen Auftrag aus, der unter der Hand lautete: »Führe Änderungen herbei, aber lasse alles so, wie es ist.« Deutlich wurde mir das, als ich die drei nach einem sehr kontrovers verlaufenen Gespräch dabei ertappte, wie sie an der Haustür in aller Gemütsruhe die Arbeitsteilung am kommenden Wochenende besprachen. Im nächsten Gespräch griff ich zum systemischen Notnagel, der immer dann angesagt ist, wenn einem gar nichts anderes mehr einfällt: zur paradoxen Intervention. Ein Vorschlag war, dass der Vater und Hofinhaber sich Ungewöhnliches einfallen lassen könnte, um Wandel zu provozieren. Beispielsweise könnte er im Sonntagsanzug die Stallarbeit erledigen und danach in die Kirche gehen.

Beratungsgespräche würde ich nun beenden, um den Klienten Zeit zu lassen für das Erproben von Neuem, würde sie in einem halben Jahr wieder anrufen und nach dem Stand der Dinge fragen.

Ein halbes Jahr später teilt mir Kaspar Günthardt in einem Telefonat mit, es habe sich nichts verändert. Er habe lediglich den Gedanken an eine Hofübergabe an seine Söhne aufgegeben und bemühe sich nun darum, einen Lehrling als seinen Nachfolger aufzubauen.

Kaspar Günthardt starb, ohne dass seine Vorstellungen von seiner Nachfolge über das Angedeutete hinaus bereits konkrete Konturen annehmen konnten. Heute (2018) liegt folgende Situation vor:

Die zuzeiten von Kaspar Günthardt bereits projektierte Biogasanlage steht kurz vor der Realisierung, der ältere Sohn hat den Hof gepachtet, auch engagiert er sich dort mit tatkräftiger Unterstützung seiner Frau. Sein Bruder, der Elektriker, ließ sich bei Übernahme des Hofes durch seinen älteren Bruder auszahlen, lebt dort heute mit seiner Partnerin und einem gemeinsamen Kind, beteiligt sich fallweise an der auf dem Hof anfallenden Arbeit und hat insgesamt seinen Lebensstil stabilisiert.

Die Familie Günthardt ist somit ein Beispiel dafür, dass Krisen das Potenzial in sich tragen, kritische Entwicklungen in günstige umzuwandeln. Auch ist es der jüngeren Generation gelungen, ein gängiges Stereotyp in Sachen Familienbetrieb zu widerlegen. Dieses lautet: Die erste Generation baut auf, die zweite erhält, die dritte baut ab. Anders war die Entwicklung bei der Familie Günthardt: Nachdem es zunächst nach Abbau aussah, hat nun *eine Anpassung an die Entwicklung des landwirtschaftlichen Umfelds stattgefunden.* Der Zweig der profitablen Gärtnerei wurde ausgebaut, ebenso die Direktvermarktung, und die Biogasanlage wird über kurz oder lang die ökonomische Situation des Betriebs stabilisieren (wenn auch inzwischen die Euphorie in Sachen Biogasanlagen im Abklingen begriffen ist, was dem aktuellen Betriebsinhaber aber nicht entgehen wird, denn er hat nun einen weniger blumigen Zugang zu diesem Unternehmenszweig gefunden). Zur aktuellen Diskussion über die Situation der Biogasanlagen sei folgende Hintergrundinformation beigesteuert:[93]

> »Problematisch für Biogasanlagen ist, dass ihr Gewinn auch abhängig vom weltweiten Getreidepreis ist. In Zeiten knapper Getreidevorräte heizen immer neue Biogasanlagen die Konkurrenz um Biomasse vom Acker an. Zudem sichern sich Großinvestoren zunehmend riesige Ackerflächen, um dort Mais anzupflanzen. Dafür zahlen sie fast jeden

93 Quelle: http://www.br.de/themen/wissen/dossier-energiealternativen-biogas100.html [Zugriff: 14.12.2017].

> Preis – was die Pacht in die Höhe treibt. Biogasanlagen können für Landwirte eine ökologisch korrekte und zuverlässig sprudelnde Geldquelle sein. Doch bei weltweiten Missernten oder Wetterphänomenen wie dem El Nino im Jahr 2015 kann sich das schnell verändern.«

Auch die Idee einer ökologischen Landwirtschaft, die Kaspar Günthardt vehement vertrat und für die er sich auch politisch einsetzte, verlor in einem Land, in dem die dominanten Großverteiler Migros und Coop ihr Angebot auf »Bio«-Lebensmittel konzentriert haben, wesentlich an Charisma. In einer solchen Situation ist die Forcierung der Direktvermarktung und die Teilnahme am Boom der erneuerbaren Energien die geeignete Antwort.

Ich komme zum Schluss dieses Exkurses: Was haben diese Überlegungen über die Verwendung von Fotos in der Genogrammarbeit an Verallgemeinerbarem gebracht?

Ich bestimme das Verhältnis von Allgemeinem und Individuellem wie folgt (vgl. Kap. 1): *Das Individuelle ist ein Allgemeines insofern, als es sich unter allgemeinen Bedingungen gebildet hat. Es ist ein Besonderes insofern, als es sich unter allgemeinen Bedingungen individuiert hat.*

Das Allgemeine ist in diesem Buch, in dem es um Beratung und Therapie und mithin um Klienten, also um Einzelne, wenn auch in ihrem sozialen Zusammenhang, geht, ausschließlich insofern interessant, als am einzelnen Fall kumulative Fallerfahrung gewonnen[94] werden kann. Das führt jedoch dazu, dass meine Fallbeispiele nicht zu Axiomatiken führen können, wie man sie in den meisten Publikationen über Geschwisterbeziehungen findet im Stil von: Erstgeborene sind ..., Jüngste sind ... Zu jedem Axiom dieser Art lässt sich in der sozialen Wirklichkeit ein Gegenbeispiel finden; denn die Varianten von Möglichkeiten, auch von problematischen (in Anlehnung an Alfred Schütz, siehe oben, Kap. 1.6.1), sind schier grenzenlos, wenn auch nicht beliebig. Mit dieser Reduktion von Komplexität kann ich also nicht dienen.

---

94 Damit ist gemeint, dass jeder Berater und jede Therapeutin im Zuge seines/ihres Berufslebens an Fällen Erfahrungen macht, aus dem Vergleich dieser Erfahrungen lernt und in diesem Sinne fallbezogene allgemeine Kompetenzen erwirbt, die umso größere Bedeutung entfalten, je mehr sie reflektiert sind, zum Beispiel in der Supervision.

Fazit: Fotos können im Rahmen von Genogrammarbeit zur Interpretation herangezogen werden, wenn man zweierlei aufbringt:

- Den Mut zu deuten, was aber voraussetzt, dass man sich von seinen eigenen, alltäglichen Selbstverständlichkeiten löst und bereit ist, seine Deutungen durch Material zu unterfüttern und zu überprüfen. Wie so oft, stellt auch hier Wikipedia eine willkommene, wenngleich durchweg kritisch einzuschätzende Hilfe dar.
- Als Nächstes ist die Bereitschaft aufzubringen, seine eigenen Deutungen nicht für das Evangelium zu halten, was allerdings für alle Deutungen gilt.

In dieser Kombination kann man Fotos in die Genogrammarbeit einbauen, und nun, werte Leser, fordere ich Sie auf, Ihre eigenen Überlegungen zu diesem Foto in einen Bezug zu den hier vorgetragenen zu setzen. Ich könnte mir gut vorstellen, dass Sie auf Aspekte gestoßen sind, die ich selbst übersehen habe.

3.1.3 Geschwisterbeziehungen in konventionellen Familien

Familie Cropland

Zunächst zum Material: Den folgenden Fall habe ich kennengelernt, als ich 2006 im Mittleren Westen der USA landwirtschaftliche Familienbetriebe im Vergleich zu europäischen Familienbetrieben untersuchen wollte (Hildenbrand 2014).[95] Zunächst hatte ich diesen Fall in diesem Buch für das Kapitel über Vornamen vorgesehen, denn man kann daran eine Möglichkeit aufzeigen, wie man mit der Vergabe von Vornamen strategisch operieren kann. Dann schien mir aber, der Fall der Familie Kornbeck sei erhellend und überzeugend genug, darum kommt die Familie Cropland erst in diesem Kapitel zum Zug. Die Leser seien aufgefordert, beim Lesen dieses Falls die Bezüge zum Thema Vornamen selbst herzustellen. Abb. 10 zeigt das Genogramm der Familie Cropland.[96]

95 Ich gedenke meines geschätzten Freunds und Kollegen, Charles B. Hennon, der mir den Fallzugang ermöglicht und mich auch beim Interview begleitet hat.

96 Die Tonaufzeichnung und die Transkription sind verloren gegangen. Ich zitiere aus Notizen und aus dem Gedächtnis. Heraus kommt ein Genogramm, wie man es im 18. Jahrhundert gezeichnet hat.

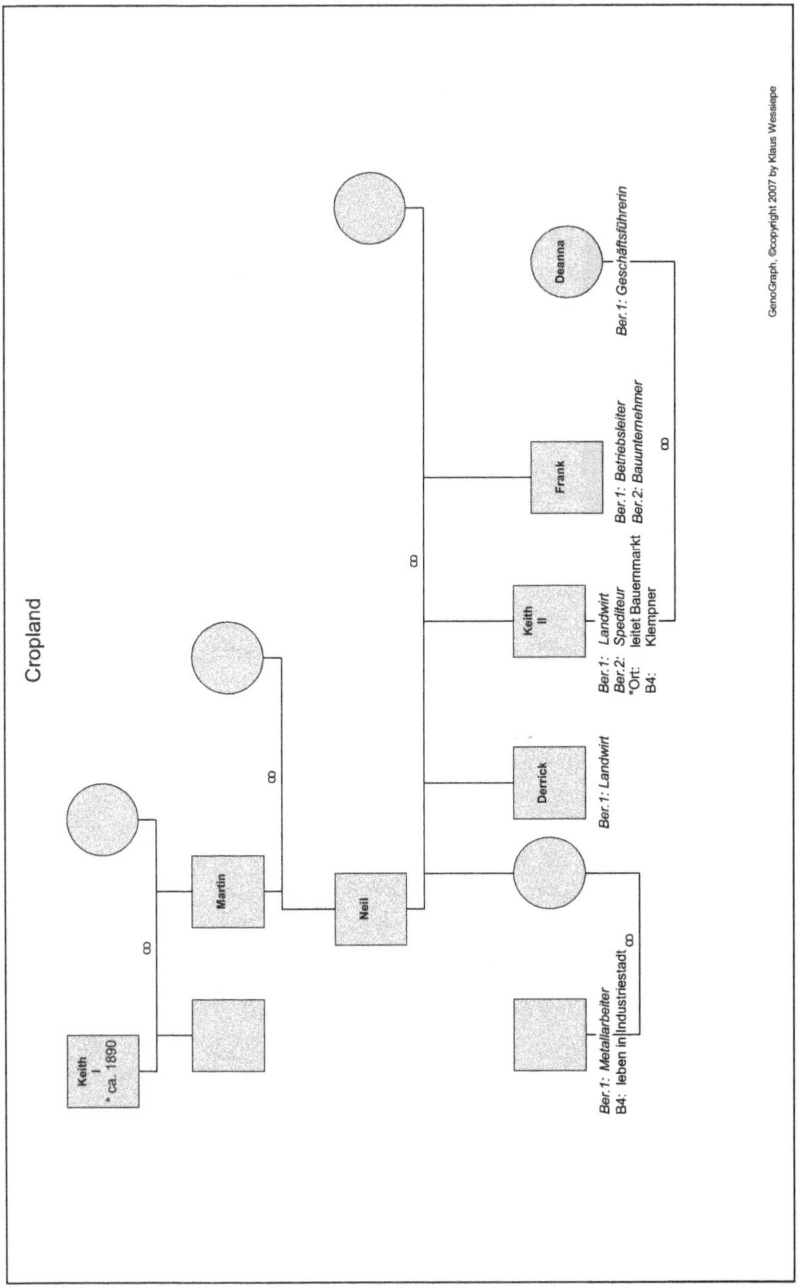

Abb. 10: Genogramm der Familie Cropland

Familie Cropland betreibt in dritter Generation Landwirtschaft in Ohio. **Keith Cropland I** erwarb in den 1920er Jahren einen Hof mit 250 Acres (ca. 100 ha) und war landesweit als Züchter von Arbeitspferden bekannt. Sein zweiter und jüngster Sohn Martin bewirtschaftete zunächst den Hof seiner Großmutter mütterlicherseits und wandte sich dann dem Transportwesen und der Restaurierung alter Traktoren zu. Dessen ältester Sohn **Neil**, auf den es uns hier ankommt, war zunächst abhängig beschäftigter Viehzüchter und kaufte dann nach und nach vier Höfe, die nach traditionellem Muster der Landbesiedelung im Mittleren Westen auf einer zusammenhängenden Fläche von einer Quadratmeile angelegt sind. Somit verfügte er schließlich über einen Hof mit arrondierten 640 Acres (ca. 250 ha), auf dem Schweine und Kälber gemästet sowie Mais und Bohnen angebaut wurden. Zeitweise wurde weiteres Land gepachtet; in Spitzenzeiten brachte es die Familie auf 21 Höfe mit insgesamt 1700 Acres (ca. 680 ha). Daneben handelte Neil in den 1970er Jahren mit Kälbern, beschaffte diese in Upstate New York und beförderte sie nach Ohio, begleitet von seinem zweitgeborenen Sohn **Keith II.** In den 1980ern betrieb Neil eine USA-weit operierende Spedition. Zwei der drei Söhne (Derrick und Keith II) arbeiten ständig im Betrieb auf seinen verschiedenen Arbeitsfeldern mit. Der jüngste Sohn, Frank, leitet ein Stahlunternehmen und besitzt eine Baufirma. Alle drei Söhne haben an der Peripherie des Hofareals ihre Häuser errichtet und leben dort mit ihren Familien. Die Tochter, das älteste der vier Kinder, hat einen Metallarbeiter geheiratet und lebt in der Stadt.)

Eine Krise tritt ein, als Keith II im Alter von ca. 40 Jahren zufällig über seine Frau (die ebenfalls aus der Landwirtschaft stammt, aber als Geschäftsführerin eines Hotels tätig ist) erfährt, dass Keiths älterer Bruder Derrick den Betrieb allein übernehmen, das heißt dort: zu einem Vorzugspreis von den Eltern pachten soll. Keith II pachtet daraufhin ohne weitere Aussprache kurzerhand von seinem Vater 40 Acres (ca. 16 Hektar) Land und richtet dort eine Baumschule, Gärten mit Feingemüse und einen florierenden Bauernmarkt ein. Wenn Zeit ist und Aufträge da sind, übernimmt er mit seinem großen Lkw Transporte meist landwirtschaftlicher Schüttgüter zu den Häfen des Ohio River. Im Winter arbeitet er als Klempner in der Baufirma seines jüngsten Bruders.

Die Kränkung über die Zurücksetzung durch seinen Vater hat Keith II noch nicht überwunden; das Thema ist in der Familie tabu (und wird nach offiziellem Abschluss des Interviews von seiner Frau und nicht von ihm selbst ins Gespräch gebracht, beim Abschied zwischen Tür und Angel). Dass Keith II sich als Bevorzugter wähnte, mag er daraus abgeleitet haben, dass er, obwohl zweitgeborener Sohn, nach seinem Großvater, der landwirtschaftlichen Leitfigur in der Familie, benannt wurde und als Junge seinen Vater regelmäßig beim Kälbertransport begleitete.

Bei allen Irritationen der Betriebsübergabe und trotz weit gefächerter Pluriaktivität, von der europäische Landwirte nur träumen können – sie verlassen sich lieber auf den Staat –, ist Keith II vom Habitus her Landwirt geblieben. Seine Lebensphilosophie fasst er in zwei Sätzen zusammen: »Ich muss die Kontrolle haben.« und »Die Landwirtschaft liegt uns (!) im Blut.« Dem kann aus seiner Sicht die Tatsache nichts anhaben, dass unter den derzeitigen Bedingungen eine Familie in den USA von 250 Hektar (zur Erinnerung: Das ist die Größe des elterlichen Betriebs) nicht ernährt werden kann, auch wenn seine Frau als Geschäftsführerin eines mittleren Unternehmens zum Familienunterhalt einen Beitrag leistet.

Der zentrale Konflikt in dieser Gruppe von dreien – es ist in der Tat eine Gruppe von dreien, denn das vierte Geschwisterkind, eine Tochter, hat frühzeitig das Feld geräumt. Offenbar ist ihr deutlich geworden, dass sie in dieser Männergesellschaft nichts zu gewinnen hat – der zentrale Konflikt also spielt sich zwischen den zwei ältesten Brüdern ab, die sich nach der Familientradition der Landwirtschaft verschrieben haben. Der jüngste Sohn Frank hat sich, ähnlich wie seine Schwester, auf der Grundlage des Selbstständigkeitshabitus der Familie – das unterscheidet ihn von seiner Schwester – auf eigene Beine gestellt.[97] Dennoch spielt er unter den Brüdern noch eine Rolle, indem er Keith II im Winter in seinem eigenen Bauunternehmen beschäftigt. Die beiden Jüngeren stehen sozusagen gegen den Ältesten, der auf diese Weise seine Grenzen aufgezeigt bekommt. Das ist das eine Dreieck in diesem Spiel. Aber indem Keith II, als er sich vom Vater und ältestem Bruder ausgebootet sieht, sich kurzerhand auf dem Familiengrundstück mit einem Bauernmarkt selbstständig macht,[98]

97 Vielleicht hat die Redewendung »sich vom Acker machen« in solchen Konstellationen ihren Ursprung.

98 Ich habe mir dieser Tage (im November 2017) den Internetauftritt dieses Bauernmarkts angesehen. Keith II präsentiert sich dort mit seiner Frau, beide machen einen ausgesprochen aufgeräumten Eindruck. Mir scheint, dass dieser Bauernmarkt, den ich im Jahr 2006 persönlich in Augenschein nehmen konnte, seither sehr gut gediehen ist.

befreit er sich zumindest ökonomisch aus der Abhängigkeit der Familie.[99] Dieser familiale Tanz um Konflikte herum lebt auch davon, dass fast alle noch in Sichtweite auf dem Gelände leben. Hauptakteur ist Neil: Mit ihm hat Keith II schon als Jugendlicher eine besondere Beziehung auf den Kälbertransporten begründet, was in Keith II zusammen mit der Namensgebung den sich als irrig herausstellenden Glauben hat entstehen lassen, er sei, benannt nach dem Familienpatriarchen, in der Nachfolge privilegiert.[100] Im Kern ist Neil der Störenfried im Dreieck Neil – Derrick – Keith II, und nicht ums Wunder ist es die von außen Dazugekommene, die Ehefrau von Keith II, die das gut geölte Dreieck stört, indem sie ihre Ohren überall hat und den Schleier des Geheimnisses lüftet. Auch Frank hat in diesem Spiel der Triaden seine eigene, stille Rolle, und welche Fäden Neils Frau, die Mutter, im Hintergrund zieht, ist, wie es dem »Geheimdienstmodell der Frau im 19. Jahrhundert« (Weber Kellermann 1991) entspricht, naturgemäß nicht bekannt.

Die Familie Cropland ist ein Beispiel für eine Familie mit vier Kindern. Durch zeitigen Weggang der ältesten Tochter schrumpft die Geschwistergruppe auf drei, worauf das Triadenkarussell unter den Geschwistern in Gang kommen kann.

Infolgedessen fehlt in dieser Abhandlung noch eine Familie mit drei Kindern. Eine solche soll nun vorgestellt werden:

Familie Eigenbrod

Ich lernte die Familie Eigenbrod (Abb. 11) als Gründer und Leiter einer gemeindepsychiatrischen Einrichtung kennen. Aufmerksamen Lesern wird sie aus meiner *Einführung in die Genogrammarbeit* bekannt vorkommen (Hildenbrand 2005b, S. 7–10). Dort ging es um die Frage des mit Genogrammarbeit verbundenen Zeitaufwands. Hier geht es um Geschwisterbeziehungen und damit um ein anderes Thema.

99 Es gibt eine politische Parallele zu diesem Fall: Als die Grünen und die CSU in den Koalitionsverhandlungen in den Farben Jamaikas einander annäherten, war für die FDP der Zeitpunkt gekommen, sich für alle unerwartet aus den Verhandlungen zu verabschieden. Christian Lindner ist dafür sehr gerügt worden, aber niemand hat in Betracht gezogen, dass sich für die FDP eine maligne Dreieckskonstellation abzeichnete (wenn man einmal die zu diesem Zeitpunkt der Realität weit entrückte CDU außer Betracht lässt).

100 Das ist ein bewährter Trick in landwirtschaftlichen Familienbetrieben, den Ältesten zu Spitzenleistungen herauszufordern, denn er kann sich seiner Position nicht sicher sein.

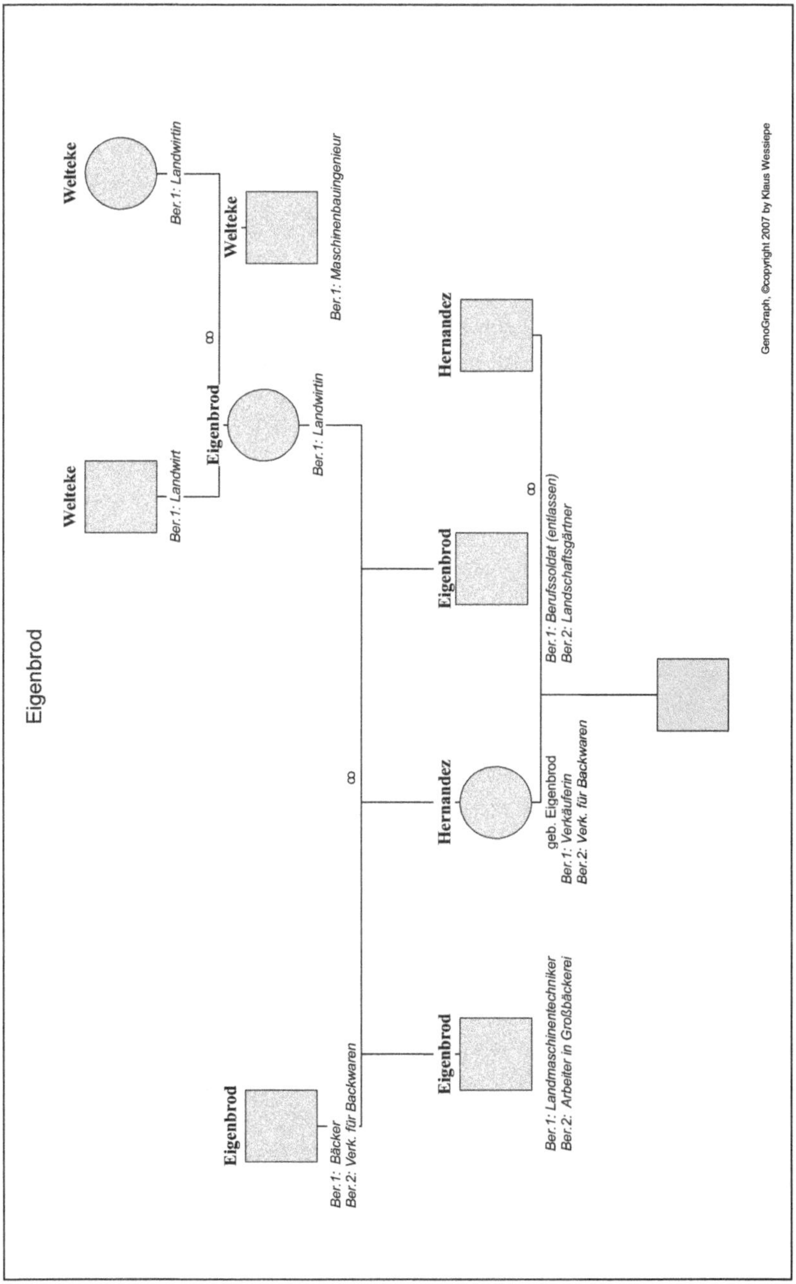

Abb. 11: Genogramm der Familie Eigenbrod

Zunächst zur Geschichte dieser Familie:

> Es handelt sich zunächst um eine Bauernfamilie in naturräumlich für Landwirtschaft nicht bevorteilter Gegend. Der Hof ist nicht spezialisiert und daher aus Sicht der konventionellen Landwirtschaft modernisierungsbedürftig. Das wirtschaftende Bauernpaar hat – nur – zwei Kinder, eine Tochter und einen Sohn.

Das ist riskant; denn falls der Sohn sich gegen die Hofübernahme entscheidet, ist diese Geschichte eines Familienbetriebs an ein Ende gekommen. Andere Familienbetriebe in der fraglichen Gegend haben zwei Söhne – für den Fall, dass der für die Nachfolge vorgesehene Sohn ausfällt. Auf die Idee, dass auch eine Tochter einen Familienbetrieb übernehmen könnte, kommt man nicht. Und wenn: Vergleiche Jäkel-Wurzer (2010).

Im vorliegenden Fall kommt es aber noch dicker: Dem einzigen Sohn wird ein Maschinenbaustudium ermöglicht. Das eröffnet drei Möglichkeiten. Die eine besteht darin, dass er seiner Heimat verbunden bleibt, in der Nähe eine Stelle als Maschinenbauingenieur sucht (geeignete Unternehmen dafür sind vorhanden) und den elterlichen Betrieb als Nebenerwerbsbetrieb weiterführt. Die andere besteht darin, den väterlichen Hof auslaufen zu lassen, was den Vorteil hätte, dass der wirtschaftende Bauer sich nicht mit einem Nachfolger herumärgern muss. Oder (dritte Möglichkeit) der Ingenieur modernisiert auf Grundlage seiner Fachkenntnisse den landwirtschaftlichen Betrieb und spezialisiert ihn.

Gewählt wird allerdings eine vierte, unvorhergesehene Variante, denn von der verbliebenen Tochter wird erwartet, dass sie einen Landwirt auf den Hof bringt und diesen heiratet. Der Mann, für den sie sich schließlich entscheidet, ist jedoch kein Landwirt, sondern ein Bäcker. Das eröffnet wiederum zwei Möglichkeiten: Die eine besteht darin, dass der Bäcker sich landwirtschaftliche Kenntnisse aneignet und seinen Beruf aufgibt, oder aber, dass er die gegebenen »Synergieeffekte« realisiert, verstärkt Getreide anbaut und dieses in seinem eigenen Betrieb verarbeitet, was allerdings voraussetzt, dass er auf dem Hof eine Bäckerei einrichtet.

Genau das tut er, und es dauert nicht lange, bis sein Schwiegervater in der Backstube herumstolpert und dort den kundigen Bäcker gibt, der es sich herausnehmen kann, dem gelernten Bäcker in sein

Geschäft hineinzureden. Schließlich ist er der Bauer. Dessen Tochter zieht es derweil vor, in dem sich verschärfenden Konflikt zwischen Schwiegervater und Schwiegersohn keine Position zu beziehen. Sie steht weder zu ihren Eltern noch zu ihrem Ehemann, sie sieht tatenlos zu.[101]

> Das Paar hat drei Kinder, deren Aufwachsen durch die im Haus tobenden Loyalitätskonflikte bestimmt ist. Der älteste Sohn wählt eine »elegante« Zwischenlösung: Er lernt Landmaschinentechniker und arbeitet später in einer Großbäckerei. Die Zweitgeborene macht eine Verkäuferlehre, heiratet einen Spanier, hat mit diesem ein Kind und zieht nach Spanien. Nach einem Jahr kehrt sie zurück und arbeitet später an der Seite ihres Vaters in einem Lebensmittelmarkt. Der Vater hat inzwischen einen partiellen Rückzug vom Hof angetreten, wenn auch nicht die Bäckerei auf dem Hof aufgegeben, und sich nach einer zweiten Einkommensmöglichkeit umgesehen. Er leitet jetzt die Bäckereiabteilung eines großen Lebensmittelmarkts.
>
> Das dritte Kind, Ludger, lässt sich seinen Ausstieg aus der Familie vom Staat organisieren und strebt die Karriere eines Berufssoldaten an. Genau an dem Tag, als er in einen Dienstgrad befördert werden soll, der seine Zukunft als Berufssoldat besiegeln wird, fährt er unter dem Eindruck der Vorstellung, er müsse sein Bundesland erlösen, in seinen Heimatort. Unterwegs verursacht er einen Autounfall, und seine psychiatrische Karriere nimmt ihren Lauf. Die akute psychotische Episode klingt aus mit einem quälenden, lang andauernden »postremissiven Erschöpfungssyndrom«, und als dem behandelnden niedergelassenen Psychiater der Geduldsfaden reißt, weist er ihn einer gemeindepsychiatrischen Einrichtung zu.

Im Familiengespräch geht es um die Zukunft Ludgers. Die Eltern schlagen, nicht unerwartet, vor, dass Ludger auf Bäcker umschule und zu seiner Tante ziehe. Daneben entwickelt Ludger eine Sportlerkarriere, die ihm eine beachtliche Ehrung einbringt.

Dieses Beispiel zeigt erneut, dass die Betrachtung von Geschwisterbeziehungen ohne eine Einbeziehung der Familiendynamik nicht zielführend ist, deutlicher gesagt: nichts bringt.

101 In meinem Buch *Klinische Soziologie* (Hildenbrand, in Vorb.) habe ich die Landwirtschaft als »Feld des Absurden« eingeschätzt. Was es damit auf sich hat, zeigt das hier verhandelte Beispiel.

3.1.4 Geschwisterbeziehungen in unkonventionellen Familien[102]

J. D. Vance

Der in Kapitel 2 über Vornamen bereits eingeführte J. D. Vance, der zusammengerechnet hat und auf zwölf Stiefgeschwister gekommen ist, ist eines Tages mit der Situation konfrontiert, dass seine Mutter innerhalb weniger Tage beschließt, ihren Vorgesetzten Ken (sie arbeitete damals als Krankenschwester auf einer Dialysestation) zu heiraten und zu ihm zu ziehen. So lernte J. D. die vierte Wohnung innerhalb von zwei Jahren (immer bei anderen Männern) kennen.

Der neue Stiefvater hatte zu diesem Zeitpunkt drei Kinder, ein kleines Mädchen und zwei Buben, die etwa im gleichen Alter waren wie J. D. selbst. Diese Gruppe muss sich nach dem Zusammenziehen sortieren. Wie J. D. beschreibt, welche Rolle er dabei gespielt hat, sagt viel über seinen Stand im Leben aus. Er schildert (Vance 2017, S. 146):

> »Der Älteste stritt sich ständig mit Mom, was – dank dem Ehrenkodex der Appalachenbewohner – bedeutete, dass er ständig mit mir im Streit lag. Einmal kam ich kurz vor dem Schlafengehen, just in dem Moment, als er sie eine Schlampe nannte, nach unten. Kein Hillbilly mit ein bisschen Selbstachtung konnte dem tatenlos zusehen, weshalb ich meinem neuen Stiefbruder überdeutlich klar machte, dass ich gewillt war, ihn halb totzuschlagen. Mein Durst nach Gewalt war derart unstillbar, dass meine Mutter und Ken noch am selben Abend beschlossen, uns zu trennen. Ich war nicht einmal besonders wütend. Ich wollte eigentlich nur aus Pflichtgefühl zuschlagen. Aber dieses Pflichtgefühl war stark, und so fuhr ich mit Mom zum Übernachten zu Mamaw« (also zur Großmutter – B. H.).

Man fragt sich, woher dieser Junge die Stärke nimmt, sich als Stiefbruder auf fremdem Terrain (im Haus des dritten Stiefvaters) so zu behaupten, wie er das beschreibt. Hinweise auf die Antwort gibt er selbst:

- Sein Verhalten wird getragen vom Ehrenkodex seiner Herkunftsfamilie mütterlicherseits, den Hillbillies aus den Appala-

102 Zur Begriffsdefinition und Formen vergleiche Funcke u. Hildenbrand (2009). Ich beschränke mich hier auf Stieffamilien.

chen.[103] (Auch sein leiblicher Vater stammt von dort und ist nach der Trennung von seiner Frau wieder nach Kentucky gezogen, um dort einen Hof zu bewirtschaften.)
- Die Rückzugsmöglichkeiten zu den Großeltern, die meist in unmittelbarer Nachbarschaft leben, bieten ihm eine stabile Stütze in einer mütterlichen Welt des Chaos.
- Die Fähigkeit der Mutter und des neuen Stiefvaters Ken, auf den Jungen zu hören und seine Ansprüche zu akzeptieren.
- Schließlich die ältere Stiefschwester, die an die Stelle der Mutter zu treten pflegt, wenn diese unter Drogeneinfluss steht.

Aus den erwähnten vier Punkten könnte man eine Liste für Überlebensbedingungen in Geschwisterbeziehungen in Stieffamilien machen, wäre der Fall nicht, wie jeder Fall, idiosynkratisch.

Sascha Kucharczyk

Der nächste Fall, den ich nun vorstellen werde, ist nicht so glatt gelaufen. Es handelt sich um einen ehemaligen Klienten einer Fachklinik für Patienten mit der Doppeldiagnose »Drogenabhängigkeit« und Psychose«. Ich hatte Gelegenheit, seinen Behandlungsverlauf bis heute zu beobachten, und wurde dabei kontinuierlich vom behandelnden Arzt, mit Einverständnis des Patienten, unterrichtet. Hier nun der Fall entlang des Genogramms (Abb. 12):

Der 1978 geborene Sascha Kucharczyk, das ist nicht sein richtiger Name, wurde im April 2005 in eine psychiatrische Klinik verlegt, die auf die Behandlung von Patienten mit Drogenabhängigkeit und psychischen Störungen spezialisiert und auf Langzeitaufenthalte eingerichtet ist. Es ist eine »tätige Klinik« im Sinne von Hermann Simon (Hildenbrand 2015); sie verfügt über Gewerke wie Bauernhof, Käserei, Laden, Schreinerei. In ihren Wohngruppen, die jeweils in einem eigenen Haus leben, versorgen sich die Patienten selbst. Kunst und Theater spielen des Weiteren eine wichtige Rolle in dieser Einrichtung.

Sascha kam direkt aus dem Gefängnis, wo er über drei Jahre wegen Drogenhandels und schweren Raubs eingesessen hatte. Die letzten

103 Die in einschlägigen Kreisen gerne belächelt werden und deren eigenständige Musik Bluegrass von Unkundigen der Countrymusik subsumiert und mit deren Welt verwechselt wird. Wer es genauer wissen will, wende sich an Alison Krauss & Union Station oder die Nitty Gritty Dirt Band. Wie immer beim Prekariat, so gibt es auch hier keinen Anlass für Überheblichkeit. Das lernt man spätestens nach der Lektüre des Buchs von J. D. Vance.

acht Monate hatte er in Isolationshaft verbracht; so sollte verhindert werden, dass er und ein Mithäftling aneinandergerieten. Im Oktober 2006 wird er nach einem Medikamentendiebstahl aus dieser Klinik entlassen und zurück ins Gefängnis geschickt. Im Mai des folgenden Jahres bittet er die Klinik um Wiederaufnahme, der Bitte wird stattgegeben.

Zum Familienhintergrund: Saschas Mutter heißt Manuela, ist 1959 geboren und weiß von ihren leiblichen Eltern nichts. Mit vier Jahren wurde sie von einem kinderlosen Ehepaar adoptiert. Bei diesem Ehepaar besteht eine Frauendominanz insofern, als Manuelas Adoptivmutter ein Damenoberbekleidungsgeschäft besitzt und führt, in welchem ihr Mann, gelernter Zimmermann, mitarbeitet und die Adoptivtochter eine Lehre macht.

Diese Konstellation einer Adoptivfamilie kann sich nun in der Richtung entwickeln, dass die Adoptivtochter als Nachfolgerin ihrer Adoptivmutter aufgebaut wird und insofern eine akzeptable Position in dieser Familie erhält. Danach sieht es aber nicht aus. Manuela wird von ihrem Adoptivvater sexuell missbraucht. Ihrer Persönlichkeitsbildung wird dieser Umstand, der vermutlich auch der Adoptivmutter bekannt war, erheblich geschadet haben.

Die Partnerwahl kann nun so ausfallen, dass Manuela einen Mann sucht, mit dem sie eine vertrauensvolle Beziehung so aufbauen kann, dass ihre sexuelle Traumatisierung zunehmend in den Hintergrund tritt. Sie kann ihre Partnerwahl aber auch so organisieren, dass sie einen Mann sucht, von dem von vornherein keine Verlässlichkeit zu erwarten ist; so hat sie dies bei ihrem Adoptivvater kennengelernt. Letzteres tritt ein: Mit 18 Jahren, kurz nach Beendigung ihrer Lehre, wird sie von einem als jähzornig und unzuverlässig bekannten Mann schwanger. Er ist ein Einzelhandelskaufmann, den sie seit etwa anderthalb Jahren kennt. Sascha wird 1978 geboren, sein Vater erkennt ihn als Sohn nicht an und verschwindet nach dessen Geburt aus der Gegend.

Zurück zur Mutter: Dieser Fluchtversuch Manuelas aus einer unerträglichen Familiensituation ist also misslungen. Ihr nächster Partner ist Joachim Kucharczyk. Die Frage ist, ob er ein Gegenstück zu Saschas leiblichem Vater darstellt. Seine Familiengeschichte entwickelt sich folgendermaßen (Abb. 12):

Das Landarbeiterpaar Wilhelm (*1881) und Marie (*1887) Kucharczyk, das von der Insel Wolin (Wollin), heute Polen, stammt, hat vier Kinder. Das jüngste Kind, Hildegard, geboren 1925, hat mit dem gleichaltrigen Melker Herbert Hannes im Alter von 15 Jahren einen Sohn, Siegfried. Das Paar heiratet, allerdings fällt Hannes 1942 im Krieg. Wir können davon ausgehen, dass Siegfried seinen Vater kaum kennenlernen konnte – ein Schicksal, das er mit vielen seiner Altersgenossen teilt und das insofern nicht ungewöhnlich ist, als es dafür kollektive Lösungen gibt. Er wird zusammen mit seiner Mutter bei seinen Großeltern mütterlicherseits aufgewachsen sein.[104] Als sein Großvater mütterlicherseits 1951 stirbt, Siegfried ist nun 11 Jahre alt und steht kurz vor der Pubertät, flieht er mit seiner Mutter und seiner Großmutter vor der anrückenden russischen Armee in die Nähe einer norddeutschen Hafenstadt. Siegfrieds Mutter heiratet nicht mehr, allerdings hat sie mit einem Metallarbeiter, der auf Montage und damit häufig abwesend ist, noch drei Söhne.

Siegfried aus der ersten Ehe gerät damit zunehmend in ein beziehungsmäßiges Niemandsland, im Familiengedächtnis geht er unter. Der Großvater als männliche Bezugsperson ist ausgefallen, der zweite Mann seiner Mutter, Willi Strasser, ist zwar Erzeuger seiner drei Söhne, aber diese heißen jeweils Kucharczyk. Willi spielt demnach in dieser Familie keine große Rolle, und wir können in diesem Familiensystem von einer Vaterschwäche sprechen.

Uns interessiert im Weiteren der Jüngste aus der Reihe der drei Brüder aus Hildegards zweiter Beziehung, Joachim. Die Idee, dass Siegfried die Vaterstelle bei seinen Stiefbrüdern habe vertreten können, verwerfen wir. Einmal deshalb, weil Siegfried selbst kein Vatervorbild hat und in diesem Familiensystem keine Rolle spielt, aber auch, weil Willi Strasser zwar häufig abwesend, aber doch als leiblicher Erzeuger präsent ist. Stattdessen nehmen wir an, dass neben Siegfried Joachim Kucharczyk von allen vier Brüdern derjenige ist, für den die mangelnde Vaterpräsenz ein biografisches Thema ist.

Joachim macht eine Lehre und ist als Vorarbeiter im Schiffbau tätig. Dieser Information entnehmen wir, dass er in seiner Sozialisation

104 Das sind ungefähr die Aufwachsbedingungen von Jack Nicholson, außer dass ihm seine leibliche Mutter als seine Schwester und die Großmutter als seine Mutter verkauft wurde. Er hat davon erst erfahren, als er schon erwachsen war. Man kann darüber spekulieren, was dieser Umstand des Aufwachsens mit der Spezifik des Schauspielers Nicholson *(Einer flog über das Kuckucksnest)* zu tun hat.

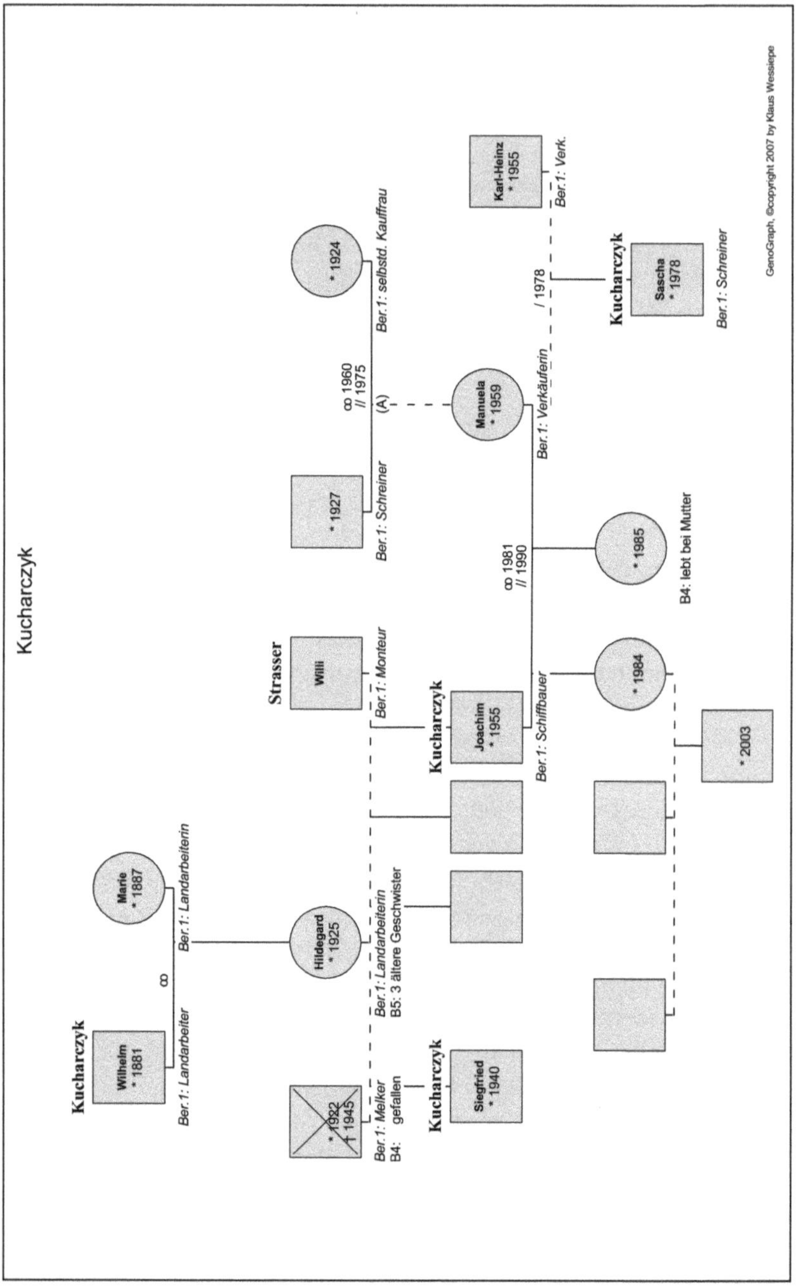

Abb. 12: Genogramm mit Sascha Kucharczyk

immerhin mit den Fähigkeiten ausgestattet wurde, die Anforderungen einer Lehre zu meistern. Die Frage ist nun, wen er heiraten wird. Typischerweise finden wir bei Jüngsten eine Partnerkombination mit Ältesten vor; auf diese Weise wird Kreativität mit Verlässlichkeit kombiniert. Tatsächlich verheiratet sich Joachim mit Manuela, also jener Frau, die schon einmal mit einem unzuverlässigen Partner schlechte Erfahrungen gemacht hat, zuvor von ihrem Adoptivvater missbraucht worden und in einer Familienkonstellation aufgewachsen war, in der sie als Person nicht respektiert wurde.

Sascha ist zum Zeitpunkt der Heirat seiner Mutter drei Jahre alt, also bereits damit beschäftigt, erste Autonomisierungsschritte zu unternehmen. Seine Mutter Manuela steht jetzt zwischen zwei Anforderungen: denen, die der Sohn an sie stellt, und denen des Partners. Der Stiefvater, Joachim also, wird in der sich neu entwickelnden Paarbeziehung Sascha eher als Störenfried erlebt und später sein Hauptaugenmerk auf seine beiden leiblichen Kinder, zwei Töchter, gerichtet haben, zumal er selbst keinerlei Erfahrungen mit einer verlässlichen Vaterbeziehung hat. Folgerichtig beginnt Saschas Karriere in der öffentlichen Erziehung in dem Jahr, in dem seine erste Stiefschwester geboren wird. In dieser neu entstandenen Triade stört er.

Zuerst wird Sascha in eine Pflegefamilie ausgelagert; nachdem diese aufgibt, weil sie ihn nicht bändigen kann, wird er in ein Heim verlegt. Als dieses Heim geschlossen wird, schickt man ihn auf ein sozialpädagogisch geleitetes Schiff, dort macht er seinen Hauptschulabschluss, nach Ende des Aufenthalts auf dem Schiff lebt er auf der Straße.[105] So weit in aller Kürze Saschas Jugendhilfekarriere. Allerdings berichtet Sascha, dass Joachim ihn sexuell missbraucht habe, was für Stiefväter nicht alltäglich, aber auch nicht ungewöhnlich ist.[106] Belastbar sind diese Informationen nicht, sie sollen auch nicht weiter in der Deutung verwendet werden. Folgende Information will ich jedoch dem Leser nicht vorenthalten:

Aus der dänischen Datenbasis über Kinder wissen wir, dass das Risiko von Kleinkindern, das dritte Lebensjahr nicht zu erleben, bei den leiblichen Eltern das geringste ist, deutlich größer ist es bei Allein-

---

105 Ich wüsste zu gerne, welche sozialpädagogische Expertise hinter dieser Vergabe von Maßnahmen zur Hilfe der Erziehung liegt. Aber das geht mich hier nichts an, deshalb lasse ich dieses Thema fallen.

106 Wer einen Beleg für diese Behauptung sucht, verfolge die Berichte über Kindeswohlgefährdung in der Tagespresse. Ich beziehe mich auf das von uns erstellte Fallkataster aus einem Jugendamt.

erziehenden, und am größten ist es in Stieffamilien (Dencik 2002). Untersucht wurden nur Kinder zwischen dem ersten und dem dritten Lebensjahr, um Geburtsrisiken auszuschließen.

Die Falldarstellung abschließend, skizziere ich nun den *Verlauf des stationären Aufenthalts von Sascha*.

Bei der Aufnahme berichtet er, er stamme aus Danzig, sein Vater sei ein Pole mit Vornamen Pjotr, woraus sich auch sein Nachname erkläre. Erst ein Gespräch der aufnehmenden Ärztin mit Saschas Mutter macht deutlich, dass diese Angaben nicht stimmen können. Die ursprüngliche Idee der aufnehmenden Ärztin, es handle sich bei der Etikettierung des leiblichen Vaters als Polen um eine psychotische Wahnvorstellung Saschas, wird verworfen.

Die Mitarbeiter der Klinik arbeiten in den ersten Monaten des Aufenthalts folgende Themen in der Arbeit mit Sascha heraus:

- Bei ihm seien Vertrauen und ein rigider Ehrenkodex dominant; werden diese missachtet, kann es rasch zum Konflikt auf Leben und Tod kommen.
- Sascha könne Dreieckskonstellationen schlecht aushalten.

Im Verlauf der ersten Monate kommt es zu einem Rückfall mit Cannabis und Opiaten; es wird aber auch festgestellt, dass in der Arbeit mit Sascha Struktur und Verbindlichkeit im Rahmen konkreter Aktivitäten zu erzielen seien. Dazu gehören seine Mitarbeit in einer Musikgruppe, zu der er selbst verfasste Lieder mit Texten beisteuert, wie auch die Mitarbeit in der Küche der Einrichtung. Hier kann er seine auf dem Schiff erworbenen Fertigkeiten einsetzen, und seine Vorgesetzte ist eine zuverlässige, gestandene Frau, die nicht leicht aus der Ruhe zu bringen ist.

Im Februar 2006, zehn Monate nach der Aufnahme, verübt Sascha einen Einbruch in die medizinische Abteilung der Einrichtung, um Medikamente zu stehlen, mit der Folge, dass er sofort in die Forensik zurückgeschickt wird.

Erste Einschätzung: In Sascha sehe ich einen Klienten, der aufgrund seiner Ausgangssituation in der Familie früh darauf bedacht und angewiesen ist, seinen eigenen Lebensweg zu gestalten. Dass diese Annahme plausibel ist, zeigt die Tatsache, dass Sascha der Auffassung ist, sein leiblicher Vater sei ein gewisser Pjotr Kucharczyk, der in Polen lebe. Er wolle sich demnächst auf die Suche nach diesem

Vater machen. Sascha hat demnach intuitiv die Vaterschwäche über mehrere Generationen in seiner Familiengeschichte erkannt, und er ist dabei, diese durch die Installation eines »richtigen«, wenn auch fiktiven Vaters zu korrigieren. Immerhin erhalten die Therapeuten durch diese Idee Saschas, die ohne lebensgeschichtliches Wissen vom Patienten zunächst als »Wahnidee« klassifiziert wird, einen Hinweis auf das weitere Vorgehen.

Dass Sascha Schwierigkeiten mit Dreieckskonstellationen hat, weist auf die lange Tradition in dieser Familie mit abwesenden Vätern zurück, also auf unvollständige Triaden.

Der Einbruch in die Apotheke könnte gedeutet werden als Saschas Versuch, sich abzeichnende Möglichkeiten einer Verselbstständigung zu unterbinden. Möglicherweise sieht er sich noch nicht als reif genug, die Verantwortung für sich selbst zu übernehmen.

Weiter im Verlauf: Im Oktober 2006, nach der Rückkehr Saschas in den Maßregelvollzug, bittet er brieflich um Wiederaufnahme in der oben beschriebenen psychiatrischen Einrichtung. Das dahinterstehende Bemühen wirkt überzeugend, wie eine Sequenzanalyse seines Bewerbungsschreibens des therapeutischen Teams zeigt. Der Bitte wird stattgegeben. Sascha zieht also wieder ein, entwickelt alsbald eine stabile Beziehung zu einer 1985 geborenen und damit acht Jahre jüngeren Frau, die aus Russland stammt, mit ihrer Familie in der nahegelegenen Stadt lebt und eine Banklehre angetreten hat. Parallel dazu nimmt Sascha eine Schreinerlehre auf. Im Februar 2012 macht er seinen Lehrabschluss. Er schließt als Jahrgangsbester ab, und zusammen mit seinem Gesellenstück erscheint sein Bild in der Lokalzeitung.

Jetzt, als Geselle, könnte Sascha sich aufmachen, die Institutionen hinter sich lassen und ein selbstständiges Leben führen. Dafür fehlt ihm aber (noch) die Basis. In dieser Zeit trennt sich seine Freundin von ihm, zieht in eine größere Stadt und erwartet von ihm, dass er auf eigene Beine kommt. Er bricht erneut in der Apotheke der Einrichtung ein; seiner Darstellung nach war er an dieser Tat unbeteiligt, gleichwohl wird er zu zehn Monaten Haft mit Bewährung verurteilt; er ist aber nicht bereit, den Namen des ihm bekannten Täters preiszugeben. (Er ist dem »convict code« verpflichtet, der sich gewöhnlich unter Gefängnisinsassen einrichtet, und dass er an einem festen Ehrenkodex orientiert ist, wurde bereits beim Eintritt in die Einrichtung bekannt.)

Auch dieser Verselbstständigungsversuch ist misslungen, erneut ist Sascha der Situation des Erwachsenwerdens zu nahegekommen, und wieder weiß er dies durch eine geeignete Maßnahme zu verhindern. Auch wenn er den Apothekeneinbruch selbst nicht durchgeführt hat, ist er doch dabei gewesen, und es gilt die alte Ganovenregel: Mitgefangen ist mitgehangen.

Sascha zieht in die Stadt, in der seine Freundin wohnt und arbeitet; die Freundin sendet bezüglich der Beziehung ambivalente Signale aus. Sascha findet sich damit nicht zurecht und unternimmt einen bewaffneten Überfall, um an Geld für die Beschaffung von Drogen zu kommen. Dabei wird er erwischt, und er landet für unbefristete Zeit im Hochsicherheitstrakt einer forensischen Abteilung.

Zusammenfassend beobachten wir bei Sascha Kucharczyk ein zentrales Lebensthema, den abwesenden Vater, den er in Polen vermutet und für den er zunächst einen geeigneten Ersatz, einen russischen Schwiegervater mit entsprechendem Familienanschluss, gefunden zu haben meint. Vielleicht ist ihm deutlich geworden, dass diese Lösung aus seiner eigenen Familie und aus deren eigener, biografisch vermittelter Dynamik stammt und ihm im weiteren Lebensablauf vielleicht hinderlich sein könnte. Das wäre ein erheblicher Schritt der Verselbstständigung. Darüber hinaus hat er im Kleinkrieg einer auf alltägliche Aktivitäten gerichteten psychiatrischen Einrichtung und in der täglichen Auseinandersetzung mit deren Leiter und dem behandelnden Arzt, die auf dem Gelände leben, rund um die Uhr erreichbar und auch bereit sind, in aufflammende Konflikte einzugreifen, über Jahre hinweg die Fähigkeit zur Strukturierung aufbauen können, die er aber jeweils entwertet, wenn ein neues Stadium an Autonomie erreicht ist.

Wieder zeigt sich: In der Psychiatrie erfolgt Wandel in kleinen Schritten, »die Psychiatrie ist die Disziplin der Geduld, der Langmut« (Ciompi 2012, S. 17).

Weiterer Verlauf: Nachdem ich diesen Text ausgearbeitet hatte, gab ich ihn Sascha zu lesen, damit er ihn kommentieren kann, und ich besuchte ihn im Gefängnis, nachdem er auf Anfrage mit diesem Besuch einverstanden war. Sascha hatte gegen die Falldarstellung nichts einzuwenden, korrigierte sie aber in zwei Punkten: An dem zweiten Apothekeneinbruch sei er nicht beteiligt gewesen, und er sei auch gegenüber seiner Freundin nicht gewalttätig geworden. Inzwischen ist Sascha aus der Forensik entlassen und lebt in einer therapeutischen Wohngemeinschaft in einer Großstadt. Sein Wunsch wäre gewesen, in die oben beschriebene Einrichtung zurückzukehren, jedoch habe er sich aufgrund der vergangenen Vorfälle geschämt und nicht getraut, um eine Wiederaufnahme zu bitten.

3.1.5 An- und Abwesenheit als zentrales Thema in Geschwisterbeziehungen

Wie ich in Orientierung an Georg Simmel ausgeführt habe, löst sich eine Beziehung zu zweien auf, wenn ein Partner die Beziehung verlässt. Gestaltet sich demnach die Geschwisterbeziehung in einer Familie mit zwei Kindern als problematisch, muss nur eines der Kinder frühzeitig die Familie verlassen und den Kontakt abbrechen, um das Problem zu »lösen«. Weil aber Familienbeziehungen unkündbar sind (Abwesenheit fällt irgendwann mal auf, zum Beispiel bei Familienfeiern und Beerdigungen), ist der Kontaktabbruch keine tragfähige Lösung. Um eine Beziehungsklärung kommen die Geschwister nicht herum.

Die Beziehung zu dreien ist wie jede Triade die am ehesten störanfällige. Sie bedarf entsprechend der Gestaltung. Auch hier gilt die Abwesenheit als Maßnahme der Entschärfung der Situation:

- *J. D. Vance* wird zu den Großeltern gebracht, und schließlich führt sein Verhalten den Stiefbrüdern gegenüber dazu, dass die Mutter die Beziehung zu ihrem vierten Ehemann beendet (Kap. 3.1.4).
- In der Familie Cropland (Kap. 3.1.3, Abb. 10) ist Abwesenheit mehrfach das Mittel der Wahl: Die erstgeborene Tochter verlässt durch Partnerwahl Raum und Milieu der Familie frühzeitig, denn sie realisiert, dass sie in dieser Männergesellschaft nichts zu bestellen hat. Auch die Dreierkonstellation der Brüder wird durch Abwesenheit aufgelöst: Der jüngste Bruder macht sich ökonomisch von der Landwirtschaft unabhängig, so auch im Konfliktfall Keith II, der mittlere der Brüder.
- Das Genogramm der Familie *Kucharczyk* (Kap. 3.1.4, Abb. 12) zeigt gleich mehrere Abwesenheiten: Als Erstes wird Sascha aus dem Geschehen entfernt, indem er nach der Geburt seiner ersten Stiefschwester in eine Pflegefamilie abgeschoben wird, in der er sich so unbeliebt zu machen weiß, dass die Pflegefamilie bald aufgibt. So auch das Heim, das die Pflegefamilie ablöst. Die erstgeborene Stiefschwester flieht durch eine größtmögliche

> Distanz schaffende Partnerwahl, in dem sie zunächst von einem Schwarzafrikaner ein Kind empfängt, sich von diesem trennt und dann einen weiteren Schwarzafrikaner[107] heiratet. Auch geografisch legt sie große Distanz zwischen sich und ihre Familie, während ihre jüngere Schwester auf Ablösung gleich ganz verzichtet und mit der Mutter nach deren Trennung vom Vater zusammenzieht. Hinsichtlich dieser Auflösungstendenzen dürften auch die berichteten sexuellen Übergriffe des Vaters/Stiefvaters eine zentrale Rolle gespielt haben.

In der Tendenz zu Auflösungen gleicht diese Familie der Familie *Eigenbrod* (Kap. 3.1.3, Abb. 11). Auch dort kommt es zu zwei Fluchtbewegungen, die jeweils scheitern.

Ich fasse zusammen und beginne mit einer trivialen Feststellung: Bei Familienbeziehungen muss man immer auf Konflikte gefasst sein. Allerdings gibt das Ausmaß dieser Konflikte über die Art der Bewältigung Auskunft: *Flucht und Absetzbewegungen deuten auf Familienbeziehungen hin, in denen Konflikte nach dem Muster »alles oder nichts« gelöst werden und die Kunst des Kompromisses* unbekannt ist.[108]

Auch Claudia Kornbeck ist mit zwei Geschwistern aufgewachsen, die allerdings früh verstorben sind. So ist sie zwar nominell ein Einzelkind mit dem (aus Sicht des Unternehmens) falschen Geschlecht, in der Erinnerung geistern die Verstorbenen immer noch herum und sind somit vorhanden.

Da die beiden anderen Geschwister nicht mehr anwesend sind, greift Claudia Kornbeck auch nicht zur Strategie der Abwesenheit, was im Nachhinein betrachtet der günstigere Weg gewesen wäre – immerhin wählt sie ihn am Ende ihres Berufslebens.

Für Flucht und Abwesenheit gibt es ein mythisches Vorbild:

Dass die Geschichte von Kain und Abel gleich zu Beginn der Schöpfungsgeschichte (Gen 4, 1–16) steht, ist sicher kein Zufall, sondern trägt der Universalität des hier ausgedrückten Konflikts Rechnung, auch in der Bibel geht es kompromisslos zu. Eva hat dem strengen Herrn nichts entgegenzusetzen. Man beachte, dass der, der

107 Vergleiche dazu den Film *Monsieur Claude und seine Töchter* (F, 2014; z. B. https://de.wikipedia.org/wiki/Monsieur_Claude_und_seine_Töchter [Zugriff: 05.03.2018]).

108 Das scheint keine besonders originelle Erkenntnis zu sein. Laut Psychoanalyse ist die »Desidentifizierung« (ein anderes Wort für Abwesenheit) typisch für die Rivalität in Geschwisterbeziehungen. Und die Evolutionspsychologie deutet die Desidentifizierung als eine Strategie, elterliche Aufmerksamkeit zu erringen (Sulloway 1999, S. 113).

den Bruder erschlägt, der Erstgeborene und im kollektiven Gedächtnis der Geburtenfolge entsprechend jeweils der Erstgenannte ist (die laut Bibel mitunter auch ihr Erstgeburtsrecht für ein Linsengericht verkaufen). Kain flüchtet nicht, sondern wird vertrieben, denn sein weiterer Lebensverlauf steht unter dem göttlichen Verdikt, fortwährend umherziehen zu müssen.

3.2 Geschwisterbeziehungen in der Literatur

Der Klassiker im Themenkomplex Geschwisterbeziehungen ist Karl Königs *Brüder und Schwestern. Geburtenfolge als Schicksal.* Dieses Buch erschien 1983 in der 8. Auflage.[109] Im Vorwort teilt König mit, dass es ihm »um das soziale Verhalten innerhalb der Geschwisterreihe« gehe. Aus verschiedenen Gründen kommt dieses Buch für meinen Ansatz nicht in Betracht:

- König hält nicht viel von Begriffsdefinitionen. Im Titel taucht der Begriff »Schicksal« auf, was damit gemeint sein soll, erfahren die Leser nicht. Weil aber König sich als »von Rudolf Steiner entscheidend beeinflusst« (König 1983, S. 7) zu erkennen gibt, sehe ich nach, was dieser Begriff in der von Steiner begründeten Anthroposophie bedeuten soll. Unter https://anthrowiki.at/Karma « ist am 23.11.2017 zu lesen (*Hervorh.* im Original): »Das universelle Schicksalsgesetz von Ursache und Wirkung besagt, dass jede physische, seelische und geistige Wirkung, die von einem Wesen ausgeht und – *bewusst* oder *unbewusst* – die geistig-kosmische Ordnung stört, auf diese selbst zurückschlägt und auch dessen eigene *innere* seelisch-astralische Ordnung stört und in Disharmonie zur geistigen Weltordnung bringt und dadurch sein Schicksal (von Altniederländisch *schicksel*, ›Fakt‹) bestimmt.« Das ist eine etwas verschwiemelte Beschreibung zum Verhältnis von Vorgegebenem und Aufgegebenem und insoweit, legt man die einzelnen Begriffe wie »seelisch-astralische Ordnung« nicht auf die Goldwaage, konsistent mit meinem Ansatz. Wenn

109 Gegenüber Karl König skizziert Oliver König (2004, S. 67–70) in komplexer Form mögliche Beziehungen von Kindern zu ihren Eltern je nach Stellung in der Geschwisterreihe. Der Mangel an dieser Darstellung ist, dass sie am Abstrakten orientiert ist und ohne Fallbeispiele auskommt.

dann aber noch die *Reinkarnation* ins Gespräch gebracht wird, ist die Grenze zu meinem Ansatz überschritten. Wem Wissenschaft ein Beruf ist, wird dieses »Opfer des Intellekts« (Weber 1995, S. 45) nicht erbringen.

- Die Familie ist für Karl König »ein Gesamt (…), in welche(m) der Einzelne die ihm zustehende Aufgabe zu erfüllen hat« (König 1983, S. 14), außerdem sei ein Wandel von der Groß- zur Kleinfamilie zu beobachten. Eine solche Definition hält keiner sozialwissenschaftlich informierten Betrachtung der Familie im 21. Jahrhundert stand.
- Des Weiteren operiert König mit einem »Regel«-Konzept, das, ohne Bemühung um eine weitere Definition, die Debatte um den Regelbegriff ignoriert und nahelegt, dass Regeln das Verhalten determinieren. In der Konsequenz führt das zu Formulierungen der folgenden Art (ebd., S. 15):

> »Ein Erstgeborener verhält sich anders als ein Zweiter oder gar ein Dritter. Denn der Erste ist durch seine Erstgeburt ein traditionsbewusster Mensch; ob er es will oder nicht – ob es seinem Temperament und seiner Lebensart entspricht oder nicht – er ist vom Schicksal dazu gezwungen und geführt, ein Wahrer und Bewahrer, ein Mehrer und Behüter zu sein.[110]
>
> Der Zweite aber ist ein In-sich-Ruhender; ein Freier, Ungebundener und Streifender. Die ganze Erde ist sein Eigen; nicht zum Besitz, sondern zur Freude. Nicht zum Ziel, sondern zur seligen Lust.
>
> Der Dritte ist der Seltsame und Fremde. Der Zweite kehrt gerne nach Hause zurück; nicht so der Dritte. Er bleibt ein Eigener, In-sich-Abgeschlossener, nach kaum erreichbaren Zielen Strebender.«

Es ist ein starres Regelwerk, das der Autor hier beschreibt und das auf manchen vielleicht eine gewisse Attraktion auszuüben vermag, denn es reduziert Komplexität. Man kann es auswendig lernen und muss nicht weiter darüber nachdenken, wenn man es dem Einzelfall überstülpt. Soziologische Kritiker eines starren Regelbegriffs führen die *Strategien* ins Feld, mit denen Regeln moduliert werden können, was

110 Ich selbst bin ein Erstgeborener mit einer neun Jahre jüngeren Schwester. Wenn mich jemand *sensu* König etikettieren würde, hätte er mit ernsthaften Schwierigkeiten zu rechnen.

dazu führt, dass man die Regeln mit der konkreten Lebenspraxis und ihren eigenen Wegen, mit Regeln umzugehen, konfrontiert.

Wolfgang Hantel-Quitmann hat in sein Buch *Basiswissen Familienpsychologie* (2013) ein Kapitel über Geschwisterbeziehungen aufgenommen. Zu Beginn zählt er drei Ansätze für die »psychologische Untersuchung der Geschwisterbeziehung« auf. Ich zitiere (ebd., S. 123):

- »die *entwicklungspsychologische und psychoanalytische* Forschung, in deren Mittelpunkt eine lebenslauf- und konfliktorientierte Sicht der individuellen Reifung steht;
- die *sozialwissenschaftliche und klinisch-psychologische* Forschung, bei der viele unterschiedliche Einzelaspekte empirisch untersucht werden;
- die *strukturelle und systemische* Sicht, in deren Mittelpunkt die Position in der Geschwisterreihe und die Geschwister als dynamisches Subsystem im Kontext von Familie, Schule, Gemeinde, Kultur und Gesellschaft stehen.«

Es bleibt jedoch offen, welche dieser Ansätze der Autor in welcher Konsequenz zu verfolgen gedenkt. Auch sonst lässt sich dort für meinen Ansatz nicht viel finden, denn der Autor bemüht sich um eine eingängige Sprache und erliegt dabei der Simplifizierung. Er gibt zwei Beispiele in diesem Kapitel, die jeweils Familien mit Triangulationsprozessen beschreiben, was der Aufmerksamkeit des Autors entgeht, vielleicht kennt er auch Minuchin nicht.

Großes Aufsehen hat das Buch *Der Rebell der Familie – Geschwisterrivalität, kreatives Denken und Geschichte* von Frank J. Sulloway erregt (dt. 1997, die amerikanische Originalausgabe erschien 1996). Dem Autor geht es um die Frage, was dazu nötig ist, dass jemand ein wissenschaftlicher oder politischer Revolutionär wird. Die Antwort auf diese Frage findet der Autor in der Familiendynamik und in der Geschwisterposition. Zum Jüngsten in der Familie schreibt er (Sulloway 1997, S. 70):

> »Die meisten Innovationen im Bereich der Wissenschaft, vor allem die radikalen, sind von Spätergeborenen ausgelöst und befürwortet worden. Dagegen neigen Erstgeborene dazu, innovative Ideen zurückzuweisen, besonders wenn sie dazu angetan sind, lange akzeptierte Prinzipien umzustoßen.[111] In den Frühphasen radikaler Revolutionen ist es um

111 Vergleiche die vorherige Fußnote.

> das 5- bis 15-Fache wahrscheinlicher, dass Spätergeborene abweichende Auffassungen übernehmen, als dass Erstgeborene dies tun würden.«

Die Datengrundlage des Autors besteht aus 10.000 Lebensläufen. Dass man damit nicht viel anfangen kann, vielleicht sogar zu Fehlurteilen kommt, zeigt Helm Stierlin in seiner Besprechung dieses Buchs für *ZEIT ONLINE* am 29.04.1998 auf: Stierlin erwähnt, dass heutzutage über 50 % aller Kinder als Einzelkinder aufwachsen (stimmt nicht ganz, ohne dass das an der Argumentation etwas änderte: vgl. oben die Zahlen aus dem 7. Familienbericht). Demgegenüber habe die Kinderzahl im Material, auf welches der Autor sich bezieht, bei 2,6 Kindern pro Familie gelegen. Das Problem liege darin, »dass Einzelkinder sich nur unbefriedigend in den dargestellten Kontext einordnen ließen«.

Zudem sei heute eine andere Situation gegeben als damals: Kämpften früher noch die Geschwister untereinander um die materielle Versorgung, ginge es heute eher um »das seelische Überleben, also um Sinn, Anerkennung und Selbstwertgefühl«.

Bevor ich zu Stierlins eigener Position komme, will ich noch ein letztes Argument gegen den Ansatz von Sulloway ins Feld führen: Die Gegenüberstellung von Kreativität und Tradition ist problematisch, weil konzeptuell defizitär, denn: »Das Neue folgt – wenn es in Erscheinung tritt – immer aus der Vergangenheit, doch bevor es auftritt, folgt es per definitionem nicht aus der Vergangenheit« (Mead 1969, S. 230).

Jedoch kann man solche differenzierten Positionen nicht einnehmen, wenn man darauf aus ist, Aufmerksamkeit zu erregen, was am besten gelingt, wenn man einen auf Krawall gebürsteten Text vorlegt. Mit Differenzierungen wird man kein Erfolgsautor.

Dem gut gefüllten Gasballon von Sulloway zieht Helm Stierlin mit eleganter Hand den Stöpsel. Er blickt zurück auf seine Tätigkeit in den USA, wo er mit auffällig gewordenen Jugendlichen arbeitete, und er schreibt, nachdem er ein Fallbeispiel skizziert hat:

> »Es waren solche Beobachtungen, die mich meine Vorstellungen über ›Familienrebellen‹ infrage stellen ließen. Solche ›Rebellen‹ zeigen sich mir oft als die angepasstesten, das heißt am sensibelsten auf verdeckte Signale und Erwartungen ihrer Eltern eingestimmten Jugendlichen. Kurz: Ob ein Rebell der Familie auch ein wirklicher Rebell ist, lässt sich unter heutigen Verhältnissen nicht leicht entscheiden.«

Man könnte dieses Argument auch folgendermaßen fassen: Ist man differenzierten Konzepten auf der Spur, wird man mit riesigen Datensätzen nicht zum Ziel kommen, man muss sich schon auf den Einzelfall konzentrieren.

4 Weiterentwicklungen in der Genogrammarbeit

4.1 Rückblick auf die bisher vorgestellten Fälle

Bevor ich zu einer interessanten Weiterentwicklung in der Genogrammarbeit komme, will ich zunächst aus der Sicht des Nutzers von Genogrammarbeit bilanzieren, was ich in diesem Buch bisher zur Genogrammarbeit im praktischen Rahmen von Beratung und Therapie an Fällen angeboten habe.

Dabei ist es wichtig, im Gedächtnis zu behalten, dass ich ein Grenzgänger bin: Vorwiegend bin ich, als Hochschullehrer, mit Genogrammen in Forschung und Lehre unterwegs gewesen. Durch die Mitarbeit am Ausbildungsinstitut für systemische Therapie und Beratung Meilen/Zürich habe ich allerdings auch die Gelegenheit wahrnehmen können, regelmäßig in die Praxis von Beratung und Therapie (Weiterbildung von landwirtschaftlichen Betriebsberatern im Schwerpunkt Beratung landwirtschaftlicher Familienbetriebe) einzutauchen. Über andere Orte meiner Berührung mit Fragen aus der Praxis habe ich schon in Kapitel 1.5 berichtet. Für mich selbst habe ich solche Kontexte immer als »meine Werkstatt« bzw. »mein Labor« bezeichnet, als Orte, an denen ich meine soziologischen Grundlagen lebensweltlich erden konnte. Am Ende habe ich sogar damit aufgehört, mich als Soziologe zu begreifen, ohne mit Beratern oder Therapeuten in Konkurrenz treten zu wollen. Fortan etikettierte ich mich als »Klinischer Soziologe«, und dabei ist es geblieben.[112]

Von diesem Grenzgängertum hat manches seinen Weg in dieses Buch gefunden. Zur Wahrung der Übersicht fasse ich in nachfolgender Tabelle die fünf Fälle zusammen, die ich bisher vorgestellt und diskutiert habe. Unberücksichtigt lasse ich den Fall, den ich in Kapitel 5 (integrative Darstellung) vorstellen werde.

112 Solche Formen der Zusammenarbeit von Universität und Praxis waren früher selbstverständlich. In Jena beispielsweise spricht man heute noch über die Kooperation der Forscher Carl Zeiss und Otto Schott und des Praktikers Ernst Abbe in Sachen Optik. In neuerer Zeit heißt das »Anwendung« von Wissenschaft, eine sehr ungenaue Ausdrucksweise, weil sie ein asymmetrisches und kein kollegiales Verhältnis zwischen Forschern und den Anwendern von Forschung unterstellt.

4.2 Übersicht der in diesem Buch mitgeteilten Fälle

	Anliegen	Setting	Vorgehen	Ergebnis	Verlauf
Coppi	Klärung der Frage: »Was ist da los?«	Supervision im Ausbildungskurs systemische Therapie und Beratung	Genogrammrekonstruktion	Gemeinsame Entwicklung einer Antwort auf die Frage »Was ist da los?«	Nicht bekannt
Kornbeck	Berufsbezogene biografische Weichenstellung	Forschungsprojekt Familienunternehmen, Vergleich von Aufstellungen und Genogrammrekonstruktion	Interview Heidelberg (Weber/Hildenbrand/Simon) zur Genogrammerhebung; Genogrammrekonstruktion in der Soziologengruppe	Antwort auf die Frage »Was ist da los?«. Entwicklung eines Vorschlags zur biografischen Weichenstellung	Die Klientin nimmt unseren Vorschlag auf und ist mit dem Ergebnis vorerst zufrieden
Cropland	Klärung einer Forschungsfrage über Strukturmerkmale kapitalistischer Landwirtschaft	Forschungsprojekt Hildenbrand in Verbindung mit der Miami University Oxford/Ohio	Familiengeschichtliches Gespräch (Hildenbrand 2005a) mit Genogrammerhebung vermittelt von und unterstützt durch Charles B. Hennon	Entwicklung einer Hypothese zu Strukturmerkmalen kapitalistischer Landwirtschaft	Keine weitere Intervention
Eigenbrod	Krise nach psychotischer Episode; biografische Weichenstellung	Gemeindepsychiatrische Einrichtung mit Hildenbrand als Leiter	Familiengespräch mit Genogrammerhebung und anschließender Genogrammrekonstruktion	Langjährige Begleitung des Klienten auf Grundlage der Ergebnisse der Genogrammrekonstruktion	Keine Vollremission, jedoch weitgehend selbstbestimmte Lebenssituation des Klienten
Kucharczyk	Neuorientierung nach Suchtkarriere, Therapie statt Strafe nach §§ 64 u. 35 BtMG	Klinik für Patienten mit Doppeldiagnose (Sucht/Psychose), »Alltag als Therapie« (Hildenbrand 1991) als Einrichtungsprinzip	Genogrammrekonstruktion sowie Rekonstruktion von Vorfällen im Alltag der Einrichtung im therapeutischen Team	Lehrabschluss mit Auszeichnung	Rezidiv, Forensik, heute betreutes Wohnen

4.3 Genogrammarbeit in der Laufbahnberatung: Der Ansatz von Martin Hertkorn

4.3.1 Übersicht

Im INQUA-Institut, Berlin, verwendet dessen Leiter Martin Hertkorn im Rahmen von Laufbahnberatung biografieorientierte Methoden. Im Kern geht es um ein Karriere-Coaching-Curriculum im Umfang von acht Wochen. Wöchentliche Coachingsitzungen werden mit verschiedenen Methoden, Arbeitsblättern und Hausaufgaben kombiniert. Nach der Auffassung von Hertkorn und seinem Team ist eine Laufbahnberatung dann besonderes Erfolg versprechend, wenn der Prozess aus zwei Phasen besteht: In einer ersten Phase sind alle sozialen und fachlichen Kompetenzen, die zugrunde liegenden Werte, Glaubenssätze sowie alle bisherigen beruflichen Erfahrungen sorgfältig zu reflektieren. Diese Reflexion liefert dann – so Hertkorn – das Datenmaterial für die zweite Phase, der Entscheidungsfindung und Zielerreichung.

Für die erste Phase setzt Hertkorn das von ihm entwickelte Kompetenzprofil »High Profiling« (Kap. 4.3.3) ein sowie eine Form von Genogrammarbeit, die von der meinen inspiriert und von einer bemerkenswerten Vorgehensweise geprägt ist. Sie soll nun vorgestellt werden.

4.3.2 Genogrammarbeit

Das »Genogramm (…) dient der Erarbeitung (vielleicht auch unbekannter) Kompetenzen, die in einem Familiensystem vorgelebt werden, der Bewusstmachung der Werte sowie dem Aufdecken möglicher verdeckter Aufträge (Glaubenssätze)«.[113] Wenn Hertkorn mitunter die Genogrammarbeit »ressourcenorientierte Genogrammarbeit« nennt, ist das eigentlich ein Pleonasmus, denn während der Genogrammarbeit schaut man grundsätzlich gleichermaßen auf Stärken und Schwächen. Man operiert nicht mit diesen Unterschieden, sondern fragt eher nach Handlungen, die der Erweiterung von Handlungsspielräumen dienen, und solchen, die diese verengen. Es gilt, der Versuchung zu widerstehen, überall nur Probleme zu sehen. Denen, die sich über

113 Alle im Folgenden nicht näher bezeichneten Zitate entnehme ich einer E-Mail von Martin Hertkorn, die am 02.01.2018 bei mir eingegangen ist, sowie den Unterlagen, die mir von INQUA zur Verfügung gestellt wurden. Ich danke Martin Hertkorn für die Kooperation bei der Erstellung dieses Texts.

diesen Grundsatz noch nicht im Klaren sind, muss er immer wieder vermittelt werden, notfalls auch durch die Akzeptanz von Pleonasmen, über die der Soziologe dann die Nase rümpft.

Bei der Genogrammarbeit geht Martin Hertkorn in vier Schritten vor:

1) Er zeichnet mit dem Klienten dessen Genogramm auf einer Flipchart auf.
2) Dann werden die Vorfahren mit Klebezetteln versehen, auf denen fachliche und soziale Kompetenzen des Klienten vermerkt werden. Dazu folgendes Beispiel (Hertkorn o. J. a., vgl. auch Hertkorn 2012):

> »Der Vater von Peter M. hat einen eigenen Handwerksbetrieb aufgebaut, den er mit straffer Hand führt. Als Vater ist er autoritär und erzieht seinen Sohn Peter M. sehr streng. Dieser studiert Publizistik und ist nach verschiedenen Tätigkeiten arbeitssuchend. Mithilfe der ressourcenorientierten Genogrammarbeit besinnt sich Peter M. auf die Kompetenzen seines eigentlich ungeliebten Vaters. Ihm wird bewusst, dass er sich im Handwerkswesen sehr gut auskennt. Schon in frühester Kindheit waren die Herausforderung, Erfolge und Rückschläge des eigenen Betriebs Thema am Abendtisch. So kommt er letztendlich auf die Idee, sein in die Wiege gelegtes Wissen mit den publizistischen Fähigkeiten zu verbinden. In der Folge findet Peter M. eine Tätigkeit als Pressereferent in einem Handwerksverband.«

Mir fällt bei diesem Beispiel auf, dass Hertkorn strikt am Auftrag »Laufbahnberatung« orientiert bleibt und zum Beispiel nicht danach fragt, ob Peter M. weitere Geschwister hat, ob eines davon den väterlichen Betrieb übernommen und weitergeführt hat. Letztlich ist das die Frage danach, ob Peter M. in seiner Laufbahnwahl frei oder noch mit familialen Erwartungen hinsichtlich einer Betriebsnachfolge konfrontiert ist.

Diese Disziplin der Orientierung am Thema (= Auftrag) fehlt mir gelegentlich als Soziologe; ich will immer alles zugleich wissen. Mitunter hat man als Soziologe in der Genogrammarbeit eine »verborgene Agenda«, also andere Themen im Kopf, auf die man unweigerlich kommt, wenn man in einem Genogramm auf Material stößt, das einen Beitrag zu diesen Themen leisten kann. Kurz: Die Disziplin der thematischen Eingrenzung ist für den Berater überlebensnotwendig, der Soziologe muss sie erst lernen. Als Berater, der nicht fürs Ganze, sondern für die Auftragserledigung bezahlt wird, kann man sich solche Umwege nicht leisten.

3) Beim weiteren Vorgehen geht es Hertkorn auch darum, die Werte der vorausgegangenen Generationen des Klienten aufzulisten, die auf Moderationskarten notiert werden. Damit ist Hertkorn beim Verhältnis von *Vorgegebenem* und *Aufgegebenem*, erweitert um psychologische Kategorien, angekommen.

Die Arbeitsfrage lautet: »Was war Ihren Großeltern wichtig? An welchen Werten und Überzeugungen haben sie ihr Handeln orientiert?« Diese werden auf Moderationskarten geschrieben. Genauso wird in Bezug auf Vater und Mutter verfahren. Es empfiehlt sich, für die Eltern Moderationskarten in einer anderen Farbe zu verwenden. Nun folgt die Frage: »Wenn Sie sich nun die Werte Ihrer Eltern und Großeltern anschauen, welches sind dann Ihre Werte?« Diese werden nun auf einer weiteren Moderationskarte aufgelistet.

Nun wird besprochen, in welche Art von Organisation (Profit- oder Non-Profit-Organisation, Familienunternehmen oder Konzern, Angestelltenverhältnis oder freiberufliche Tätigkeit) der Klient mit seinen Werten passt. Es wird ein Auswertungsblatt ausgehändigt, in das der Klient alle Erkenntnisse übertragen kann.

Im Beispiel des oben erwähnten Klienten will dieser die Kompetenzen und die Selbstbestimmtheit des Vaters bewahren, jedoch dessen patriarchalisches Weltbild durch den Wert der Toleranz ersetzen, also keinesfalls unter einem autoritären Chef arbeiten. Bei diesem Schritt wird die Seite des Klienten als selbstverantwortlicher Akteur angesprochen.

4) Dann arbeitet Hertkorn mit dem Konzept der *Glaubenssätze.* Die Befassung mit diesem Thema erfordert eine gewisse Abschweifung, denn das Konzept der Glaubenssätze scheint mir bei Hertkorn nicht ausreichend definiert. Ich erlaube mir, diesbezüglich Informationen nachzuliefern:

Die Arbeit mit »Glaubenssätzen« hat eine zentrale Rolle in verschiedenen Ansätzen der Psychotherapie: In der Psychoedukation, in der Verhaltenstherapie wie auch in der Familientherapie (Dahm-Mory 2013, S. 104). Mitunter werden Glaubenssätze auch als Muss-Sätze oder Familienregeln bezeichnet. Diese Autorin ergänzt, Virginia Satir habe die Vorstellung vertreten, dass Glaubenssätzen eine Weisheit innewohne, weshalb diese in Wahlmöglichkeiten umzuwandeln sei. Aus Familienregeln sollen Leitlinien werden.

Mich können solche Darlegungen, die sorgfältig die Frage nach der Bedeutung solcher Setzungen umschiffen, nicht zufriedenstellen.

Womit ich bei einem solideren Konzept von Glaubenssätzen angelangt wäre, welches in dem hierzulande wenig bekannten Buch von David Reiss über familiale Wirklichkeitskonstruktionen (1981) enthalten ist. Das Schlüsselkonzept in diesem Buch ist »Familienparadigma«, damit ist Folgendes gemeint: »Die Familie bietet ihren Mitgliedern einen Satz von Erklärungen der Welt an, der dazu dient, primär externe und interne Erfahrung zu organisieren. Diese Reduktion von Ungewissheit ist ungeheuer lohnend« (Reiss 1981, S. 155, Übers. d. Autors). Reiss bestätigt also die Auffassung von Virginia Satir.

Wie schon erwähnt, ist es nicht die Aufgabe von Martin Hertkorn, Begriffe zu definieren, aber es ist immer wichtig, sich darüber zu verständigen, wovon man spricht.

Zurück zu den Glaubenssätzen: Damit meint Hertkorn Grundüberzeugungen, die er in dem mir vorliegenden Text aus der Geschwisterposition des Klienten herleitet. Besonders die Position des Jüngsten hat es ihm angetan, die zu dem »unbewussten Glaubenssatz führen könne, ›ich kann das eh nicht‹«, denn die älteren Geschwister seien dem Jüngsten in ihrer Entwicklung stets voraus (vgl. Kap. 3.2, Hertkorn bezieht sich auf Sulloway).

Hertkorn konzentriert hier das Thema Glaubenssätze auf einen isolierten Punkt, den der Geschwisterposition. Als ich einmal Gelegenheit hatte, bei seiner Arbeit zu hospitieren, sah ich allerdings, dass diese Reduktion nicht typisch ist für Hertkorns Arbeit, er lässt sich zunächst solche Glaubenssätze vom Klienten nennen, kommt so wieder zurück zum Vorgegebenen und arbeitet damit. Offenbar war das in der mir vorliegenden Kurzzusammenfassung der ressourcenorientierten Genogrammarbeit gegebene Beispiel von der Geschwisterposition eine dem Fall geschuldete Lösung.

Soweit bisher dargestellt, scheint Hertkorns Ansatz wenig mit dem von mir Vorgestellten zu tun zu haben. Das ist allerdings kein zutreffender Eindruck. In der Praxis teilt Hertkorn die Grundüberzeugungen meines Ansatzes, wozu gehören:

Die Lokalisation individueller Lebenswege in einem Generationengefüge (Matrix) und damit die Thematisierung des Verhältnisses von Vorgegebenen und Aufgegebenen, allerdings gegenüber meinen Vorstellungen erweitert; damit zusammenhängend:

- Die Annahme, dass Menschen ihre Zukunft selbst entwerfen und dass sie dabei von den Grundüberzeugungen und -entscheidungen der vorangegangenen Generationen geprägt sind, wobei Hertkorn aus Sicht des Klienten nach akzeptablen und solchen, die zu verwerfen seien, unterscheidet, was bei mir nicht der Fall ist.
- Hertkorn rekonstruiert nicht Genogramme unabhängig vom Klienten, sondern tritt von Anfang an in einen Interaktionsprozess ein. Verstehen und Verständigung sind in eins verschränkt (Hildenbrand 2017b). Besonders beim Arbeitsschritt der Hausaufgaben im Coachingprozess wird das deutlich: Hausaufgaben zielen bei diesem Verfahren darauf (ich beziehe mich auf ein von INQUA erstelltes Arbeitsblatt zum Coachingablauf; Hertkorn o. J. b), den Klienten auch zwischen den Coachingterminen im Prozess zu halten. In erster Linie soll er reflektieren, nämlich Protokolle zum Geschehen in den Gesprächen führen und dem Coach diese Reflexionen, die schriftlich abgefasst und damit objektiviert sind, bekannt geben. Der Klient soll auch selbst zu den Ergebnissen der einzelnen Arbeitsschritte Stellung nehmen, was vermutlich (bei Klienten, die erheblichen Widerstand gegenüber dem Coachingprozess mitbringen) auch kontrovers verlaufen kann.

Skeptisch bin ich in Bezug auf folgende Punkte:

- Hertkorn verwendet kritiklos den Begriff des »Unbewussten« sowie den des »Aufdeckens«. Das Konzept des Unbewussten stammt aus der Psychoanalyse, deren Voraussetzungen und Vorgehensweisen ich mir durch die Verwendung dieses Begriffs nicht einhandeln möchte. »Aufdecken« klingt demgegenüber mehr nach »Entlarven« – auch dem stehe ich skeptisch gegenüber. Dagegen wäre einzuwenden: Manchmal steht sich der Soziologe selbst im Weg, wenn er meint, während der Genogrammarbeit einen Sachverhalt begrifflich zu fassen[114] oder den Dingen kompromisslos auf den Grund gehen zu müssen. Worauf er mitunter viel Zeit verschwendet, weil es ihm unter-

114 Das ist kein Einwand gegen die Arbeit am begrifflichen Erfassen von Sinnzusammenhängen. Es ist immer nützlich, wenn man weiß, wovon man redet, oder wenigstens den Sinn dessen, worüber man redet, definiert.

laufen kann, dass er in einen inneren Dialog mit einem (nur in seinem Kopf anwesenden) Kontrahenten eintritt, mit dem er meint, sich auseinandersetzen zu müssen, wofür im Lauf der Genogrammrekonstruktion wenig Platz ist.[115] Hertkorn passiert das nicht. Wenn es jedoch bei anderen geschieht, nimmt er daran mit Interesse Anteil, seiner Neugier setzt er an dieser Stelle keine Grenzen.

- Hertkorn hat, wie erwähnt, kein Problem damit, Konzepte einzuführen, die aus der Psychologie bzw. Psychoanalyse stammen. Ich ziehe es vor, mit soziologischen Konzepten zu arbeiten, soweit das möglich ist. Wenn ich mit diesen Konzepten an eine Grenze komme, entscheide ich mich eher dafür, einschlägig bewanderte Kolleginnen oder Kollegen anzusprechen.

Den größten Gewinn des Ansatzes von Martin Hertkorn sehe ich darin, dass er Verfahren der Genogrammarbeit verbindet mit praktischen Verfahren der Erwachsenenbildung (Verwendung von Arbeitsmaterial, Klebezetteln und Moderationskarten, Einbindung der Arbeit in einen strukturierten Interaktionsprozess, um nur die konkreten Aspekte zu nennen). Damit bekommt die Arbeit mit den Klienten einen handwerklichen und pragmatischen Aspekt, wodurch das mitunter dornige Gestrüpp zwischen Klient und Berater beseitigt und der Dialog befördert wird.[116] *Während bei meiner Arbeit mit dem Klienten in Sachen Genogramm (unter dem Druck begrenzter Zeit) dieser oft zum Zuhörer und Informationslieferanten wird, agiert er im Falle von Hertkorns Ansatz von Anfang an mit.*

Bevor nun aber der Eindruck aufkommt, ich würde meine von der Klinischen Soziologie geprägte Konzeptarbeit in Sachen Genogramm unterbewerten oder schlecht machen, will ich nicht zögern zu erwähnen, dass es ohne handlungsentlastete, begründende Herleitung von Konzepten nicht geht, dass aber der Soziologe durchaus vom Praktiker lernen kann.

---

115 Von Rosmarie Welter-Enderlin habe ich diesbezüglich einiges lernen können. Im Übrigen reduzieren Reflexionen dieser Art die Sollbruchstelle zwischen Soziologie und Klinischer Soziologie.

116 Ich behelfe mir damit, dass ich gemeinsam mit dem Klienten dessen Genogramm aufzeichne, dabei einen schwarzen Filzstift verwende und mit einem grünen Filzstift entwickelte Hypothesen zum Fall ins Genogramm eintrage. Das wäre eine Alternative zum Zeichnen von Linien der Beziehungsqualität.

Dabei kommt mir folgender Vergleich in den Sinn: Rudolf Diesel beispielsweise hat den nach ihm benannten und inzwischen verfemten Motor rein im Kopf erfunden, diesen von Mechanikern nach seinen Anweisungen bauen lassen und nach zwei missratenen Versuchen im Austausch mit den Mechanikern schließlich ein funktionierendes Gerät vorstellen können.

Ich will mit diesem Beispiel auf Folgendes hinaus: Der Ansatz von Martin Hertkorn ist ein willkommener und gelungener Versuch, die soziologische Genogrammarbeit so zu entschlacken, dass sie im Alltag von (Berufs-)Beratung praktikabel wird.

4.3.3 High Profiling

Während es in der beschriebenen Form der Genogrammarbeit um die Herausarbeitung aller aus dem Familiensystem mitgebrachten Kompetenzen, Ressourcen und Werte geht, richtet das Kompetenzprofil »High Profiling« den Fokus auf die während der Berufstätigkeit erworbenen Kompetenzen sowie mögliche Entwicklungsfelder.

Das Verfahren des »High Profiling« wird auf die objektive Hermeneutik (Ulrich Oevermann, der bekanntlich auch mein Lehrer war) bezogen. Die Kernoperation der objektiven Hermeneutik, die Sequenzanalyse, wird ins Zentrum gerückt, und der Ablauf gestaltet sich wie folgt (Hertkorn o. J. b):

Datengrundlage ist ein »qualitatives Leitfadeninterview«.[117] Der Leitfaden wird durch den interviewenden Coach auf Basis des Lebenslaufs des Klienten vor dem Interviewtermin erarbeitet. Dabei wird wie folgt vorgegangen: Der Lebenslauf wird in fünf Phasen geclustert. Es werden die vermeintlich wichtigsten Stationen markiert. Dabei werden sehr ähnliche oder gleiche Tätigkeiten zusammengezogen, und die jeweilige Beschäftigungsdauer wird vermerkt. Jahrelange Tätigkeiten haben meist eine höhere Priorität als kurze. Nun erfolgt die Interviewführung: Der Coach zählt die »objektiven Daten« auf und bittet dann um die Schilderung eines konkreten Erlebnisses zu der entsprechenden beruflichen Station. Dazu ein Beispiel:

> COACH: »Sie haben in der Kleinstadt X im Jahr 1989 Ihr Abitur abgelegt. Während der Schulzeit haben Sie im Architekturbüro Ihres Vaters in

117 Würde ich diesen Text für meine Kollegen, also für andere Soziologen schreiben, müsste ich hinzufügen, dass Leitfadeninterviews dazu tendieren, aufkommende Erzählungen zu zerstören. Hertkorn hat kein Problem damit, denn diese Erzählungen sind sein Material.

der Buchhaltung gejobbt, Ihren Zivildienst haben Sie in einem Altenheim absolviert und anschließend in der Landeshauptstadt Y Ihr Architekturstudium aufgenommen. Im Hauptstudium haben Sie dann von 1992 bis 1994 einen Hiwi-Job angenommen. Bitte erzählen Sie mir ein konkretes Erlebnis, das Ihnen jetzt spontan aus dieser Zeit einfällt.«

Das Interview wird transkribiert. Das Skript wird sowohl dem Coach als auch dem Klienten zur Verfügung gestellt und im weiteren Coachingverlauf zur Vorbereitung des Bewerbungsgesprächs verwendet. Das Interview wird durch Analysten, die speziell zu diesem Zweck ausgebildet sind, ausgearbeitet:

1. Die objektiven Daten werden aus dem Interview herausgezogen. Zu jedem Datum werden im Hinblick auf die vermutlich vorhandenen fachlichen und sozialen Kompetenzen Hypothesen gebildet.
2. Die jeweils zu einem Block an objektiven Daten gehörige Erzählsequenz wird gleichfalls mit Hypothesen im Hinblick auf die vermutlich vorhandenen fachlichen und sozialen Kompetenzen versehen. Am Ende jeder der fünf Sequenzen werden alle aufgedeckten sozialen und fachlichen Kompetenzen aufgelistet.
3. In der Zusammenfassung werden die sich von Sequenz zu Sequenz verdichteten sozialen und fachlichen Kompetenzen dargestellt.
4. In einem weiteren Analyseschritt werden die zu den verdichteten sozialen Kompetenzen gehörenden Kompetenzübertreibungen beigefügt (in Anlehnung an den »Wiener Kompetenzatlas[118]«.[119]
5. Die Erzählsequenzen werden erneut gelesen – diesmal unter dem Aspekt, ob sich in der Erzählung eine Übertreibung finden lässt. Diese wird dann als »Entwicklungshypothese« ausformuliert. Dazu ein Beispiel von einem Klienten, der sich übermäßig

118 http://kompetenzatlas.fh-wien.ac.at/? page_id=1096 [Zugriff: 18.04.2018].

119 Auch an dieser Stelle fällt es dem Klinischen Soziologen schwer zu schweigen: Ein Kompetenzprofil mag im Coachingprozess als Hilfsmittel sinnvoll sein, jedoch würde ich als Soziologe versuchen, solche »Modelle« aus dem Material zu entwickeln, orientiert an einer Grundregel des französischen Festungsbauers Sebastien Le Prestre de Vauban, der gesagt haben soll: »Nicht das Gelände folgt dem Plan, sondern der Plan folgt dem Gelände« (gesehen in Mont-Louis, Dept. Pyrénées Orientales, Frankreich).

bei der Organisation einer Ausstellung einbringt: »Der Klient bringt sich mit hohem Engagement in das Projekt ein. Möglicherweise grenzt sich der Klient zu wenig ab und neigt dazu, sich und andere zu überfordern.«

6. Die fünf Entwicklungshypothesen lassen sich gleichfalls verdichten und fließen als »Entwicklungshinweis« in die bereits erstellte Zusammenfassung mit ein.
7. Sowohl Coach als auch Klient lesen das Kompetenzprofil. Der Klient erhält als Hausaufgabe vorgefertigte leere Listen und trägt alle sozialen und fachlichen Kompetenzen, die in der Genogrammarbeit und im High Profiling aufgedeckt wurden, aber auch seine Interessen und Werte ein. Diese Listen liefern die Datenbasis, um a) über zukünftige Tätigkeitsfelder des Klienten zu entscheiden und b) im Lebenslauf die eigenen Kompetenzen darzustellen und diese c) im Bewerbungsschreiben und Bewerbungsgespräch erfolgreich an den Mann/die Frau zu bringen.

4.3.4 Newsletter

Bei Hertkorn kommt zum Einzelcoaching noch dazu, dass er sorgfältig die berufsweltlichen Gegebenheiten seiner Klienten, den Arbeitsmarkt, beobachtet und in Form eines regelmäßig erscheinenden Newsletters transparent macht.[120]

Auch Berater, die nicht im Bereich Laufbahnberatung tätig sind, können davon profitieren, indem sie sich diesen Newsletter zum Vorbild nehmen, um das Handlungsfeld ihrer Klienten für sich und andere aufzubereiten. Hertkorn hat dabei den Vorteil, dass es sich bei seiner Klientel um eine weitgehend homogene und überschaubare handelt. Angenommen, ich hätte die Beratung landwirtschaftlicher Familienbetriebe zu meinem Arbeitsschwerpunkt gemacht: Dann könnte ich mich am Vorbild des Newsletters des INQUA-Instituts orientieren, die Entwicklung der Landwirtschaft in den Medien, der Gesetzgebung etc. genau beobachten, die wesentlichen Debatten nachverfolgen und das Ganze in einem monatlich erscheinenden Newsletter zusammenfassen. Dahinter steckt viel Arbeit, die aber zeigt, dass Hertkorn seinem Handlungsfeld ein hohes Maß an *commitment* entgegenbringt und in Sachen Überblick über dieses Feld überragende Kompetenz aufweist.

120 http://www.inqua-institut.de/blog/ [Zugriff: 18.04.2018].

Dieser Newsletter hat vermutlich eine doppelte Aufgabe: Er nimmt Klienten und Auftraggebern Arbeit ab. Einerseits dient der Newsletter dem Qualitätsnachweis gegenüber den Auftraggebern (Klienten, Arbeitsämtern etc.), die dadurch davon überzeugt werden, dass Hertkorn weiß, wovon er spricht. Andererseits zwingt ihn der Newsletter dazu, laufend die Entwicklungen im Feld zu beobachten und die von den Klienten vorgetragenen Probleme nicht nur aus deren Sicht, sondern auch im Kontext zu betrachten.

Genogrammarbeit und »High Profiling« ergeben in ihrer Verbindung die Basis für das Karrierecoaching. Bei dieser Form von Coaching handelt es sich um eine intensive Interaktion zwischen Coach und Klient, die gleichzeitig hohen Wert auf die Beteiligung des Klienten legt. Das dabei verwendete Arbeitsmaterial wurde mir zur Verfügung gestellt. Es bildet einen Prozess mit aufeinander aufbauenden Schritten ab: Für jede Coachingsitzung gibt es Arbeitsblätter, die als »Hausaufgabe« bis zum Vortag der folgenden Sitzung zu bearbeiten sind.

5 Integrative Darstellung der hier entwickelten Konzepte zur Genogrammarbeit mit einem Fallbeispiel einer Paarberatung

Rückblick: Grundlagen der Genogrammarbeit

Das diesem Ansatz der Genogrammarbeit zugrunde liegende Menschenbild rückt das menschliche Entwurfshandeln in den Vordergrund. Dies wirft ein eigenes Bild auf Opfer-Täter-Relationen: Mit der Geburt wird jemand, ohne dass er danach gefragt wurde, in eine spezifische Situation hineingestellt. Das ist das *Vorgegebene*, das dem Hineingestellten zur Gestaltung *aufgegeben* ist.

Mein Ansatz ist also auf Handlungen bezogen. Wer sich in eine Zukunft hinein entwirft, der handelt. Und wenn er nichts tut, handelt er auch. Denn man kann, wie jeder Erstklässler weiß, nicht nicht handeln.

Handlungen erfolgen nicht auf einen Schlag, sondern schrittweise. Daraus resultiert die Sequenzanalyse, in welcher die einzelnen Handlungssequenzen über drei Generationen hinweg rekonstruiert werden: Die erste Generation eröffnet einen Handlungszug, die zweite bringt ihn zum Ende, die dritte Generation nimmt dies zur Grundlage für die nächste Sequenz.

5.1 Fallbeispiel: Das Paar und die Stachelschweine

Das nun folgende Fallbeispiel habe ich in einem Beitrag für die Zeitschrift des Bundesverbandes der katholischen Ehe-, Familien- und Lebensberatung bereits einmal verwendet (Hildenbrand 2000). Der Fall stammt aus dem Jahr 1996, ist demnach zum Zeitpunkt der Wiedervergewisserung 2017 über 20 Jahre alt.

5.1.1 Problemdefinition

Auf Vermittlung eines Kollegen, der dieses Paar im Rahmen von Meditation kennengelernt hat, erschienen **Herr Kaufmann und Frau Seiler** bei mir und trugen folgendes Anliegen vor: Sie stünden gerade in einem laufenden Gerichtsverfahren, dabei gehe es darum, dass das Wohnmobil, welches von einer Spezialfirma auf die Bedürfnisse der an einer progredienten Krankheit mit absehbarer Rollstuhlpflicht leidenden Frau Seiler entworfen wurde, den Erwartungen nicht entspricht und zudem zahlreiche Defekte aufweist. Es gehe um eine Schadenssumme von (umgerechnet) ca. 75.000 Euro. Das Wohnmobil wurde vollständig von Frau Seiler finanziert, die dafür ihr geerbtes Haus verkauft hat. Mit der herstellenden Firma liege das Paar zurzeit in einem Rechtsstreit. Von dessen Ausgang hänge der Bestand ihrer Paarbeziehung ab.

Das Paar bringt mich als Berater gleich zu Beginn in eine prekäre Situation: Es soll eine Beratung stattfinden, aber der Ausgang dieser Beratung liegt nicht im Beratungsprozess selbst, sondern wird andernorts entschieden: vor Gericht. Andere würden dieses Paradox zum Gegenstand ausführlicher Erörterungen machen. Ich jedoch habe es so interpretiert: Solange der Ausgang des Gerichtsverfahrens nicht klar ist, ist das Paar in einer Krise. In diesem Zeitraum bedarf dieses Paar beratender Begleitung.

Diese Fallpräsentation klang einigermaßen bizarr, aber in Orientierung an Goethes Diktum »Es bildet ein Talent sich in der Stille, sich ein Charakter im Strom der Welt« [Torquato Tasso, 1. Aufzug, 2. Auftritt, S. 12; die einfachere Version lautet: »Die Welt ist nicht da, um von uns erkannt zu werden, sondern uns in ihr zu bilden« (Lichtenberg 1965, S. 172)] beschloss ich, nicht zu kneifen, sondern mich in den Strom der Welt zu begeben. (Erfahrene Kollegen, denen ich diesen Fall vorgestellt habe, haben mir mitgeteilt, sie hätten sich darauf nicht eingelassen).

Aber egal: Wer ein paar Jahre in einer psychiatrischen Klinik auf Akutstationen gearbeitet hat, den kann so schnell nichts erschüttern. Im Weiteren bekam ich folgende Darstellung der aktuellen Situation zu hören:

Die beiden haben sich bei einem Meditationskurs kennengelernt. Herr Kaufmann war dort nach einem mehrmonatigen Aufenthalt in Goa erschienen, während Frau Seiler zu diesem Zeitpunkt im Haus ihrer Mutter lebte, welches sie aber verkaufte, nachdem die Mutter in ein Altenheim übergesiedelt war.

Kaufmann und Seiler hätten gemeinsam beschlossen, die kommenden Jahre auf Reisen im Wohnmobil zu verbringen. Dieses Projekt sei nun grundlegend infrage gestellt.

Deutung: Das Paar kommt zu mir in einer Krise, die sich als Zwickmühle darstellt und mithin als ausweglos erscheint. Mit dem Umzug der Großmutter ins Altenheim und mit dem Verkauf des Hauses hat Frau Seiler ihre Basis verloren, der nicht absehbare Verlauf ihrer Krankheit verschärft diese Unsicherheit. Der Blick ins Genogramm insbesondere von Frau Seiler (das ich zum Zeitpunkt des Erstgesprächs noch nicht kenne) wird deutlich machen, dass damit die prekäre Situation der Klientin nur unzureichend erfasst ist, während ihr Partner auf vergleichsweise sicheren Füßen steht. Anders formuliert: Das Gewicht des Vorgegebenen sieht bei Herrn Kaufmann anders aus als bei seiner Partnerin.

Krisen sind nichts Dramatisches, sie verweisen in der Regel auf Wendepunkte im Leben und fordern zur Reflexion über mögliche Richtungen der Wendungen auf. Das zentrale Problem liegt darin, dass die Zukunft im Kern unsicher, weil unbekannt bzw. offen ist.

»Denn das in der Krise befindliche Wesen ist aktuell nichts und potenziell alles«, schreibt Viktor von Weizsäcker (1973, S. 269).

Die Aufgabe des Beraters ist die, den Klienten, einem Fährmann gleich, über die Krise hinwegzuhelfen und das »Alles«, das in der Formulierung oben unbestimmt bleibt (und aufgrund seiner Abstraktheit bleiben muss), mit Inhalt zu füllen. Dabei ist es nicht die Aufgabe des Beraters, die Möglichkeiten mit konkretem Inhalt zu füllen, sondern den Klienten zu helfen, auf diese Inhalte selbst zu kommen, mit den Akteuren eine Übersicht über *offene* und *problematische* Möglichkeiten in ihrer aktuellen Situation zu erstellen. Damit würde der Berater alle Anforderungen an den mäeutischen Prozess im Sinne von Sokrates[121] erfüllen.

An dieser Stelle stellt sich die Krise wie folgt dar: Der Plan sieht vor, künftig ein gemeinsames Leben unterwegs im Wohnmobil zu führen. Dafür bringt Herr Kaufmann die erforderlichen Qualifikationen mit, denn er hat Basiserfahrungen als Weltenbummler. Außerdem ist er

121 Die Mäeutik ist die Lehre der Geburtshilfe, entsprechend dieser Analogie hat der Berater nicht die Aufgabe, Weisheit (in heutiger Sprache: Lösungen) zu gebären, sondern der Weisheit (den Lösungen) zur Geburt zu verhelfen.

weitgehend gesund, bis auf mögliche Spätfolgen einer Gehirnerschütterung. Das bringt ihn in einen Vorteil gegenüber seiner Partnerin, und worauf das hinausläuft, ob sich die Ausgangslage des Paares als Dilemma oder als Ressource herausstellen wird, kann man erst im weiteren Verlauf sehen.

Am Anfang der gemeinsamen Arbeit habe ich dieses Dilemma als Widerspruch formuliert und in eine schlichte Metapher gekleidet: Es geht um ein *Wurzel-Flügel-Dilemma.*[122] So kann man das natürlich nicht stehen lassen, es muss Material herbeigeschafft werden, um der Sache auf den Grund zu gehen. Dieses Material besteht – wen wundert's? – in den Genogrammen der beiden Klienten und den damit verbundenen Geschichten.

5.1.2 Genogrammarbeit

Das Genogramm von Herrn Kaufmann kann kurz abgehandelt werden; es ist unspektakulär: Es zeigt eine Bilderbuch-Mittelschichtfamilie. Herr Kaufmann hat eine jüngere Schwester. Die Familie ist finanziell gut gestellt und insgesamt ein Musterbeispiel für das »goldene Zeitalter der Familie« der 1950er Jahre. Herr Kaufmann wurde aus der Bahn geworfen, als er – gegen den Willen des Vaters, der Größeres von seinem Sohn erwartete – eine Handwerkslehre begann und auf dem Weg zur Arbeit einen Autounfall mit Schädelverletzung hatte, damals war er 18 Jahre alt. (Vom Arzt in der Meilener Gruppe, Reinhard Waeber, erhielt ich später die Information, dass solche Verletzungen Irritationen im späteren Lebenslauf hervorrufen können. Diese Information führte allerdings nicht dazu, dass ich Herrn Kaufmann als Hirnverletzten und damit für seine Handlungen möglicherweise nicht verantwortlich einschätzte. So war die Information des Kollegen auch nicht gemeint.)

Ganz anders das Genogramm von Frau Seiler (Abb. 13). (Hier zeigt sich besonders deutlich, dass dieser Fall aus der Frühphase meiner Arbeit mit Genogrammen stammt. Denn ich habe es versäumt, systematisch die Vornamen der im Genogramm erscheinenden Personen zu erheben.)

---

122 Dies ist eine gängige Metapher, um einen Widerspruch zu beschreiben: Die Wurzel beziehen sich auf das »Wo heraus?«, die Flügel auf das »Wohin?«. Oder mit Marx: Der Mensch macht etwas aus dem (Flügel), was die Verhältnisse aus ihm gemacht haben (Wurzeln).

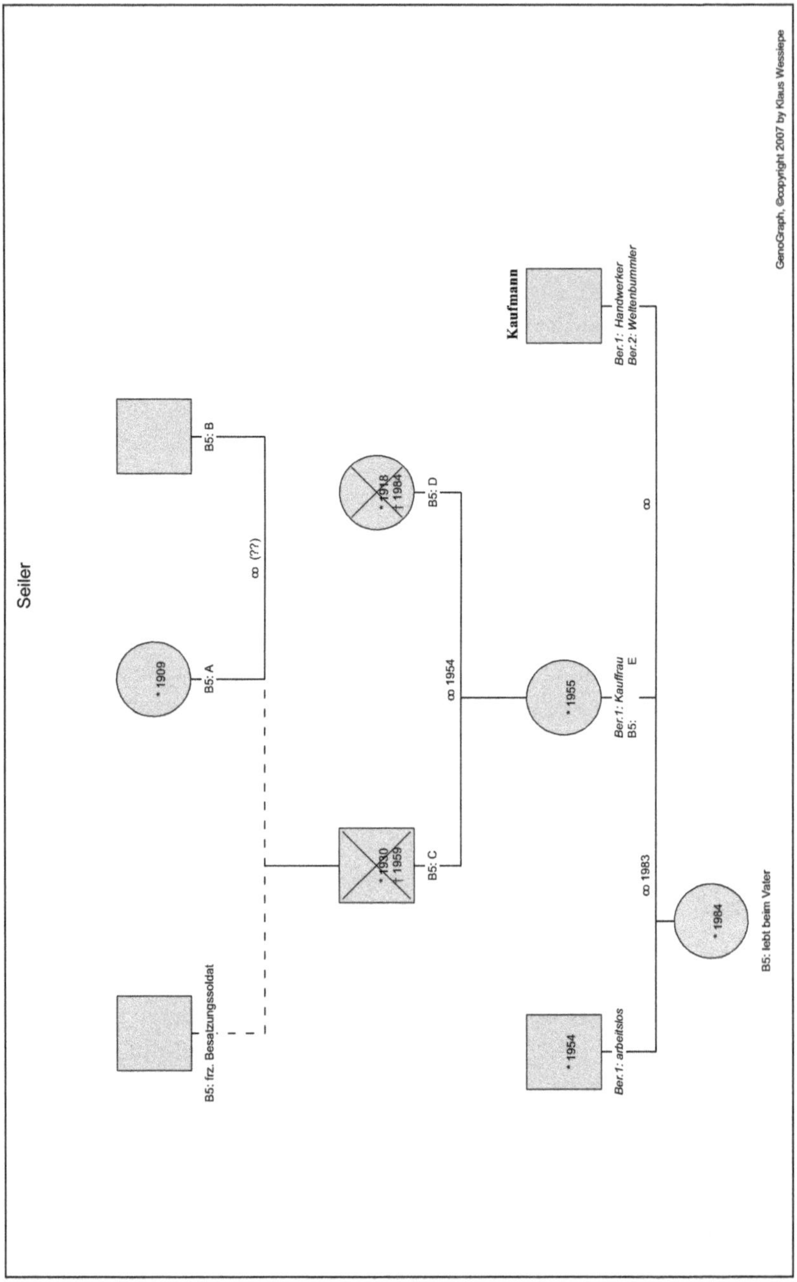

Abb. 13: Genogramm von Frau Seiler

Ich rekonstruiere drei Generationen und beginne mit der Großmutter (im Bild »A«) von Frau Seiler (»E«). Sie ist 1909 geboren und hat von einem nicht näher bestimmten französischen Besatzungssoldaten einen Sohn empfangen, der 1930 geboren wurde. Damals war sie also 21 Jahre alt. Diese Information muss bedacht werden, denn im Jahr 1930 oder 1929 stand die Heimat der Großmutter nicht unter französischer Besatzung, das war der Fall bis 1814 und dann wieder ab 1945.[123]

> **Deutung:** Diese Fehlinformation weist darauf hin, dass die Herkunft des Vaters von Frau Seiler in eine unbestimmbare Situation gerückt wird. Käme Frau Seiler auf die Idee, nach ihrem Großvater zu suchen, würde sie erst einmal ins Niemandsland stoßen, und die Suche wäre vergeblich.

Der angebliche Besatzungssoldat verschwindet zunächst einmal in der Familienerinnerung, Frau Seilers Großmutter heiratet später. Von diesem Mann wird überhaupt nichts bekannt. Aus Sicht der Interpretation des Genogramms ist die entscheidende Information, dass dieses Paar kein Kind zeugt. Bleibe ich bei meiner Deutung in Fußnote 123, dann ist dies der Vatermord Nr. 2 in dieser Familie.

> **Deutung:** Indem die Großmutter ihrem Partner die Realisierung der Paarbeziehung in einem Dritten (Funcke u. Hildenbrand 2018), also ein gemeinsames Kind, verweigert, schützt sie ihren Sohn aus der ersten Beziehung, der sich nicht mit einem Stiefgeschwister auseinandersetzen müssen wird welches darüber hinaus den Vorzug hat, dass dessen Vater präsent ist, während sein Vater eine Fiktion bleibt. Niemand wird sich im Konfliktfall vor ihn stellen, es sei denn die eigene Mutter. Es wird die Großmutter einige Kraft gekostet haben, diese Entscheidung ihrem eigenen Partner plausibel zu machen.

123 Man kann sich fragen, warum die Großmutter diesem nebulösen Franzosen nicht in seine Heimat gefolgt ist. Mutmaßlich war er schon verheiratet und hätte sich dort mit einer Partnerin aus ehemaligem Feindesland nicht blicken lassen können. In den 1970er Jahren haben sich die Verhältnisse grundlegend geändert, wie man aus Städten mit französischen Kasernen weiß. Jedoch ist diese Frage müßig, weil der »französische Besatzungssoldat« vermutlich eine Umschreibung einer anderen Person ist. Man könnte sich dann noch überlegen, warum dafür unbedingt ein Besatzungssoldat herhalten muss. Meine Deutung: So schafft man größere Distanz, und der Mann ist aus dem Feld geräumt. Einen Vater braucht es nicht mehr. Wollte man in die oberste Deutungsschublade greifen, könnte man dies auch als Urszene eines Vatermords (mütterlicherseits) in dieser Familie bezeichnen.

> Die andere Deutung wäre, dass der zweite Partner der Großmutter an einem Kind überhaupt nicht interessiert war, die Stiefvaterposition war ihm genug, damit wäre auch die These vom Vatermord Nr. 2 zurückgewiesen, aber dessen Konsequenzen bleiben als soziale Tatsachen bestehen, nun in der Form einer verhinderten Vatergeburt.

Der Vater von Frau Seiler heiratet 1954 im Alter von 24 Jahren eine zwölf Jahre ältere Frau (»D«), die aus Ostpreußen stammt und in einer Pflegefamilie aufgewachsen ist.

> **Deutung:** Diese Entscheidung, eine familiär und geografisch entwurzelte Frau als Partnerin zu wählen, ist erklärungsbedürftig. So kurz nach dem Zweiten Weltkrieg ist die Lage auf dem Heiratsmarkt[124] für Frauen ungünstig. Der Krieg hat ihnen die Jugend, also die Zeit, Partnerschaften zu schließen und auszuprobieren, genommen, und der Heiratsmarkt ist aufgrund der vielen Gefallenen und Kriegsgefangenen (die Letzten kommen 1956 aus Russland zurück) weitgehend leer gefegt.

Vor diesem Hintergrund hätte der Vater von Frau Seiler (aus damaliger Sicht, selbstverständlich) eine deutlich bessere Position auf dem »Heiratsmarkt« gehabt, jedenfalls formal betrachtet. Jenseits dieser Betrachtung muss man sich natürlich fragen, ob der Vater von Frau Seiler für eine potenzielle Partnerin überhaupt attraktiv war.

> Hierzu schlage ich folgende **Deutung** vor: Der Vater von Frau Seiler hat sich möglicherweise bei der Partnerwahl selbst als so unattraktiv eingeschätzt, dass er sich nicht zutraute, auf eine Verbindung mit einer sozial nicht beschädigten Frau zu hoffen (ich weiß, das klingt jetzt böse, aber so denken halt die Soziologen; sie möchten niemandem zu nahetreten oder gar beleidigen).[125]
>
> Die Einschätzungen der Situation von Großmutter und Mutter von Frau Seiler gewinnt noch eine besondere Facette, wenn man sich

124 Wem der Begriff »Heiratsmarkt« aus ideologischen Gründen nicht gefällt, kann ihn ersetzen durch »das Feld möglicher Heiratspartner«. Vergleiche dazu Heinrich Bölls »Doktor Murkes gesammeltes Schweigen und andere Satiren« (1958).

125 Über diese Deutung hatte ich einmal einen schweren Disput in einem Ausbildungskurs. Inzwischen habe ich die Kollegin wiedergetroffen, und es hat sich gezeigt, dass sie mittlerweile erheblich dazugelernt hat. Über solche Deutungen regt sie sich nicht mehr auf, denn sie weiß jetzt, wie der Hase läuft.

vergegenwärtigt, dass das alles sich in einem Dorf in Rheinland-Pfalz ereignet. Wie man sich das ungefähr vorzustellen hat, wie man sich dort das Maul zerreißt, wenn es um Frauen geht, die nicht dem Üblichen folgen, kann man in der Erzählung von Carl Zuckmayer »Die Fastnachtsbeichte« (1965) nachlesen oder den gleichnamigen Film anschauen. Die Erzählung allerdings ist plastischer.

Der Vater von Frau Seiler stirbt, wie erwähnt, mit 46 Jahren und wird als Alkoholiker beschrieben. Frau Seiler, die als einziges Kind in dieser Familie 1955 geboren wird, ist zu diesem Zeitpunkt 19 Jahre alt.

Die Mutter von Frau Seiler entscheidet sich nach dem Tod ihres Mannes 1976 für ein selbstständiges Leben. Sie arbeitet in der Fabrik und baut ein Haus. Ihrer Tochter ermöglicht sie eine Berufslehre, sie kann eine kaufmännische Ausbildung machen, was aus der Sicht ihrer Mutter, der Fabrikarbeiterin, einen beachtlichen Aufstieg darstellt.

Die Personen, die Frau Seiler nahestehen, sind folgende: Von den drei im Genogramm enthaltenen Männern ist der erste fiktiv, der zweite bekommt keine Bedeutung, der dritte verschwindet vorzeitig durch Tod. Mutter und Großmutter werfen diese Situationen des Ausfalls von Männern nicht aus der Bahn. Sie sind eher in der Lage oder darauf erpicht, sich aus eigener Kraft durchs Leben zu schlagen. So können sie zum Vorbild für die Enkelin und Tochter werden.

Das schlägt sich auch in der Partnerwahl nieder: Frau Seiler wählt einen Mann, der sich von ihrem Vater nicht wesentlich unterscheidet. Auch er ist dem Alkohol zugetan. Sie heiratet ihn 1983 im Alter von 18 Jahren. Er ist ein Jahr älter. 1984 wird eine Tochter geboren. Im Jahr darauf wird die Ehe wieder geschieden.

Mit der Wahl von Herrn Kaufmann als Partner entsteht folgende Situation, die ich von Anfang an als Dilemma beschrieben habe, ohne zu diesem Zeitpunkt Genaueres zu wissen:

Zum einen hat Frau Seiler den Habitus ihrer weiblichen Vorfahren verinnerlicht, möglichst selbstständig durchs Leben zu gehen und sich von Männern unabhängig zu machen. Jetzt aber zeichnet sich am Horizont, nicht kalkulierbar, eine Handlungseinschränkung bis hin zur Handlungsunfähigkeit ab.

Das ist meine zentrale Fallstrukturhypothese, anders formuliert: meine in Worten gefasste Deutung dieses Falls.

Derweil verhält sich Herr Kaufmann in einer Weise, wie es Frau Seiler bei Männern bisher noch nicht kennengelernt hat: Er nimmt die Verantwortung in die Hand, richtet sich auf einem Campingplatz in der Nähe des geschiedenen und arbeitslosen Mannes seiner Partnerin ein (bei dem ihre Tochter lebt, denn er kann ihr ein Reitpferd bieten). Kaufmann versieht auf dem Campingplatz die Aufgaben eines Platzwarts und geht einer stundenweisen Beschäftigung in einer Fabrik nach. So gerät Frau Seilers selbst formuliertes Wunschprogramm, die Weltreise im Wohnmobil, immer mehr in den Hintergrund, denn auf eine räumliche Nähe zu ihrer Tochter will sie nicht verzichten, und auf dieser Grundlage steigt der Aggressionsspiegel in der Paarbeziehung. Zu dem einen Dilemma ist nun ein weiteres gekommen. Auch für Herrn Kaufmann hat das Folgen: Sein Ansehen als Weltenbummler sinkt.

5.1.3 Von der Genogrammrekonstruktion zur Intervention

Bis hierhin war ich intensiv mit dem Paar im Gespräch, aber soziologentypisch lief alles auf der kognitiven Ebene ab. Es ging darum, Muster zu erkennen und das erkannte Muster zu bestätigen. Nach zwei Gesprächen allerdings ging ich auf die Ebene praktischer Intervention über:

- Ich bat die beiden, Fotos aus ihrer Jugend mitzubringen. Herr Kaufmann erschien mit einem dicken Fotoalbum, in dem seine Entwicklung in Kindheit und Jugend minutiös dokumentiert war. Das alles habe seine Mutter gemacht, sagt er, seine Schwester habe ein identisches Exemplar. Frau Seiler ihrerseits entnimmt einem Briefumschlag drei Fotos im Format 6×3 cm. Auf einem dieser Fotos sieht man ein deutlich über zehnjähriges Kind zwischen zwei Erwachsenen, einem Mann und einer Frau. Mich wundert das, denn früher hat sie einmal gesagt, sie habe ihren Vater zuletzt als Sechsjährige gesehen, was laut Foto nicht stimmen kann und von Frau Seiler bestätigt wird. Auf dem Foto steht sie zwischen ihren Eltern. Die von Frau Seiler konstatierte Vaterabwesenheit ist, wie der französische Besatzungssoldat, eine Fiktion, also ein Vatermord Nr. 3, nun auf der Ebene der Tochter, nach dem Muster von Max Frisch (vgl. Kap. 1.1), woraus man als Fazit schließen kann: *Die in dieser Familie vorzufindende Männerschwäche (Vatermorde) wird durch Erinnerungslücken noch verschärft.*

- Dann schlage ich die bekannte »Odd-even«-Praxis vor: Auf der Grundlage von Erzählungen des Paares in den bisherigen Gesprächen, bei denen es um verbale Auseinandersetzungen und Anschuldigungen ging sowie um die übliche Praxis dieses Paares, dem anderen ins Wort zu fallen, schlage ich vor, dass an geraden Tagen Herr Kaufmann seiner Partnerin ins Wort fallen darf und an ungeraden Tagen Frau Seiler dieses Privileg zukommt. Das wird zunächst so hingenommen, aber nach wenigen Tagen ruft mich Herr Kaufmann an und will wissen, was ich denn mit »dem anderen ins Wort fallen« meine und was ich stattdessen tun würde. Ich antworte: In solchen Situationen würde ich erst einmal meine Frau ausreden lassen und dann sagen: »Dazu möchte ich zu bedenken geben, dass man die Sache auch anders sehen könnte.« »Was«, antwortet Herr Kaufmann, »so geschwollen reden Sie mit Ihrer Frau?« »Ja, das kann man so machen«, sage ich, »und es hilft.«[126]

5.1.4 Die Krise, die zum Abbruch der Beratung und zur Selbstorganisation des Paares nach dem Muster der Stachelschweine führt

Dann aber erscheinen die beiden zum nächsten Gespräch in einem ziemlich derangierten Zustand. Folgendes sei vorgefallen:

> Herr Kaufmann hatte Frau Seiler ein Puzzle geschenkt. Dieses gab sie weiter an ihre Tochter, damit sie es auf eine Ferienreise mit ihrem Vater mitnehmen könne. Herr Kaufmann soll darum gebeten (nach Frau Seilers Darstellung: gefordert) haben, dass das Puzzle in einem vollständigen Zustand zurückkommt. Da sei Frau Seiler ausgerastet und habe gesagt: »Du hast das Puzzle von meinem Geld bezahlt.« Daraufhin sei Kaufmann aggressiv worden und ihr an die Gurgel gefahren. Der Rest des Gesprächs verlief im Morast der hier vorliegenden und ausweglos erscheinenden Verstrickung.

Im nächsten Gespräch fragte ich nach dem Finanzgebaren des Paares und erfuhr, dass sie ein gemeinsames Konto führen. Ich schlug vor, die Konten zu trennen.

126 Die Gespräche fanden bei mir zu Hause statt, infolgedessen hat Herr Kaufmann meine Frau kennenlernen können.

Das Ergebnis dieser Intervention war verblüffend: Es bestand darin, dass die Klienten die Beratung abbrachen. Ich hatte den Kern der Verstrickung des Paares getroffen. Nur Herr Kaufmann erschien noch einmal.

Später rief ich Frau Seiler an und erfuhr, dass sie übergangsweise bei Herrn Kaufmanns Mutter (!) eingezogen sei, dieser ungefähr 400 km entfernt wohne und eine Lehre zum Biolebensmittel-Händler begonnen habe. Man sehe sich alle paar Wochen, so sei es auszuhalten.

Deutung: Bereits im Erstgespräch konnte ein Dilemma gedeutet werden, in welchem das Paar sich zu diesem Zeitpunkt befand. Mithilfe des Genogramms und einer angemessenen Rekonstruktion war es möglich, dieses Dilemma zu konkretisieren. Das ist aber nur eine notwendige, keineswegs eine hinreichende Bedingung für eine Beratung, die etwas bewirkt. Erst der Übergang zu handlungsbetonenden Interventionen brachte Bewegung in die Sache, die zur Etablierung eines neuen, vermutlich fragilen Gleichgewichts führte. Dieses neue Gleichgewicht war nicht meine Erfindung, sondern darauf sind die Klienten selbst gekommen, indem sie zu einer Praxisform gelangten, die deutlich an Schopenhauers Parabel über die Stachelschweine erinnert (Schopenhauer 1965, S. 765):

> »Eine Gesellschaft Stachelschweine drängte sich, an einem kalten Wintertage, recht nahe zusammen, um, durch die gegenseitige Wärme, sich vor dem Erfrieren zu schützen. Jedoch bald empfanden sie die gegenseitigen Stacheln; welches sie dann wieder voneinander entfernte. Wenn nun das Bedürfnis der Erwärmung sie wieder näher brachte, wiederholte sich jenes zweite Übel; sodass sie zwischen beiden Leiden hin und her geworfen wurden, bis sie eine mäßige Entfernung herausgefunden hatten, in der sie es am besten aushalten konnten.«

Mit dem Hinweis auf den Übergang zu handlungsbetonenden Interventionen schleicht sich fast unbemerkt ein Satz aus dem systemischen Poesiealbum in diesen Text, der, je nachdem, Heinz von Foerster, Paul Watzlawick oder (zutreffender) Kurt Lewin zugeschrieben wird: »Willst du erkennen, lerne zu handeln.« In dem in Kapitel 5.1.1 erwähnten Goethe-Zitat (ergänzt um Lichtenberg) erscheint dieser Satz bereits am Horizont.

Man muss sich nicht auf die beiden erstgenannten Flaggschiffe der systemischen Therapie beziehen, sondern wird auch außerhalb dieser, nämlich bei Viktor von Weizsäcker fündig, der allerdings keine

Sätze produziert, die sich fraglos ins Poesiealbum schreiben lassen (von Weizsäcker 1973, S. 257):

> »Wer das Leben verstehen will, muss sich am Leben beteiligen. Wir sagen aber auch, wer sich am Leben beteiligen will, muss es verstehen.«

Fazit: Bereits im Erstgespräch war es möglich, Überlegungen zum Muster anzustellen, welches den Ton und den Takt für die Problematik dieses Paares vorgibt. Die Genogrammarbeit lieferte dann den Kontext, der die tiefe lebensgeschichtliche Verankerung dieses Musters dem Verstehen zugänglich machte. Die darauf bezogene Intervention ermöglichte dem Paar schließlich, selbst (siehe oben: Mäeutik) Lösungen zu finden, die beide sich zumuten konnten und die ihnen vorerst ein gemeinsames Leben erträglich machten.

6 Immer wieder gestellte Fragen

Jetzt, wo ich beim letzten Kapitel dieses Buchs angelangt bin, gilt es, Bilanz zu ziehen. Vor mir liegt ein Stapel von Notizen aus den letzten Jahren, die das Thema Genogrammarbeit und die üblicherweise während, in Pausen oder am Ende von Seminaren zur Genogrammarbeit formulierten Fragen betreffen. Zu diesen Fragen kommen dann noch andere, die nicht gestellt wurden, von denen ich aber der Ansicht bin, dass sie unbedingt gestellt werden müssen. Ich handle sie in Kapitel 6.2 unter der Überschrift »fiktive Fragen« ab, das sind also Fragen, die ich selber stelle. Ich könnte dieses Kapitel auch »Rudis Resterampe« nennen.

6.1 Fragen von Praktikern und Fragen von Theoretikern

Mir ist mit der Zeit aufgefallen, dass es einen Unterschied macht, ob jemand in einer Runde von Praktikern eine Frage stellt oder ob dies auf einer Tagung im universitären Kontext stattfindet.

6.1.1 Fragen von Praktikern

Diese Fragen wurden bei meinem letzten Genogrammseminar im Dezember 2017 in Tübingen gestellt, bei dem ausschließlich Praktiker anwesend waren.

Kann man in einem Genogramm kausale Zusammenhänge zwischen familiengeschichtlichen Mustern und dem Entstehen von Krankheiten entdecken?

Meine rasche Antwort auf diese Frage ist, dass solche Kausalbeziehungen im Rahmen von Genogrammarbeit nicht hergestellt werden können.

Die differenziertere Version dieser Antwort lautet folgendermaßen: Wenn man beginnt, ein Genogramm zu rekonstruieren, darf man auf keinen Fall wissen, welche Frage diese Genogrammrekonstruktion beantworten soll. Hier bin ich strikt dafür, dass man ein Genogramm kontextfrei rekonstruiert; denn weiß man schon zu Beginn, dass die fallvorstellende Person aus einer Suchtklinik kommt, besteht die Gefahr, dass die Genogrammrekonstruktion final auf das Thema Suchtentwicklung hin zentriert ist. Wenn man dann bis zum Indexpatienten gelangt ist und erfährt, dass er ein Suchtproblem hat, kann man im Nachhinein die *Wirkungszusammenhänge* benennen, die diese Entwicklung begünstigt haben.

Ich gebe ein Beispiel: Untersucht wurden bäuerliche Familienbetriebe

- mit einem als schizophren diagnostizierten Sohn, der als Betriebsnachfolger aufgebaut worden war (Hildenbrand 1991),
- danach Familienbetriebe ohne Familienmitglieder mit einer psychiatrischen Diagnose (Hildenbrand et al. 1992)
- und abschließend landwirtschaftliche Familienbetriebe mit einem als alkoholkrank diagnostizierten Betriebsleiter (Bohler u. Hildenbrand 1997).

Insgesamt handelte es sich um knapp 20 Familien. (Nomothetiker können über diese Zahl nur lachen, vgl. Kap. 1.11.2.) Wir haben diese Familien mit den dahinterliegenden Störungen (Diagnosen) (Schizophrenie/keine diagnostizierte Abweichung/Alkoholismus) systematisch miteinander verglichen. Dabei kam heraus (Hildenbrand 2014, S. 84):

> »Während landwirtschaftliche Familienbetriebe ohne Präsenz einer psychotischen Erkrankung und landwirtschaftliche Familienbetriebe mit Alkoholismus sich strukturell kaum unterscheiden, erstere in ihrer Normalität noch radikal von letzteren übertroffen werden, imponieren die »schizopräsenten« Familien durch erhebliche Strukturverwerfungen.«

Unterschiede zeigen sich also im Grad der Strukturiertheit, und damit ist Strukturiertheit im Treffen von Entscheidungen bei den jeweiligen Familien im Generationenablauf gemeint.

Daraus könnte man eine allgemeine Regel entwickeln: Je unstrukturierter eine Familie in der Wahl ihrer Möglichkeiten erscheint, desto größer ist die Chance, dass Kinder aus diesen Familien einem Psychiater vorgestellt und von diesem als schizophren diagnostiziert werden.

Fallbeispiel: Die Familie Kreutzhofer (Hildenbrand 1991, S. 77 ff.) bewirtschaftete in den 1970er Jahren mitten in einem Dorf einen bäuerlichen Familienbetrieb. Den damaligen Erfordernissen einer effizienten Landwirtschaft genügte dieser Hof bei Weitem nicht. Also beschloss man, sich dem vom Land aufgelegten Aussiedlungsprogramm anzuschließen. Zunächst wurde außerhalb des Dorfs auf freiem Land ein Wohnhaus errichtet und bezogen. Als der Stall in einem zweiten Schritt errichtet werden sollte, bekam der wirtschaftende Bauer Kreutzhofer »kalte Füße«, die Bauausführung erschien ihm nicht stabil genug (er dachte, er würde für die nächsten Jahrhunderte bauen), und er stoppte das Aussiedlungsprojekt.

Ich komme nun zu einem systematischen Punkt: Wenn ich ein Genogramm Schritt für Schritt bis zum Indexpatienten rekonstruiere, dann bearbeite ich das diesem Vorgegebene. Dieses Vorgegebene wird, sobald sich der Betriebsnachfolger damit auseinandersetzt, zum Aufgegebenen.

Das ist also die Antwort, die ich der am Seminar teilnehmenden Kollegin geben konnte. Die Kurzfassung lautet: Ex ante lassen sich keine Kausalzusammenhänge festlegen, ex post können wir *Wirkungszusammenhänge* beschreiben.

Die nächste Frage dieser Kollegin lautet:

Hat sich durch das Vordringen unkonventioneller Familien (Stieffamilien, Pflegefamilien, heterologe Insemination etc.) die Genogrammarbeit verändert?

Die Familienformen haben sich verändert und damit die zu bewältigenden Aufgaben. Dabei ist zu berücksichtigen, dass meist dann, wenn von Veränderungen der Familienformen die Rede ist, von einem Normalmodell der Familie ausgegangen wird, dessen Existenz nur ganz kurz, für die 1950er Jahre, anzusetzen ist. Davor war die Existenz dieses Normalmodells durch äußere Einflüsse wie Krieg, Seuchen, Hungersnöte etc. kontinuierlich bedroht und führte ständig zu neuen Familienzusammensetzungen. Gemeinsam mit Dorett Funcke komme ich in diesem Zusammenhang zu dem Schluss (Funcke u. Hildenbrand 2009, S. 10):

> »Ein Kind kann in konventionellen wie in unkonventionellen Familienformen glücklich oder unglücklich aufwachsen. Jedoch stellen unkonventionelle Familienformen besondere Herausforderungen an die Beteiligten.«

Fazit: Für alle, unerschütterlich an einem »Normalmodell« von Familie festhalten, hat sich die Genogrammarbeit tatsächlich verändert. Für alle anderen, die sich nicht von starren Modellen leiten lassen, sondern von den Erfordernissen des Einzelfalls, hat sich nichts verändert.

Jedoch werden die Genogramme vom Erscheinungsbild her immer komplexer; es wird schwieriger, sie übersichtlich zu zeichnen. Das aber ist ein Randphänomen.

Über welchen Wissensvorrat muss man verfügen, um Genogrammarbeit durchführen zu können?

Nicht selten wundern sich Teilnehmer während einer von mir geleiteten Genogrammarbeit, was mir so alles zu den präsentierten Genogrammen einfällt. Zum Wundern besteht kein Anlass: In 40-jähriger Praxis des Fallverstehens ist es überhaupt nicht zu vermeiden, dass auf dem Weg des kumulativen Fallverstehen so einiges zusammenkommt. Das heißt: Mit der Zeit hat man viele Fälle im Kopf und damit eine Fülle realisierter und verworfener Möglichkeiten parat. Gleichwohl habe ich Lieblingsfälle, bei deren Bearbeitung ich zur Hochform auflaufe. (Das sind vor allem, nicht unerwartet, landwirtschaftliche Familienbetriebe.)

Im Grunde reicht Alltagswissen für das Rekonstruieren eines Genogramms völlig aus, solange die Sequenzanalyse stringent als Verfahren beachtet wird. Nützlich ist obendrein, wenn Berater und Therapeuten mit offenen Augen durchs Leben gehen und Medien konsumieren, die geeignet sind, ihr Wissen von der Welt zu erweitern. Dazu gehören eine gute Tageszeitung, qualitativ hochwertige Fernsehprogramme wie ARTE sowie gute Belletristik.

Ein Interesse an geschichtlichen Zusammenhängen gehört auch dazu. Man kann nicht die Verhältnisse in der Region X vor drei Generationen aus der Sicht von heute einschätzen. Die Verhältnisse in der damaligen Zeit muss man sich erschließen, nicht notwendigerweise durch Lektüre, sondern auch durch Gespräche mit Menschen, die aus der fraglichen Zeit Primärerfahrung haben. Dem kommt entgegen, dass zur Genogrammarbeit in dem von mir vertretenen Stil lediglich drei Generationen überschaut werden müssen, um zu einer belastbaren Fallstrukturhypothese zu kommen.

Auch die Klienten selbst sind Träger einschlägigen Wissens. Mitunter wird das Schlagwort »Klienten als Experten ihrer eigenen Lebensführung« ins Feld geführt. Das ist richtig, solange man nicht vergisst, dass die von Klienten präsentierte Welt perspektivisch gefärbt ist und das Ziel sein sollte, die Vielfalt der Perspektiven zu erweitern. Und schließlich kann man auch nicht übersehen, dass diese Klienten zu Klienten geworden sind, weil sie in ihrer Autonomie eingeschränkt sind.

6.1.2 Fragen von Theoretikern (oder solchen, die sich dafür halten)

Nun möchte ich mich mit typischen Fragen auseinandersetzen, die erwartbar immer dann aufkommen, wenn dieses Verfahren der Genogrammarbeit auf einem wissenschaftlichen Kongress vorgestellt wird. Ich mache das schon lange nicht mehr selbst, jedoch kommen jüngere Kollegen nicht darum herum, sich entsprechend zu engagieren, wenn sie in der Wissenschaft eine Zukunft haben möchten. Ich habe einmal eine Liste »beharrlicher Kritiken« (also Kritiken, die als Fragen formuliert waren) erhalten, die ich im Folgenden benutzen werde. Ich werde allerdings auf die Fragen nicht direkt eingehen, sondern sie kommentieren.

Frage 1: Setzen wir als Forscher zu viel voraus? Diese Frage wurde auf einem wissenschaftlichen Kongress in einer Arbeitsgruppe gestellt. Meine Antwort dazu ist, dass im Rahmen von Wissenschaft und Forschung nie zu viel vorausgesetzt werden kann. Es gilt, die Grenze des »Zuviel« stets höher zu schrauben, denn, wie Max Weber (1995, S. 13) gesagt hat: »Nur auf dem Boden ganz harter Arbeit bereitet sich normalerweise der Einfall vor.«

Bei dieser Frage gibt es allerdings auch einen Sinn zwischen den Zeilen: Es geht um einen affektiv getönten *Widerstand* gegen die Zumutung, aus alten Bahnen auszuscheren und Neues zu lernen. In diesem Zusammenhang kommt mir ein Lied aus dem Vormärz, jener von der französischen Revolution inspirierten Epoche des Ausgangs aus dem Feudalismus und der Auflösung der ständischen Gesellschaft, in den Sinn, das »Das Bürgerlied« heißt. Die vierte Strophe bezieht sich auf den Widerstand gegen das Neue und lautet:

> Aber ob wir Neues bauen
> oder Altes nur verdauen,
> wie das Gras verdaut die Kuh;
> ob wir in der Welt was schaffen
> oder nur die Welt begaffen:
> das tut, das tut was dazu.[127]

127 Text nach Friz u. Schmeckenbecher 1978, S. 226 f. Für eine Vertonung vergleiche Hannes Wader (https://www.youtube.com/watch?v=9peRnHqxAF4 [Zugriff: 20.04.2018]).

Die nächsten *drei Fragen* können gebündelt werden, da sie durchweg ein Reflex einer kartesianischen Biografiekonzeption sind (vgl. Kap. 1.1): Demnach wird der Verlust der Person in der Genogrammarbeit befürchtet. Jedoch besteht ein Genogramm aus nichts anderem als aus Zeugnissen menschlichen Handelns, also, wenn man so will, aus Resultaten des Handelns von Personen. Wer meint, er benötige einen direkten Zugang zum Inneren eines Menschen, sollte sich nicht mit dem Genogramm aufhalten, sondern sich der Psychologie oder der Psychoanalyse zuwenden. Dort könnte er allerdings auch Enttäuschungen erleben.

Die *letzte Frage* handelt davon, wie die Auswahl der sozialhistorischen Daten getroffen wird. Antwort: Die Auswahl erfolgt am Leitfaden der sequenzanalytisch rekonstruierten Entwicklung des Falls.

Schließlich: Wer trotz aller Bemühungen, sich Zugang zur Genogrammarbeit zu verschaffen, immer noch damit fremdelt, kann es ja halten wie der Fuchs, der versucht, an süße Trauben zu gelangen, die ihm aber zu hoch hängen, weshalb er nicht damit rechnen kann, in ihren Genuss zu kommen. Daher wendet er sich empört von ihnen ab, weil sie ihm zu sauer sind. Im Originalton lautet diese Fabel mit dem Titel »Der Fuchs und die Trauben« von Jean de La Fontaine (1995, S. 86) so:

> Dem Hungertode nah, sah ein Gascogner Fuchs,
> ganz hoch am Dache grüner Lauben,
> fast überreich in üpp'gem Wuchs
> die schönsten dunkelblauen Trauben.
>
> Das wär ein Mahl, so recht nach dem Geschmack
> des armen Schelms. Doch da er sie nicht konnt' erjagen,
> sprach er: »Sie sind zu grün, nur gut für Lumpenpack!«
>
> Tat er damit nicht besser, als zu klagen?

6.2 Fiktive Fragen

6.2.1 Bewegungsrichtungen in der Genogrammarbeit

In der Genogrammarbeit gibt es zwei Bewegungsrichtungen: eine horizontale und eine vertikale.

Die *horizontale Bewegungsrichtung* betrifft die Frage, ob man auf der mütterlichen Seite oder auf der väterlichen Seite des Klienten anfängt. In unserer Kultur schreiben wir von links nach rechts, offenbaren also unsere routinemäßigen Orientierungen, wenn wir bei der väterlichen Linie links oben beginnen. Damit ist allerdings noch kein Schaden angerichtet. Denn wenn wir beim Großvater beginnen, folgt zügig die Frage nach dessen Partnerschaft, und bereits ist man bei der mütterlichen Seite angelangt. So viel zur Frage der Bewegungsrichtung bei der Genogrammarbeit, was das Zeichnen von Genogrammen betrifft. Man kann natürlich die Gewohnheiten von eingefleischten Patriarchen[128] dadurch unterlaufen, dass man oben links die mütterliche Seite einträgt.

Bei der Analyse von Genogrammen habe ich früher routinemäßig mit der väterlichen Linie begonnen, was mir mitunter die Bemerkung von Teilnehmern eingetragen hat, ich hätte wohl ein patriarchalisches Vorurteil. Seither stelle ich es der fallvorstellenden Person anheim, auf welcher Seite begonnen werden soll. Im Ergebnis macht das keinen Unterschied. Zum Geschlechterkampf eignet sich dieses Thema nicht.

Die *vertikale Bewegungsrichtung* betrifft ein komplexeres Thema. Es geht nämlich um die Frage, ob man ein Genogramm von oben nach unten oder von unten nach oben rekonstruiert.

Ulrich Oevermann begann immer beim Klienten, also unten, und arbeitete sich nach rückwärts (oben) bis zur Großelterngeneration vor. Ich habe es mir, ohne genauer darüber nachzudenken, zur Gewohnheit gemacht, bei der Großelterngeneration (oder immer bei der ältesten Generation, die im Genogramm angeboten wird) zu beginnen.

Hier kann ich den Leser nicht mit Erinnerungen abspeisen: Oevermann macht das so, ich mache das anders. Zumindest muss ich meine Entscheidung begründen. (Eine Begründung vonseiten Oevermanns liegt nicht vor.)

Beginnt man beim Klienten, beginnt man bei dem *Gewordenen*, wie Kierkegaard sagt: »Das Leben wird nach vorne gelebt und nach rückwärts verstanden.« Mich interessiert der Prozess des *Werdens*. Ich möchte nicht anfangen mit dem, was *ist*, sondern rekonstruieren, was *wird*.

Es sei jedoch nicht verschwiegen, dass die Bewegungsrichtung von unten nach oben einen Vorteil hat: Man kann selbst entscheiden, wie viele Generationen man in die Rekonstruktion einbezieht, und hört auf, wenn man eine tragfähige Fallstrukturhypothese entwi-

---

128 Bis vor wenigen Jahrzehnten wurden in Stammbäume nur Männer eingetragen, deren Partnerinnen wurden ignoriert. Solche Stammbäume sind für die Genogrammarbeit wertlos.

ckeln konnte. Meist reichen dazu drei Generationen. Das ist auch der Personenkreis, der noch lebt oder von dem lebendige Erinnerungen wie zum Beispiel Geschichten noch vorhanden sind. Die Forensik bildet hier die Ausnahme: Dort reichen mitunter drei Generationen nicht aus, erst in einer späteren wird die Fallstrukturhypothese substanziell. Bei der Bewegungsrichtung von oben nach unten kann es einem hingegen passieren, dass man jene Generation(en) verpasst, in der (denen) die entscheidenden Weichenstellungen erfolgt sind, weil man erst bei der Großelterngeneration eingesetzt hat. Das lässt sich allerdings korrigieren, man muss dann den Bereich der erfassten Generationen erweitern.

Fazit: Die von mir jeweils präferierte Richtung des Vorgehens in vertikaler und in horizontaler Hinsicht ist kein Dogma. Jeder muss für sich selbst herausfinden, welche Bewegungsrichtung die ihm gemäße ist.

Abschließend folgt das Ganze noch einmal in einem Schaubild (Abb. 14).

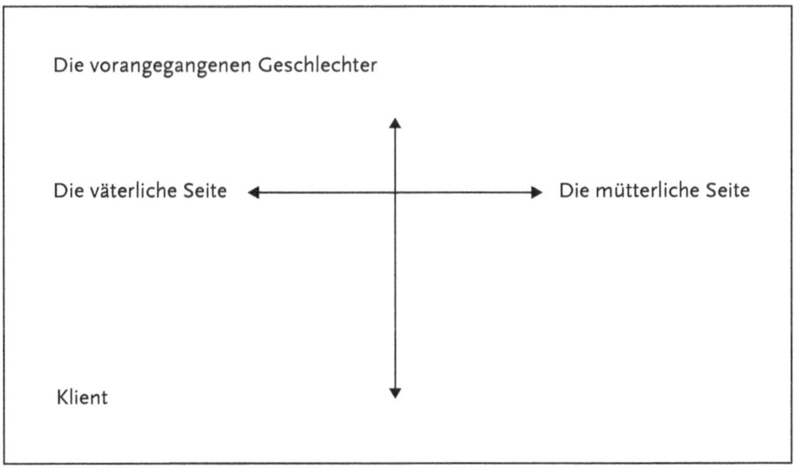

Abb. 14: Bewegungsrichtungen in der Genogrammarbeit

6.2.2 Zum Bezug der Genogrammarbeit zu Familienaufstellungen

An einem frühen Nachmittag fuhr ich von Kreuzlingen bei Konstanz nach St. Gallen. Das ist ein paar Jahre her. Tageszeitbedingt gab es kaum Fahrgäste im Zug, man konnte die Gespräche der wenigen Mitreisenden mühelos verfolgen (was ich als Soziologe gewohnheitsmäßig mache, wenn ich mich in der Öffentlichkeit bewege – Diskretion ist Ehrensache).

Zwei Sitzreihen weiter saßen zwei Personen, ein Mann und eine Frau, beide über 60 Jahre alt. Mitten aus einem Schweigen heraus sagte die Frau zu dem Mann: »Das ist schon etwas Wichtiges, die Familienaufstellung, man weiß dann, wo man im Leben steht.« Als ich das hörte und begann, über diese Äußerung nachzudenken, fiel mir als Erstes auf, wie tief die Aufstellungsarbeit in der öffentlichen Wahrnehmung verankert ist. Dann dachte ich darüber nach, dass eine Frau im Alter von über 60 Jahren immer noch zum Thema hat, wo *man* im Leben steht. Mit *man* war möglicherweise sie selbst gemeint, oder es ging ihr um das heideggersche *man*, also um die Seinsstrukturen des Daseins in ihrer Alltäglichkeit (Heidegger 1993, S. 114). Im ersten Fall ginge es um sie selbst, im zweiten Fall um jedermann.

Heute, Jahrzehnte später, denke ich etwas differenzierter über diese Frage, wo man im Leben steht, nach. Wie kann man das verstehen? Pierre Bourdieu vergleicht eine Biografiearbeit, die nur auf persönlichen Äußerungen beruht, mit dem Vorhaben, in einer Stadt mit der Metro zu fahren, ohne zu wissen, wie das Streckennetz beschaffen ist (Bourdieu 1998). Zielführender für das Verständnis einer Biografie sei es, Genogrammarbeit zu betreiben (von Genogrammarbeit spricht Bourdieu nicht, er benutzt die Metapher vom »sozialen Raum«); denn Ziel der Genogrammarbeit ist es (jetzt in meinem Verständnis), das Streckennetz der Metro zu rekonstruieren und nachzuzeichnen. Das Netz ist allerdings noch nicht der Ort, also das Gebilde, auf welches sich das »Wo« bezieht. Um im Bild zu bleiben, würde ich die Bahnhöfe im Streckennetz als jene Orte bezeichnen, die sich auf das »Wo« beziehen.[129]

Für den, der Metro fährt, also im Fluss des Lebens ist, ist es sicher wichtig zu wissen, dass er in einer Metro sitzt, deren Streckennetz er kennt. Er kennt dann die Grenzen seiner möglichen Fahrziele. Wenn er aber zudem weiß, an welchen Bahnhöfen die Metro hält, weiß er auch, wo er umsteigen und das Netz verlassen kann, um als Nächstes den Bus (dessen Streckennetz engmaschiger ist als das der Metro) oder die Fernbahn (welche es erlaubt, das Streckennetz der Metro zu verlassen) zu nehmen.

129 Eine interessante Vertiefung dieser Metaphorik befindet sich bei Latka (2003). Für ein gelungenes Exempel zu dieser Vorgehensweise vergleiche Ernaux (2017).

Mit diesen auf der bourdieuschen Metaphorik aufbauenden Ausführungen habe ich das Verhältnis von Genogrammarbeit und Aufstellungsarbeit bestimmt: Die Genogrammarbeit betrifft das Streckennetz, die Aufstellungsarbeit die Bahnhöfe.

Zurück zur Aufstellungsarbeit: Wenn ich im Jahr 2018 über Aufstellungsarbeit auf der Grundlage von Erfahrungen, die ich seit 1993 gemacht habe, nachdenke, muss ich auch die Entwicklungen im Auge haben, die die Aufstellungsarbeit seither genommen hat. Sie hat sich nämlich erheblich verändert.

1993 nahm ich eine Einladung zum 37. Internationalen Karwochenseminar der Internationalen Mediziner Arbeitsgemeinschaft in Grünau/Oberösterreich wahr. Unangekündigt und zu aller Überraschung erschien dort Bert Hellinger mit einem Fernsehteam des Österreichischen Rundfunks (ORF) sowie einigen Anhängerinnen. (Ein Mann war auch dabei, der im Rollstuhl saß; als er Hellinger begrüßen wollte, bat ihn dieser generös, Platz zu behalten.) Anschließend präsentierte Hellinger auf der Bühne Aufstellungsarbeit. Als er damit fertig war, entbrannte zunächst ein erheblicher Konflikt unter den Veranstaltern, denn dieser Programmpunkt war nicht vorgesehen, und als besonders empörend wurde empfunden, dass Hellinger sich weigerte, in eine Diskussion mit dem Publikum einzutreten. Jahrzehnte währende Freundschaften gingen zu Bruch, sie konnten erst nach langen Jahren wieder geheilt werden.

Was mir und den meisten anderen Anwesenden (viele davon aus Osteuropa, denn die Grenzen waren gerade geöffnet worden, von stalinismusähnlichen Rechthabereien hatten diese Leute sicher genug) auf die Nerven ging, war die alttestamentarische Wucht, mit der Hellinger seine Einschätzungen verkündete und die er als unumstößlich ausgab, wobei er sich, wie erwähnt, weigerte, über sein Vorgehen und seine Einschätzungen zu diskutieren. Konfliktstoff hatte er selbst genug produziert, indem er in dieser Aufstellungsarbeit die als problematisch beschriebene Beziehung der aufstellenden Frau zu ihrer Mutter (wie unerwartet!) »herausarbeitete«, besser gesagt: »schubladisierte« und die Frau ultimativ aufforderte, sich bei ihrer Mutter (bzw. ihrer Stellvertreterin) zu bedanken. Die Protagonistin wand sich eine Zeit lang, um schließlich zu dem Schluss zu kommen: »Das kann ich nicht.« Daraufhin wandte sich Hellinger an das Publikum und sagte: »Dann stirbt sie.« (Ergänzend sei gesagt, dass diese Frau an einer Krebserkrankung litt.)

Im Duktus meines Konzepts betrachtet, reduziert Hellinger hier die dynamische Beziehung von Vorgegebenem und Aufgegebenem auf das Vorgegebene. Das handelnde Subjekt wird zur Marionette von Regeln und Strukturen (vgl. König 2004, S. 41).[130] Damit hatte er sich beim Publikum den letzten Rest an Sympathie verscherzt.

Die Debatten über dieses Vorgehen (in Abwesenheit Hellingers) währten bis tief in die Nacht. Der Ausschank des Tagungshauses schloss um Mitternacht, jedoch verfügten die polnischen Kollegen noch über reichlich Wodkavorräte, und mein Elend war, dass ich am anderen Morgen, obschon wieder nüchtern, die Aufgabe hatte, den ersten Vortrag zu halten. Die Pflicht eines jeden Soziologen besteht darin, in kritischen Situationen (Elias 1987, S. 79 ff.; Hildenbrand 2018a, Kap. 1.1.3) die Übersicht und das rechte Maß zwischen Engagement und Distanzierung zu wahren. Entsprechend eröffnete ich meinen Beitrag mit den Worten: »Im Haus meines Vaters gibt es viele Wohnungen« (Johannes-Evangelium). Ungeachtet theologischer Lehrmeinungen interpretiere ich diesen Satz als Aufruf zur Toleranz, deshalb hielt ich ihn an dieser Stelle für angemessen.

Diese Erfahrung in Grünau hätte gereicht, die Aufstellungsarbeit für reine Scharlatanerie zu halten, wäre es mir nicht gelungen, auch in der Folgezeit einen kühlen, soziologischen Blick auf das Geschehen zu bewahren. Ein paar Jahre später schrieb ich im Sprachrohr der Familienaufsteller *Praxis der Systemaufstellung: Beiträge zu Lösungen in Familien und Organisationen* (Hildenbrand 2002, S. 24):

> »Fokus von Familienaufstellungen ist das, was ›Ordnungen der Liebe‹ genannt wird. Kritiker des Verfahrens der Familienaufstellungen konzentrieren sich durchweg auf diese Ordnungen, und sie werfen den Aufstellern unter anderem vor, diese Ordnungen als statisch und ideologisch zu betrachten und die Vielfalt der Formen menschlichen Zusammenlebens nicht zu berücksichtigen. Interpretiert man jedoch die ›Ordnungen der Liebe‹ im Kontext der soziologischen Sozialisationstheorie, ergibt sich ein differenzierteres Bild.

---

130 Ich stimme Oliver Königs Auffassung zu, dass in Zeiten von Pluralisierung und Unsicherheit die Ansage klarer Regeln und Handlungsmuster Entlastungscharakter haben kann, weil dies Orientierung verspricht. Jedoch sollte man Nebenwirkungen und Risiken nicht außer Acht lassen. Ob ein solches Vorgehen hilft, wird fallspezifisch unterschiedlich ausfallen. Und Interaktionsverweigerung, wie im Beispiel gezeigt, ist völlig inakzeptabel, weder Klienten noch einem Auditorium gegenüber. Hellinger hätte auch gleich sagen können: »Wer seine Füße unter meinen Tisch streckt …« Es gibt sicher den einen oder anderen, der ihm dabei folgen wird, die Gefolgschaft allerdings ist im Schrumpfen begriffen.

> Die ›Ordnungen der Liebe‹ können in eine soziologische Sprache übersetzt werden. Damit verlieren sie von ihrer alttestamentarisch anmutenden Wucht, und es wird möglich, die Dynamik von quasi-universalistischen Grundstrukturen menschlichen Zusammenlebens einerseits und deren Stellung im menschlichen Handeln vor dem Hintergrund gesellschaftlicher Modernisierungsprozesse andererseits zu diskutieren.«[131].

Einige Jahre später bin ich mit dem Denken weitergekommen. In meinem Aufsatz in dem bereits zitierten Band von Gerhard Stey und Torsten Groth über »Potenziale der Organisationsaufstellung«, in dem ich auch die Aufstellungsarbeit mit Claudia Kornbeck (vgl. Kap. 2.7.2) vorstelle, äußere ich mich zum Thema Strukturen und Regeln wie folgt (Hildenbrand 2007, S. 127): Zunächst zitiere ich den Philosophen Ernst Cassirer(1990, S. 339):

> »In allen menschlichen Aktivitäten können wir von einer Spannung zwischen Verfestigung und Evolution sprechen, zwischen einer Tendenz, die zu festen stabilen Formen führt, und einer anderen Tendenz, die dieses strenge Schema aufbricht (…) Es herrscht ein unablässiger Kampf zwischen Tradition und Innovation, zwischen reproduzierenden und kreativen Kräften.«

Dann fahre ich in eigenen Worten wie folgt fort (Bourdieu 2002, S. 72):

> »Auf diese Weise stellen ›Ordnungen‹, übertragen auf unser Thema, kein ehernes Gehäuse, sondern einen Orientierungsrahmen für die Realisierung von Möglichkeiten dar. Oder, um ein weiteres soziologisches Konzept anzuführen: es geht darum, *Ordnungen* zusammenzubringen mit den *Strategien*, die Handelnde benutzen, um diese Ordnungen zu gestalten.«

Ich fasse zusammen: Einen unüberbrückbaren Gegensatz zwischen Genogrammarbeit und posthellingerscher Familienaufstellung sehe ich nicht. Letztere kann einen Zugang eröffnen zum »Sinn zwischen den Zeilen« (Merleau-Ponty 1984b) und den Klienten als Akteur ins Spiel bringen.

131 Zur soziologischen Alternative vergleiche Funcke u. Hildenbrand (2018), Kapitel 9.

6.2.3 Was tun bei zu vielen/zu wenigen Daten?

Zu viele Daten

Es gibt Situationen, bei denen man mit zu vielen Daten überschüttet wird, weil der Klient nicht aufhören kann, Details nachzuliefern, und damit das Innehalten und Nachdenken über diese Daten blockiert. Er wird dafür seine Gründe haben. Jedoch wird damit ein Prozess in Gang gesetzt mit folgenden Konsequenzen: Solange man reden kann, muss man sich nicht reflexiv mit seiner Situation auseinandersetzen. Hier ist der mit Genogrammarbeit befasste Berater/Therapeut als *Ordnungsgeber* gefordert. Er reduziert die Daten auf das Minimum des Erforderlichen, verspricht dem Klienten, dass er seine überschüssigen Daten später, dann aber gezielt auf Nachfrage, nachreichen darf.

Dazu ein Beispiel: Zu einer Sitzung, in welcher das Genogramm einer Familie erhoben werden sollte, erscheint die Mutter des Indexpatienten und legt einen Stapel Kopien aus dem Kirchenbuch auf den Tisch, die sie sich im Pfarrhaus besorgt hatte. Hätte ich danach gegriffen und wäre ich darauf eingegangen, wäre die Sitzung in ihrem Ablauf vollständig strukturiert gewesen. Ich ging aber nicht darauf ein, lobte die Mutter für ihre Gründlichkeit und bat die Anwesenden, mit mir zusammen, nur auf der Grundlage ihres Gedächtnisses, das Genogramm der Familie zu zeichnen, ohne sich dabei auf mitgebrachte Unterlagen zu stützen. Auf diese könne man später zurückkommen.

Eine solche Situation erinnert mich an meine Untersuchungen in Sachen Notfallkommunikation im medizinischen Handeln. Ich rahme sie also als Notfall. Jörg Bergmann und Kollegen (2005) haben herausgearbeitet, wie Piloten handeln, wenn im Cockpit eine Unregelmäßigkeit auftritt:

- Erst wird die Störung markiert, also in Worte gefasst,
- dann wird die Situation stabilisiert, indem resümiert wird, was wohl vorliege, und es wird überlegt, was zu tun sei.
- Dann kommt man zu einer Entscheidung.

Die von Bergmann und Kollegen untersuchten Prozesse finden zwischen zwei oder drei Personen statt. Wer ein Genogramm allein erhebt, muss also in einen inneren Dialog über die beschriebenen Prozesse eintreten. In Bezug auf das oben erwähnte Beispiel heißt das:

- Jemand legt einen Stapel Kopien vor. *Störung markieren.* (An die Familie gewandt): »Das ist ja schön, dass Sie sich schon vorbereitet haben. Waren die anderen auch daran beteiligt?« (Es stellt sich heraus, dass die Mutter diese Kopien im Alleingang besorgt hat.)
- *Situation stabilisieren.* (An die Mutter:) »Wären Sie damit einverstanden, wenn die anderen Anwesenden in die Erstellung des Genogramms einbezogen werden?« Für und Wider werden erörtert.
- *Zu einer Entscheidung kommen.* (An die Familie:) »Ich schlage vor, dass jetzt jeder aus seiner Erinnerung Daten beisteuert. Wo soll ich anfangen, beim Großvater väterlicherseits oder beim Großvater mütterlicherseits?«

Zu wenige Daten

Ich erinnere zunächst daran, um welche Daten es sich handelt: Frage ich nach dem Großvater mütterlicherseits, dann reichen mir: Geburtsdatum, Geburtsort, Beruf(e).

Bei dem Gefühl, über zu wenig Daten zu verfügen, kann es sich auch um ein persönliches Problem des Beraters/Therapeuten handeln, der einfach einen *horror vacui,* Angst vor der Leere empfindet und entsprechend Hemmungen hat, mit der Arbeit des Deutens zu beginnen. Das ist ein bekanntes Anfängerproblem. Als ich meine Dissertation schrieb (Hildenbrand 1983), hatte ich jeden Morgen, bevor ich mich an den Schreibtisch setzte, eiskalte Füße. Ich holte mir einen Eimer mit heißem Wasser, stellte meine Füße hinein und konnte mit dem Schreiben beginnen. Mit der Zeit fiel mir aber auf, dass es im Volksmund nicht ohne Grund heißt: »Dann hat er kalte Füße bekommen und ist abgehauen.« Als mir dieser Zusammenhang deutlich war (ursprünglich hatte ich gedacht, die kalten Füße hätten etwas mit einer beginnenden Erkältung zu tun), konnte ich auf die Faxen mit dem heißen Wasser verzichten und mich auf das Wesentliche konzentrieren.

Es gibt Klienten, die kein Interesse daran haben, sich mit ihrer Familiengeschichte zu befassen. Das sind vor allem Jugendliche im Ablöseprozess, wie ich weiter vorne bereits erwähnt habe. Bei ihnen muss man um Genogrammarbeit werben oder aber die Daten (mit dem Einverständnis des Jugendlichen) über Angehörige erheben.

Bei Klienten, die so von ihrer Familie distanziert sind, dass sie keinen Bezug mehr zu ihr haben und entsprechend über keine Daten verfügen, kann man die Genogrammerhebung zum Anlass nehmen, einen solchen Bezug zaghaft wieder aufzubauen. Hier gilt es jedoch sorgsam zu erkunden, welches Maß an Familienbezug dem Klienten in der gegenwärtigen Situation *zumutbar* ist. Von der Verwendung einer Brechstange rate ich dringend ab.

6.2.4 Genogrammarbeit und Genetik

Ein Neurowissenschaftler fragte mich, ob die von mir vertretene Form der Genogrammanalyse etwas mit Genetik zu tun habe. Auf diese Idee kann man kommen, wenn man die von Leopold Szondi begründete Schicksalsanalyse[132] im Sinn hat. Ich kann versichern, dass die dort verwendeten Begriffe »familiäres Unbewusstes« und »Erbe« mit meinem Ansatz wenig bis nichts zu tun haben, wenn mir auch der belgische Psychoanalytiker Marc Ledoux mitteilte, dass die in Belgien praktizierte Variante der Schicksalsanalyse *sensu* Szondi eine gewisse Nähe zu meinem Vorgehen aufweist. Leider haben wir uns aus den Augen verloren, sodass wir die Sache nicht weiterverfolgen können.

Um mit dem Genogramm zu arbeiten, reicht die hier vertretene soziologische bzw. anthropologische Einstellung aus:

- Die genetische Ausstattung eines Menschen betrachte ich als Vorgegebenes und zur Gestaltung Aufgegebenes.
- Darüber hinaus hat sich jeder, unabhängig von seiner genetischen Ausstattung, mit denselben sozialen Grundgesetzen auseinanderzusetzen. Das gilt auch für Menschen, deren Gene technisch optimiert worden sind. Ich zitiere den Frankfurter Soziologen Karl Otto Hondrich (2001, S. 169):

> »Die vier Grundvorgänge des Zusammenlebens – werten, teilen, mitteilen und bestimmen (präferieren, identifizieren, kommunizieren und determinieren) – spannen sich jeweils zwischen zwei Polen, ob diese nun als Individuen, als Gruppen, als Eigenschaften oder als Vorgänge selbst verstanden werden. Es sind dialektische Prozesse. Sie bringen immer auch das Gegenteil dessen hervor, was ihnen – genetisch oder intentional – einprogrammiert wurde. Sie tragen ihre eigenen Grenzen in sich und begrenzen sich gegenseitig.«

132 Siehe dazu http://www.szondi.ch/downloads/schicksalsanalyse.pdf [Zugriff: 03.05.2018].

Es geht also um soziale Prozesse, die den genetischen Vorgaben übergeordnet sind.

6.2.5 Kritische Phasen und Grenzen der Genogrammarbeit

Eine kritische Phase

Sich von Genogrammarbeit überfallen fühlen. Gelegentlich trifft man Klienten, die bisher einigermaßen gut durchs Leben gekommen sind, ohne dass sie sich mit ihrer Lebensgeschichte befasst haben.[133] Genogrammfragen erwischen sie auf dem falschen Fuß. In solchen Fällen kann man eine aus meiner Sicht ungünstige oder eine günstige Reaktion wählen: Die Ungünstige wäre, einen Vortrag über ein nichtkartesianisches Biografieverständnis zu halten. Näher am Patienten, wenn er nicht gerade ein Philosoph ist, wäre es, die Metro-Metapher (Kap. 6.2.2) heranzuziehen.

Widerstand

Von Widerstand gegen die Genogrammarbeit war bereits mehrfach die Rede.[134] Sie sei zu voraussetzungsvoll bzw. zu anstrengend etc.; andere Kritikpunkte beziehen sich auf die Methode, die als zu umständlich oder zu weitschweifig empfunden wird.

Die einen stören sich daran, dass man eine halbe Stunde Zeit verbringt mit der Erkundung des erwähnten sozialen und historischen Raums, die anderen stören sich daran, dass man davon ausgeht, dass man drei Generationen benötigt, um die aktuelle Lebenssituation eines Klienten erschließen zu können. Mit Rationalität ist diesem Geschehen nicht beizukommen, und deshalb muss der Begriff des Widerstands als tragfähig in Betracht gezogen werden.

Weitere Schwierigkeiten entstehen wiederum bereits am Anfang, wenn man auf der Regelgeleitetheit der Genogrammrekonstruktion im strikten Sinne besteht. Das Beharren auf Regeln wird vielfach als Zwang empfunden.

Abschließend noch einige versöhnliche Bemerkungen: Man kann Genogrammarbeit betreiben, indem man sich strikt an die Regeln hält, und dies als lustvoll empfinden. Lustvoll deshalb, weil man in

133 Mitunter ist auch noch nicht der Zeitpunkt gekommen, sich damit auseinanderzusetzen.

134 Solche Wiederholungen sind ein deutliches Zeichen dafür, dass es Zeit wird, an ein Ende zu kommen.

der Regel etwas Neues erfährt und nicht selten entdeckt, dass die konkrete Lebenspraxis kreative Lösungen finden kann, als ob sie ein Kunstwerk wäre. Man kann Genogrammarbeit aber auch als munteren Kaffeeklatsch anlegen; das hängt davon ab, ob der die Genogrammarbeit Anleitende bereit ist, sich seiner Verantwortung für eine seriöse Genogrammrekonstruktion zu entziehen und sich am Kaffeeklatsch zu beteiligen.

Damit stellt sich ein ethisches Problem: Immerhin können die Ergebnisse einer Genogrammrekonstruktion die Therapie bzw. die Beratung erheblich beeinflussen, eine nachlässige Genogrammarbeit könnte dem Klienten schaden. Es ist meine Sache nicht, dem süßen Gift der Vereinfachung zu erliegen, weshalb ich mich mitunter aufgerufen fühle, die Arbeitsgruppe zur Ordnung zu rufen. Freunde macht man sich damit nicht. Als beamteter Hochschullehrer muss ich allerdings auch nicht faule Kompromisse eingehen, um den Auftrag weiterhin zu erhalten.

Anhang

Grafische Darstellung von Genogrammen

Bei der computertechnischen Erstellung von Genogrammen ist das Programm »GenoGraph 2.1« empfehlenswert, solange es nichts Besseres gibt. Auf die darin gegebenen Möglichkeiten, Bemerkungen zu den Personen einzutragen, ist zu verzichten (siehe oben), sofern keine gesicherten Daten vorliegen.

Schwierig ist die Integration von den in GenoGraph 2.1 erstellten Genogrammen in eine Word-Datei. Weiter unten werden zwei Möglichkeiten beschrieben. In diesem Manuskript arbeite ich mit dem Vorschlag von Julian Sehmer.

Vorschlag von Annemaria Köhler (Fernuniversität in Hagen)

»Tatsächlich hatten wir auch immer Probleme, die Genogramme von GenoGraph in Texten oder Präsentationen zu verwenden, da das Format einfach nicht kompatibel ist. Deswegen mache ich es immer so, dass ich mit dem (auf vielen Windows-Rechnern vorinstallierten) ›Snipping Tool‹ den Bereich des Genogramms auswähle und ›abfotografiere‹. Man kann mit diesem Programm auch PDFs erstellen, deren Einbinden in einen Text o. Ä. unproblematisch ist. Ähnlich müsste es auch funktionieren, wenn Sie einen ›Screenshot‹ vom Genogramm machen. Dabei ist jedoch der Nachteil, dass Sie den Bereich nicht auswählen können und somit der gesamte Bildschirm als Bild erscheint. Sie könnten dann aber nachträglich mit einem Bildbearbeitungsprogramm den Bereich ausschneiden, der für Sie relevant ist.«

Vorschlag von Julian Sehmer (Kassel)

»Zum Einfügen des Genogramms gehen Sie folgendermaßen vor:

1) Öffnen Sie die Datei mit dem GenoGraph.
2) Klicken Sie oben auf den Reiter ›Datei‹.
3) Klicken Sie im Reiter Datei auf ›Exportieren‹.
4) Wählen Sie ›Metafile (Grafik)‹.
5) Speichern Sie die Datei ab.
6) Klicken Sie in Word an die Stelle, an der Sie das Genogramm einfügen wollen, auf den Reiter ›Einfügen‹ und dort auf ›Bilder‹.
7) Klicken Sie auf die eingefügte Grafik und wählen Sie dann oben den Reiter ›Format‹. Hier können Sie die Option ›Zuschneiden‹ wählen und die Grafik so zuschneiden, dass nur noch das eigentliche Genogramm erfasst wird.
8) Jetzt können Sie die Grafik so weit vergrößern, dass sie lesbar ist.«

Literatur

Einführende Bemerkungen

Vielfach wird in Büchern von Wissenschaftlern, die sich nicht an andere Wissenschaftler, sondern an »Endverbraucher« richten, wie man in den Verlagen so sagt, also an Praktiker oder »gebildete Laien«, die verwendete Literatur schamhaft in einem Anhang – so wie hier – versteckt. Mir ist das nicht angenehm, ich würde gerne allen Kollegen, auf deren Arbeit ich mich stütze und von denen ich gelernt habe, die Ehre der Erwähnung erweisen – einerseits.

Andererseits ist es das Privileg von Wissenschaftlern, die sich an ein Publikum außerhalb der Wissenschaft[135] richten, die Entwicklungen im Feld zu verfolgen und eine Auswahl aus der Flut der Publikationen zu treffen, Praktikern also Arbeit abzunehmen. Und je mehr ausgesondert wird, desto besser. Hier also eine schmale, aber, der Bedeutung der Sache gemäß, opulent geratene Essenz dessen, was nach meiner Auffassung an begleitender Literatur für diese Einleitung und für das Buch insgesamt nötig ist, was also, um im Bild zu bleiben, beim Wandern in den Rucksack gehört. Ich unterscheide zwischen *erwähnter Literatur* und *weiterführender Literatur*.

Dass dieses Buch meine *Einleitung in die Genogrammarbeit* nicht ersetzt, habe ich schon gesagt. Auch habe ich auf unser Konzept systemischen Denkens in der Therapie (Welter-Enderlin u. Hildenbrand 2004) hingewiesen. Dort versuchen wir, anhand eines Falls zu zeigen, wie es aussieht, wenn man bei grundlegenden Arbeiten dicke Bretter bohrt. Es gibt sogar eine Zehnjahreskatamnese, was in diesem Feld selten ist, denn meistens haben die Autoren im Zeitverlauf das Interesse an ihrem Thema verloren. Wie aber soll man wissen, welche Wirkung die therapeutische Arbeit gezeigt hat, wenn man sie nicht im Zeitverlauf verfolgt? Von meinem psychiatrischen Lehrer Wolfgang Blankenburg habe ich gelernt, die Patienten nicht aus den Augen zu verlieren, nachdem sie die Klinik verlassen haben, sondern der Frage nachzugehen, wie sie sich nach dem Klinikaufenthalt wieder im Leben einrichten konnten, indem man sie anruft.

135 Wie ich oben erwähnte: Fachleute in Beratung und Therapie sind ihren Voraussetzungen nach akademisch gebildet, was immer »akademisch« heute heißt, und können deshalb nicht einem Publikum zugerechnet werden, das sich außerhalb der Wissenschaft bewegt.

Erwähnte Literatur

Adamaszek, R. (2003): Familien-Biographik – therapeutische Entschlüsselung und Wandlung von Schicksalsbindungen. Heidelberg (Carl-Auer), 2., korr. Aufl.

Aristoteles (2009): Nikomachische Ethik. Köln (Anaconda).

Bateson, G. (1983): Ökologie des Geistes. Anthropologische, psychologische, biologische und epistemologische Perspektiven. Frankfurt a. M. (Suhrkamp), 6. Aufl. (urspr. 1955).

Becker, M. (1999): Karl der Große. München (C. H. Beck).

Berger, P. u. H. Kellner (1965): Die Ehe und die Konstruktion der Wirklichkeit. *Soziale Welt* 16: 220–235.

Berger, P. u. T. Luckmann (1969): Die gesellschaftliche Konstruktion der Wirklichkeit. Frankfurt a. M. (S. Fischer).

Bergmann, J., K. Nazarkiewicz, D. Dolscius u. H. Finke (2005): Entscheidungskommunikation im Cockpit. Zur Interaktionsdynamik von Hierarchie, Arbeitsteilung und Geschlecht in einem technisch komplexen Arbeitsfeld. Uni Bielefeld. http://www.uni-bielefeld.de/soz/personen/bergmann/cockpit/pdf/kurzbericht_forschungsprojekt.pdf [Zugriff: 03.05.2018].

Bergmann, J., U. Dausendschön-Gay u. F. Oberzaucher (2014): Der Fall. Studien zur epistemischen Praxis professionellen Handelns. Bielefeld (transcript).

Bittner, E. (1972): Polizisten im Skid-Row-Quartier. In: T. Luckmann u. W. M. Sprondel (Hrsg.): Berufssoziologie. Köln (Kiepenheuer & Witsch), S. 106–124.

Black, L. (1996): Vom Einfachen zum Komplexen: Vier Fragen an Individuen, Paare und Familien mit mehrfachen Problemen. In: B. Hildenbrand (Hrsg.): Erhalten und Verändern – Rosmarie Welter-Enderlins Beitrag zur Entwicklung der systemischen Therapie und Beratung. Heidelberg (Carl-Auer), S. 49–58.

Blankenburg, W. (1981): Nomothetische und idiographische Methodik in der Psychiatrie. *Schweizer Archiv für Neurologie, Neurochirurgie und Psychiatrie* 128: 13–20.

Blankenburg, W. (1985): Autonomie- und Heteronomie-Konzepte in ihrer Bedeutung für die psychiatrische Praxis. In: W. Janzarik (Hrsg.): Psychopathologie und Praxis. Stuttgart (Enke), S. 29–46.

Blankenburg, W. (1989): Futur-II-Perspektive in ihrer Bedeutung für die Erschließung der Lebensgeschichte des Patienten. In: W. Blankenburg, K. Heinrich, U. H. Peters u. B. Neundörfer (Hrsg.): Biografie und Krankheit. Stuttgart (Thieme), S. 76–84.

Blumer, H. (1973): Der methodologische Standort des Symbolischen Interaktionismus. In: Arbeitsgruppe Bielefelder Soziologen (Hrsg.): Alltagswissen, Interaktion und gesellschaftliche Wirklichkeit 1. Reinbek bei Hamburg (Rowohlt), S. 80–146.

BMFSFJ (2006): 7. Familienbericht: Familie zwischen Flexibilität und Verlässlichkeit – Perspektiven für eine lebenslaufbezogene Familienpolitik. Drucksache 16/1360. Berlin: Bundesministerium für Familie, Senioren, Frauen und Jugend (Hrsg.). Online verfügbar: https://www.bmfsfj.de/blob/76276/40b5b103e693dacd4c014648d906aa99/7--familienbericht-data.pdf [Zugriff: 02.03.2018].

Bohler, K. F. u. B. Hildenbrand (1997): Landwirtschaftliche Familienbetriebe in der Krise. Münster (LIT) (unter Mitarbeit von K.-E. Bühler, R. Hietel, C. Jauch, B. Löhr-Heinemann u. F. Seegel).

Böll, H. (1958): Doktor Murkes gesammeltes Schweigen und andere Satiren. Köln (Kiepenheuer & Witsch).

Borst, U. (2011): Wenn die Liebe überschattet wird: Leben mit einem depressiven Partner. Ostfildern (Patmos).

Bourdieu, P. (1974): Der Habitus als Vermittlung zwischen Struktur und Praxis. In: Ders., Zur Soziologie der symbolischen Formen. Frankfurt a. M. (Suhrkamp), S. 125–158.

Bourdieu, P. (1980): Sozialer Sinn – Kritik der theoretischen Vernunft. Frankfurt a. M. (Suhrkamp).

Bourdieu, P. (1982): Die feinen Unterschiede. Kritik der gesellschaftlichen Urteilskraft. Frankfurt a. M. (Suhrkamp).

Bourdieu, P. (1998): Praktische Vernunft. Anhang 1: Die biografische Illusion. Frankfurt a. M. (Suhrkamp), S. 73–83.

Bourdieu, P. (2002): Ein soziologischer Selbstversuch. Frankfurt a. M. (Suhrkamp).

Brecht, B. (1993): Der Zweifler. In: Bertold Brecht. Werke. Große kommentierte Berliner und Frankfurter Ausgabe. Bd. 14: Gedichte 4. Gedichte und Gedichtfragmente 1928–1939. Berlin (Aufbau)/Frankfurt a. M. (Suhrkamp).

Bronner, G., C. Lemieux et X. de la Porte (2017): La sociologie est-elle dépassé? *L'Obs* 2760: 76 (28.09.2017).

Brücher, K. (2010): Psychiatrische Erkenntnis – eine Grundlegung. Berlin (Parodos).

Bühl, W. L. (1972): Verstehende Soziologie – Grundzüge und Entwicklungstendenzen. München (Nymphenburger).

Burkhart, G. u. M. Kohli (1992): Liebe, Ehe, Elternschaft. Die Zukunft der Familie. München (Piper).

Camus, A. (1972): Der glückliche Tod. (Cahiers Albert Camus I). Reinbek bei Hamburg (Rowohlt).

Camus, A. (1995) Der erste Mensch. Reinbek bei Hamburg (Rowohlt).

Camus, A. (1997) Tagebücher 1935–1951. Reinbek bei Hamburg (Rowohlt). Neuausgabe.

Camus, A. (2003): Der Mythos des Sisyphos. Reinbek bei Hamburg (Rowohlt). In neuer Übersetzung.

Cassirer, E. (1990): Versuch über den Menschen. Einführung in eine Philosophie der Kultur. Frankfurt a. M. (S. Fischer).

Cicourel, A. V. (1970): Methode und Messung in der Soziologie. Frankfurt a. M. (Suhrkamp). [Orig. (1964): Method and measurement in sociology. Glencoe (Free Press); London (Collier Macmillan)].

Ciompi, L. (2012): Zehn Thesen zum Thema Zeit in der Psychiatrie. In: U. Borst u. B. Hildenbrand (Hrsg.): Zeit essen Seele auf. Der Faktor Zeit in Therapie und Beratung. Heidelberg (Carl-Auer), S. 11–28. [Urspr. erschienen in: Ciompi, L. u. H.-P. Dauwalder (1990): Zeit und Psychiatrie – sozialpsychiatrische Aspekte. Bern (Huber)].

Dahm-Mory, C. (2013): Arbeit mit Glaubenssätzen. In: W. Senf, M. Broder u. B. Wilms (Hrsg.): Techniken der Psychotherapie – ein methodenübergreifendes Kompendium. Stuttgart (Thieme), S. 104–107.

Deleuze, G. u. F. Guattari (1977): Rhizom. Berlin (Merve).

Dencik, L. (2002): Mor or Far or Mor og hendes nye partner. Om børns familier og familieskift gennem opvæksten I senmoderniteten (Mom and dad and mom and her new partner. About families of children and change of family by growing up in late modernity). In: H. Hermannsen a. A. Poulsen (eds.): Samfundets børn (The children of society). Aarhus (Klim), pp. 75–126.

Dilthey, W. (1970): Der Aufbau der geschichtlichen Welt in den Geisteswissenschaften. (Urspr. 1910). Frankfurt a. M. (Suhrkamp).

Eco, U. (1982): Der Name der Rose. München (Hanser).

Elias, N. (1987): Engagement und Distanzierung. Arbeiten zur Wissenssoziologie I. Frankfurt a. M. (Suhrkamp).

Ernaux, A. (2017): Die Jahre. Berlin (Suhrkamp).

Fivaz-Depeursinge, E. u. A. Corboz-Warnery (2001): Das primäre Dreieck. Vater, Mutter und Kind aus entwicklungstheoretisch systemischer Sicht. Heidelberg (Carl-Auer).

Franzheld, T. (2015): Verdachtsarbeit im Kinderschutz – eine komparative Berufsfeldanalyse [Dissertation]. (Universität Kassel).

Frisch, M. (1954): Stiller. Frankfurt a. M. (Suhrkamp).

Frisch, M. (1964): Mein Name sei Gantenbein. Frankfurt a. M. (Suhrkamp).

Frisch, M. (1974): Dienstbüchlein. Frankfurt a. M. (Suhrkamp).

Friz, T. u. E. Schmeckenbecher (1978): Es wollt ein Bauer früh aufstehen. 222 Volkslieder. Dortmund (Pläne), 2. Aufl.

Funcke, D. u. B. Hildenbrand (2009): Unkonventionelle Familien in Beratung und Therapie. Heidelberg: (Carl-Auer).

Funcke, D. u. B. Hildenbrand (2018): Ursprünge und Kontinuität der Kernfamilie. Eine Einführung in die Familiensoziologie. Wiesbaden (Springer VS).

Gadamer, H.-G. (1993): Über die Verborgenheit der Gesundheit. Frankfurt a. M. (Suhrkamp). Beachte im Besonderen: Kap. 1: Theorie Technik Praxis, S. 11–49.

Ginzburg, C. (1985): Indizien: Morelli, Freud und Sherlock Holmes. In: U. Eco, T. A. Sebeok (Hrsg.): Der Zirkel oder Im Zeichen der Drei: Dupin, Holmes, Peirce. München (Fink), S. 125–179.

Ginzburg, C. (2002): Spurensicherung – der Jäger entziffert die Fährte, Sherlock Holmes nimmt die Lupe, Freud liest Morelli – die Wissenschaft auf der Suche nach sich selbst. In: Ders., Spurensicherungen – Die Wissenschaft auf der Suche nach sich selbst. Berlin (Klaus Wagenbach), S. 7–57.

Glaser, B. a. A. Strauss (1973): The discovery of a grounded theory: strategies for qualitative research. Chicago (Aldine).

Goethe, J. W. von (1961): Aus meinem Leben, Dichtung und Wahrheit. Bielefeld (Sigbert Mohn).

Goethe, J. W. von (1986): Torquato Tasso. Stuttgart (Reclam).

Goffman, E. (1961): Role distance. In: Ders., Encounters. Two studies in the sociology of interaction. Indianapolis (Bobbs-Merrill), pp. 85–152.

Goffman, E. (1980): Rahmenanalyse. Ein Versuch über die Organisation von Alltagserfahrungen. Frankfurt a. M. (Suhrkamp).

Grefe, C. (2000): Freiheit statt Kapitalismus. Was bedeuten heute noch Begriffe wie Klasse, Familie, Arbeit, Betrieb? Die Sozialwissenschaftler Ulrich Beck und Richard Sennett über die Schwierigkeiten des modernen Individuums, eine neue Orientierung zu finden. *ZEIT ONLINE* (06.04.2000). Verfügbar unter: https://www.zeit.de/2000/15/200015.beck_sennett_.xml [Zugriff: 02.05.2018].

Grimbert, P. (2005): Ein Geheimnis. Frankfurt a. M. (Suhrkamp).

Günthardt, A. (1956): Aus meinem Bauernleben. Basel (Friedrich Reinhardt).

Hantel-Quitmann, W. (2013): Basiswissen Familienpsychologie. Familien verstehen und helfen. Stuttgart (Klett-Cotta).

Heidegger, M. (1993): Sein und Zeit. Tübingen (Niemeyer),17. Aufl.

Heidegger, M. (1995): Ontologie (Hermeneutik der Faktizität). In: Ders. Gesamtausgabe. II. Abteilung: Vorlesungen, Bd. 63. Frankfurt a. M. (Vittorio Klostermann).

Hein, C. (2004): Landnahme Frankfurt a. M. (Suhrkamp).

Hertkorn, M. (2012): Ressourcenorientierte Genogrammarbeit. *Coaching Magazin* 4: 38–41.

Hertkorn, M. (o. J. a): Manuskript ohne Titel zur Genogrammarbeit. Berlin (INQUA).

Hertkorn, M. (o. J. b): Anleitung zur Erstellung des Kompetenzprofils High Profiling®. Internes Material. Berlin (INQUA).

Hildenbrand, B. (1983): Alltag und Krankheit. Ethnographie einer Familie. Stuttgart (Klett-Cotta).

Hildenbrand, B. (1991): Alltag als Therapie – Ablöseprozesse Schizophrener in der psychiatrischen Übergangseinrichtung. Bern (Hans Huber).

Hildenbrand, B. (2000): Die Bedeutung biografischer Themen im Beratungsprozeß. Die Technik der Genogrammarbeit. *Blickpunkt EFL-Beratung* 4 (April): 48–54.

Hildenbrand, B. (2002): Familienaufstellungen und die Struktur sozialisatorischer Interaktion. *Praxis der Systemaufstellung* 1: 24–28.

Hildenbrand, B. (2005a): Fallkonstruktive Familienforschung – Anleitung für die Praxis. Wiesbaden (Springer VS), 2. Aufl.

Hildenbrand, B. (2005b): Einführung in die Genogrammarbeit. Heidelberg (Carl-Auer), 4. Aufl. 2015.

Hildenbrand, B. (2007): Genogrammrekonstruktion und Systemaufstellungen. Unterschiede und Gemeinsamkeiten. In: T. Groth u. G. Stey (Hrsg.): Potenziale der Organisationsaufstellung – innovative Ideen und Anwendungsbereiche. Heidelberg (Carl-Auer), S. 94–130.

Hildenbrand, B. (2009): Die »Bewältigung« chronischer Krankheit in der Familie – Resilienz und professionelles Handeln. In: D. Schaeffer (Hrsg.): Bewältigung chronischer Krankheit im Lebenslauf. Bern (Huber), S. 133–158.

Hildenbrand, B. (2011): Ereignis, Krise und Struktur – ein Konzept von Wandel im Lebenslauf und in Beratung und Therapie. *Familiendynamik* 36(2): 2–11.

Hildenbrand, B. (2012): Objektive Daten im Gespräch. *Sozialer Sinn* 1: 57–78.

Hildenbrand, B. (2013): Die Familie und die précarité. Fragestellungen, Methoden, Fallbeispiele. In: D. Krüger, H. Herma u. A. Schierbaum (Hrsg.): Familien heute. Entwicklungen, Kontroversen, Prognosen. Weinheim/Basel (Beltz Juventa), S. 190–219.

Hildenbrand, B. (2014): Die Persistenz familienbetrieblicher Lebensformen in der Landwirtschaft. In: K. F. Bohler, A. Sterbling u. G. Vonderach (Hrsg.): Der bäuerliche Familienbetrieb. Buchreihe Land-Berichte, Bd. 9. Aachen (Shaker), S. 77–96.

Hildenbrand, B. (2015): Irrwege der psychiatrischen Versorgung und Perspektiven einer unkonventionellen Psychiatrie. In: S. Rademacher u. A. Wernet (Hrsg.): Bildungsqualen – Kritische Einwürfe wider den pädagogischen Zeitgeist. Wiesbaden (Springer VS), S. 261–278.

Hildenbrand, B. (2017a): Zum Begriff der Begegnung. In: R. Stachowske (Hrsg.): Leben ist Begegnung. Kröning (Asanger), S. 8–17.

Hildenbrand, B. (2017b): Verstehen braucht Verständigung – Verständigung braucht Rahmung. Am Beispiel des Kinderschutzes. *Sozialer Sinn* 2 (18): 231–254.

Hildenbrand, B. (2018a): Klinische Soziologie. Ein Konzept für absurde Helden und Helden des Absurden. Studienbrief für die Fernuniversität in Hagen. Völlig überarbeitete und erweiterte 2. Auflage.

Hildenbrand, B. (2018b): Klinische Soziologie. Ein Konzept für absurde Helden und Helden des Absurden. Buchfassung: Wiesbaden (Springer VS).

Hildenbrand, B., K. F. Bohler, W. Jahn u. R. Schmitt (1992): Bauernfamilien im Modernisierungsprozess. Frankfurt a. M. (Campus).

Hochschild, A. R. (2006): Keine Zeit. Wenn die Firma zum Zuhause wird und zu Hause nur Arbeit wartet. Wiesbaden (Springer VS), 2. Aufl.

Hoffman, L. (1987): Grundlagen der Familientherapie. Konzepte für die Entwicklung von Systemen. Hamburg (Isko-Press), 2. Aufl.

Hondrich, K. O. (2001): Der genoptimierte Mensch – und sein soziales Erbe. In: Ders., Der Neue Mensch. Frankfurt a. M. (Suhrkamp), S. 163–178.

Hornbostel, S. (1997): Eigennamen. Die Politik der feinen Unterschiede. In: K. Rehberg(Hrsg.): Differenz und Integration: Die Zukunft moderner Gesellschaften. (Verhandlungen des 28. Kongresses der Deutschen Gesellschaft für Soziologie im Oktober 1996 in Dresden, Bd. 2. Dresden). Opladen (Westdeutscher Verlag), S. 407–414. Verfügbar unter: https://www.ssoar.info/ssoar/bitstream/handle/document/16937/ssoar-1997-hornbostel-eigennamen_-_die_politik_der.pdf?sequence=1 [Zugriff: 02-05.2018].

Hornbostel, S., U. Landmann, I. Lucke, A. Müller u. L. Vorwerk (1997): Eigennamen im deutsch-deutschen Sprachspiel. Verfügbar unter: https://www.ssoar.info/ssoar/bitstream/handle/document/2560/ssoar-1997-hornbostel_et_al-eigennamen_im_deutsch-deutschen_sprachspiel.pdf?sequence=1 [Zugriff: 27.02.2018].

Husserl, E. (1962): Die Krisis der europäischen Wissenschaften und die transzendentale Phänomenologie. Eine Einleitung in die phänomenologische Philosophie. Den Haag (Martinus Nijhoff).

Imber-Black, E. (2000): Die Macht des Schweigens – Geheimnisse in der Familie. Stuttgart (Klett-Cotta)/München (dtv).

Imhof, A.E. (1985): Die verlorenen Welten. Alltagsbewältigung durch unsere Vorfahren, und weshalb wir uns heute so schwer damit tun. München (C. H. Beck).

Jäkel-Wurzer, D. (2010): Töchter im Engpass. Eine fallkonstruktive Studie zur weiblichen Nachfolge in Familienunternehmen. Heidelberg (Carl-Auer).

Kaser, K. (1995): Familie und Verwandtschaft auf den Balkan. Analyse einer untergehenden Kultur. Wien (Böhlau).

Kierkegaard, S. (1923): Die Tagebücher. Innsbruck (Brenner).

König, K. (1983): Brüder und Schwestern. Geburtenfolge als Schicksal. Göttingen (Vandenhoeck & Ruprecht), 8. Aufl.

König, O. (2004): Familienwelten. Theorie und Praxis von Familienaufstellungen. Stuttgart (Pfeiffer bei Klett-Cotta).

Koerrenz, R. (2004): Otto Friedrich Bollnow – ein pädagogisches Porträt. Weinheim (Beltz).

Krappmann, L. (1973): Soziologische Dimensionen der Identität. Stuttgart (Klett-Cotta), 3. Aufl.

Kraus, A. (1977): Sozialverhalten und Psychose Manisch-Depressiver: eine existenz- und rollenanalytische Untersuchung. Stuttgart (Enke).

Kunstreich, T. (2003): Neo-Diagnostik – Modernisierung klinischer Professionalität? Ein Exposé für ein Methodenheft der Widersprüche. *Widersprüche* 23 (88): 7–10.

La Fontaine, J. de (1995): Fabeln. Gesamtausgabe. Köln (Parkland).

Lanfranchi, A. (1999): Immigranten und Schule. Opladen (Leske & Budrich).

Latka, T. (2003): Topisches Sozialsystem. Die Einführung der japanischen Lehre vom Ort Systemtheorie und deren Konsequenzen für eine Theorie sozialer Systeme. Heidelberg (Verlag für Systemische Forschung bei Carl-Auer).

Lehmann, A. (1991): Im Fremden ungewollt zu Haus. Flüchtlinge und Vertriebene in Westdeutschland 1945–1990. München (C. H. Beck).

Lévi-Strauss, C. (1973): Das wilde Denken. Frankfurt a. M. (Suhrkamp).

Lévi-Strauss, C. (1978): Traurige Tropen. Frankfurt a. M. (Suhrkamp).

Levold, T., H. Lieb u. U. Britten (2017): Für welche Probleme sind Diagnosen eigentlich eine Lösung? Tom Levold und Hans Lieb im Gespräch mit Uwe Britten. Göttingen (Vandenhoeck & Ruprecht).

Lichtenberg, G. C. (1965): Aphorismen 1789–1793. In: Ders., Aphorismen, Essays, Briefe (Hrsg.: K. Batt). Leipzig (Dieterich'sche Verlagsbuchhandlung), 2. Aufl.

Löwith, K. (1958): Von Hegel zu Nietzsche. Der revolutionäre Bruch im Denken des 19. Jahrhunderts. Marx und Kierkegaard. Stuttgart (Kohlhammer), 4. Aufl.

Loyer, E. (2017): Lévi-Strauss – eine Biografie. Frankfurt a. M. (Suhrkamp).

Luckmann, T., H.-G. Soeffner u. G. Vobruba (2015): Im Gespräch: »Nichts ist die Wirklichkeit selbst.« *Soziologie* 44(4): 411–434.

Maier, A. (2015): Der Ort. Frankfurt a. M. (Suhrkamp).

Malraux, A. (1937): L'espoir. Paris (Gallimard).

Marx, K. (1964): Der achtzehnte Brumaire des Louis Bonaparte. In: K. Marx u. F. Engels. Ausgewählte Schriften in zwei Bänden, Bd. 1. Berlin (Dietz), S. 226–316.

McGoldrick, M. (2003): Wieder heimkommen. Auf Spurensuche in Familiengeschichten. Heidelberg (Carl-Auer)

McGoldrick, M. u. R. Gerson (1990): Genogramme in der Familienberatung. Bern/Stuttgart/Toronto (Hans Huber).

Mead, G. H. (1969): Die objektive Realität von Perspektiven. In: H. Kellner (Hrsg.): Philosophie der Sozialität. Frankfurt a. M. (Suhrkamp), S. 213–228.

Mead, G. H. (1972): Mind, self, & society. Chicago/London (University of Chicago Press), 8th ed. (urspr. 1934).

Merleau-Ponty, M. (1984a): Die Wahrnehmung des Anderen und der Dialog. In: Ders., Die Prosa der Welt. München (Fink), S. 147–161.

Merleau-Ponty, M. (1984b): Das mittelbare Sprechen und die Stimmen des Schweigens. In: Ders., Das Auge und der Geist. Hamburg (Meiner), S. 69–114.

Meyer, K. (2006): Schweizer Wörterbuch. So sagen wir in der Schweiz. Frauenfeld (Huber).

Mooser, J. (1983): Auflösung der proletarischen Milieus. Klassenbindung und Individualisierung in der Arbeiterschaft vom Kaiserreich bis in die Bundesrepublik Deutschland. *Soziale Welt* 34(3): 270–306.

Oevermann, U., T. Allert u. E. Konau (1980): Zur Logik der Interpretation von Interviewtexten. Fallanalyse anhand eines Interviews mit einer Fernstudentin. In: T. Heinze (Hrsg.): Interpretationen einer Bildungsgeschichte: Überlegungen zur sozialwissenschaftlichen Hermeneutik. Bensheim (Päd.-Extra Buchverlag), S. 15–69.

Onfray, M. (2015): Im Namen der Freiheit – Leben und Philosophie des Albert Camus. München (Random House).

Ortheil, H.-J. (1983): Hecke. Frankfurt a. M. (S. Fischer).

Ortheil, H.-J. (2010): Die Moselreise. Roman eines Kindes. München (Luchterhand).

Ortheil, H.-J. (2011): Die Erfindung des Lebens. München (btb).

Plessner, H. (1970): Philosophische Anthropologie. Lachen und Weinen, Das Lächeln, Anthropologie der Sinne. Frankfurt a. M. (S. Fischer).

Plessner, H. (1975): Die Stufen des Organischen und der Mensch. Berlin (de Gruyter). (Urspr. 1928).

Recke, T. von der u. U. Wolter-Cornell (2017): Dimensionen systemischer Familienrekonstruktion. Lebensentwürfe im familiären, historischem und politischem Kontext. Göttingen (Vandenhoeck & Ruprecht).

Reiss, D. (1981): The family's construction of reality. Cambridge/London (Harvard University Press).

Rosenbaum, H. (1982): Formen der Familie. Untersuchungen zum Zusammenhang von Familienverhältnissen, Sozialstruktur und sozialem Wandel in der deutschen Gesellschaft des 19. Jahrhunderts. Frankfurt a. M. (Suhrkamp).

Safranski, R. (1994): Ein Meister aus Deutschland – Heidegger und seine Zeit. München (Hanser).

Sarcka, W. A. a. E. Sarcka Man (2007): Giving a lift in time: A Finnish immigrant's story. Montpelier, Vt. (Eigenverlag).

Schapp, W. (1976): In Geschichten verstrickt – zum Sein von Mensch und Ding. Wiesbaden (B. Heymann), 2. Aufl.

Schmidt-Degenhardt, M. (2017): Verständigung und Verstehen in der Psychiatrie. In: G. Maio (Hrsg.): Auf den Menschen hören – für eine Kultur der Aufmerksamkeit in der Medizin. Freiburg (Herder), S. 162–185.

Schmitt, W. (1999): Doktor Kowatsch. Erzählung auf »Jazz – Lyrik – Prosa II« [Audio-CD]. Neu veröffentlichte Schallplattenaufnahmen aus den 1960er Jahren. Berlin (BuschFunk).

Schopenhauer, A. (1965): Sämtliche Werke, Bd. 5: Parerga und Paralipomena. Kleine philosophische Schriften, Teil 2, Kap. 31: Gleichnisse, Parabeln und Fabeln. Darmstadt (Wissenschaftl. Buchges.), S. 396.

Schütz, A. (1971): Das Wählen zwischen Handlungsentwürfen. In: Ders., Gesammelte Aufsätze 1: Das Problem der sozialen Wirklichkeit. Den Haag (Martinus Neuhoff), S. 77–110.

Schützenberger, A. A. (2005): Oh, meine Ahnen! Wie das Leben unserer Vorfahren in uns wiederkehrt. Heidelberg (Carl-Auer), 4. Aufl.

Silverstein, O. a. B. Rashbaum (1995): The courage to raise good men. New York (Penguin).

Simmel, G. (1983): Soziologie: Untersuchungen der Vergesellschaftung. Berlin: Duncker und Humblot (6. Aufl., urspr.1908).

Simon, F. B. u. G. Weber (1987): Vom Navigieren beim Driften. Die Bedeutung des Kontextes der Therapie. *Familiendynamik* 12(4): 355–362 (Neuabdruck in: 33 Jahre Familiendynamik – ein Streifzug durch die Geschichte der Familiendynamik. Sonderheft 2008, S. 72–79).

Stendhal (2004): Rot und Schwarz. Chronik von 1830. Neu übersetzt von E. Edl. München (Hanser).

Stierlin, H. (1980): Eltern und Kinder. Das Drama von Trennung und Versöhnung im Jugendalter. Frankfurt a. M. (Suhrkamp).

Stierlin, H. (1998): Aufstand im Kinderzimmer. Frank J. Sulloway über den »Rebell der Familie«. *ZEIT* Nr. 19 vom 19.04.1998. Verfügbar unter: https://www.zeit.de/1998/19/Aufstand_im_Kinderzimmer [Zugriff: 23.04.2018).

Sulloway, F. J. (1996): Born to rebel. London (Little, Brown & Company) [dt. (1997): Der Rebell der Familie. Berlin (Siedler)].

Todd, O. (1999): Albert Camus – Ein Leben. Reinbek bei Hamburg (Rowohlt).

Vaihinger, H. (1924): Die Philosophie des Als Ob. Volksausgabe. Leipzig (Meiner).

Vance, J. D. (2016): Hillbilly elegy. New York (HarperCollins) [dt. (2017): Hillbilly-Elegie. Berlin (Ullstein)].

Watzlawick, P. (1998): Die Therapie des »Als-Ob«. Live-Mitschnitt eines Seminars der Basler Psychotherapietage 1998 [2 CDs]. Müllheim-Baden (Auditorium-Netzwerk).

Weber, M. (1995): Wissenschaft als Beruf. Stuttgart (Philipp Reclam jun.).

Weber Kellermann, I. (1991): Das männliche und das weibliche. Zur Sozialgeschichte der Geschlechterrollen im 19. und 20. Jahrhundert. In: E. Moltmann-Wandel u. U. Bernauer (Hrsg.): Frau und Mann: Alte Rollen, neue Werte. Düsseldorf (Patmos), S. 15–46.

Weizsäcker, V. von (1973): Der Gestaltkreis. Frankfurt a. M. (Suhrkamp) (urspr. 1950).

Weizsäcker, V. von (1987): Krankengeschichte. In: Ders. Gesammelte Schriften 5 (Der Arzt und der Kranke, Stücke einer medizinischen Anthropologie). Frankfurt a. M. (Suhrkamp). S. 48–66.

Welter-Enderlin, R. u. B. Hildenbrand (2004): Systemische Therapie als Begegnung. Stuttgart (Klett-Cotta), 4., überarb. Aufl.
Welter-Enderlin, R. u. B. Hildenbrand (2006): Resilienz. Gedeihen trotz widriger Umstände. Heidelberg (Carl-Auer), 5. Aufl 2016.
Wernet, A. (2000): Einführung in die Interpretationstechnik der Objektiven Hermeneutik. Opladen (Leske & Budrich).
Wolfe, T. (1990): Fegefeuer der Eitelkeiten. Reinbek bei Hamburg (Rowohlt). [Orig. (1987): The bonfire of the vanities. New York (Farrar, Strauß & Giroux)].
Zuckmayer, C. (1995): Die Fastnachtsbeichte. Erzählung. Frankfurt a. M. (S. Fischer).

Weiterführende Literatur

Gerhards, J. (2010): Die Moderne und ihre Vornamen. Wiesbaden (Springer VS), 2. Aufl.
Grathoff, R. (1989): Milieu und Lebenswelt. Frankfurt a. M. (Suhrkamp).
Hildenbrand, B. (2018): Klinische Soziologie. Ein Konzept für absurde Helden und Helden des Absurden. Wiesbaden (Springer VS).
Knorr Cetina, K. (2002) Wissenskulturen: Ein Vergleich naturwissenschaftlicher Wissensformen. Frankfurt a. M. (Suhrkamp).
Topitsch, E. (1968): Logik der Sozialwissenschaften. Köln (Kiepenheuer & Witsch), 5. Aufl.
Wernet, A. (2006): Hermeneutik – Kasuistik – Fallverstehen. Stuttgart (Kohlhammer).
Zonabend, F. (1980): Namen – wozu? (Die Personennamen in einem französischen Dorf). In: J.-M. Benoist (Hrsg.): Identität. Ein interdisziplinäres Seminar unter Leitung von Claude Lévi-Strauss. Stuttgart (Klett-Cotta), S. 222–249 (vgl. dazu auch die an den Aufsatz sich anschließende Diskussion mit den Teilnehmern des Seminars).

Namens- und Personenverzeichnis

Über den Autor

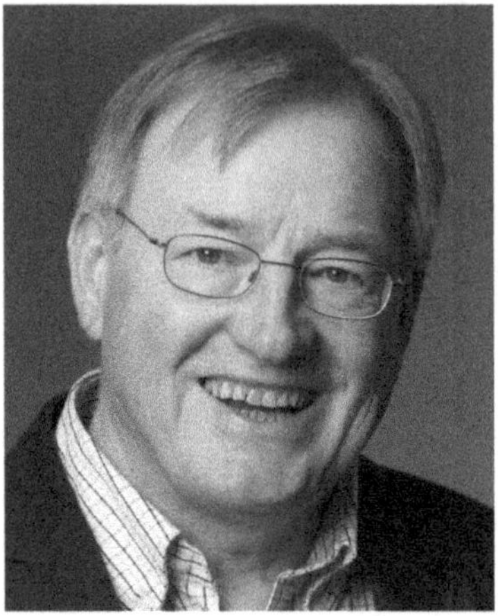

Bruno Hildenbrand, Prof. i. R. Dr.; war bis zum Eintritt in den Ruhestand 2015 Professor für Sozialisationstheorie und Mikrosoziologie am Institut für Soziologie der Friedrich Schiller Universität Jena und bearbeitet jetzt als Gastwissenschaftler an der Universität Kassel ein Projekt über die Bewältigung von Krisen im Umgang mit Kindeswohlgefährdungen in sozialen Diensten. Bis 2015 war er Dozent und Supervisor am Ausbildungsinstitut für systemische Therapie und Beratung, Meilen in Zürich. Er lebt in Marburg.

Veröffentlichungen u. a.: *Einführung in die Genogrammarbeit* (4. Aufl. 2015), *Unkonventionelle Familien in Beratung und Therapie* (zus. mit Dorett Funcke, 2009); gemeinsam mit Rosmarie Welter-Enderlin u. a. Herausgeber von *Resilienz – Gedeihen trotz widriger Umstände* (5. Aufl. 2016), *Gefühle und Systeme. Die emotionale Rahmung beraterischer und therapeutischer Prozesse* (2. Aufl. 2011), *Rituale – Vielfalt in Alltag und Therapie* (3. Aufl. 2011); mit Ulrike Borst Herausgeber von *Zeit essen Seele auf. Der Faktor Zeit in Therapie und Beratung* (2012).